# 外科医のための
# エビデンス

### 安達洋祐
久留米大学准教授・外科学

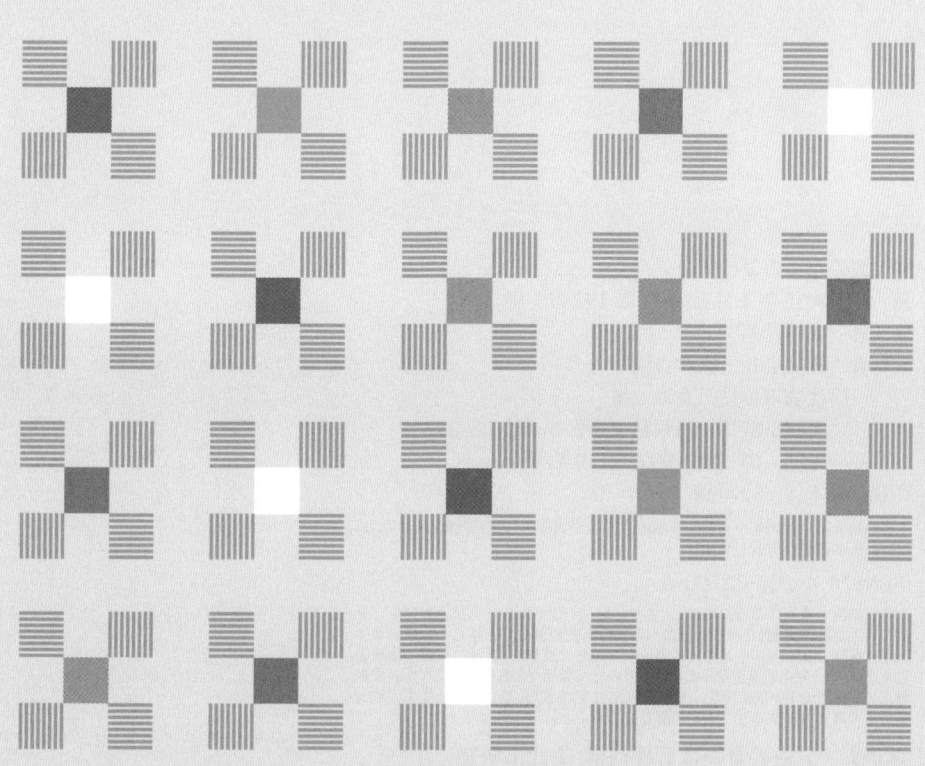

医学書院

〈著者略歴〉
# 安達 洋祐
（あだち ようすけ）

| | |
|---|---|
| 1983 年 3 月 | 九州大学医学部 卒業 |
| 1983 年 4 月 | 九州大学第二外科 入局 |
| 1989 年 9 月 | 九州大学大学院医学系研究科 修了 |
| 1996 年 6 月 | 大分医科大学第一外科 講師 |
| 2000 年 4 月 | 大分医科大学第一外科 助教授 |
| 2003 年 4 月 | 岐阜大学腫瘍外科 教授 |
| 2007 年 1 月 | 楠病院（福岡県）勤務 |
| 2011 年 4 月 | 久留米大学外科 准教授 |

## 外科医のためのエビデンス

| | |
|---|---|
| 発　行 | 2015 年 4 月 15 日　第 1 版第 1 刷Ⓒ |
| 著　者 | 安達洋祐 |
| 発行者 | 株式会社　医学書院 |
| | 代表取締役　金原　優 |
| | 〒113-8719　東京都文京区本郷 1-28-23 |
| | 電話　03-3817-5600（社内案内） |
| 印刷・製本 | 三美印刷 |

本書の複製権・翻訳権・上映権・譲渡権・公衆送信権（送信可能化権を含む）は（株）医学書院が保有します．

ISBN978-4-260-02100-5

本書を無断で複製する行為（複写，スキャン，デジタルデータ化など）は，「私的使用のための複製」など著作権法上の限られた例外を除き禁じられています．大学，病院，診療所，企業などにおいて，業務上使用する目的（診療，研究活動を含む）で上記の行為を行うことは，その使用範囲が内部的であっても，私的使用には該当せず，違法です．また私的使用に該当する場合であっても，代行業者等の第三者に依頼して上記の行為を行うことは違法となります．

JCOPY　〈出版者著作権管理機構　委託出版物〉
本書の無断複製は著作権法上での例外を除き禁じられています．複製される場合は，そのつど事前に，出版者著作権管理機構（電話 03-3513-6969，FAX 03-3513-6979，info@jcopy.or.jp）の許諾を得てください．

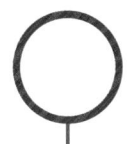

# はじめに

　いつの時代でも，臨床現場には「本当だろうか」「正しいのかな」と思うことがたくさんあります．外国の教科書を開くと，「○○が標準である」「○○には賛否両論ある」と書かれており，文献を調べると，「□□は有効である」「□□すべきである」と書かれています．

　診療や手術が忙しい外科医は，ガイドラインを見るのが精一杯で，教科書を読んだり文献を調べたりする時間がなく，次々と湧き起こる疑問を未解決のままに放置してしまいます．そんな忙しい外科医のために，臨床現場で利用できるエビデンスを示したのが，この本です．

(1) 本書はご好評をいただいた雑誌の連載「ドクターAのミニレクチャー」(2012年6月〜2015年3月，『臨床外科』，医学書院)を1冊の本にまとめたものです．
(2) 全部で6章あり，各章には本編5つと番外編1つがあります．新たに「血液型とがん」と「日本の臨床試験」の2編を追加し，最新の文献を加えて大幅に加筆しました．
(3) 本文は6つに分けており，内容は次のとおりです．
　①素朴な疑問：外科医が直面する臨床問題を提示
　②基本事項：教科書的な知識や常識的な知見を要約
　③医学的根拠：世界中の疫学研究や臨床研究をデータで紹介
　④補足事項：テーマと関連する他分野の研究を補足
　⑤筆者の意見：30年の臨床経験に基づく私的見解を記述
　⑥疑問の解決：文献から得られた現時点での結論を明示
(4) 文献は原則としては海外の有名雑誌に掲載されている質の高い論文です(合計1,063編)．大規模コホート研究や無作為化比較試験を重視し，重要な文献や結論は太字で示しました．

　若い外科医は，忙しいときこそ時間を作って論文を読んでください．きっと，「なるほど」「そうだったのか」と視界が広がり，自分が変わるのに気づくはずです．不確実な医学や個別的な医療に大切なのは，変われる医師，成長する医師，柔軟に対応できる医師です．

　最後に，九州大学病院で外科研修医だった私に「患者と文献に学べ」と教えてくださった松股 孝さんと森 正樹さんに，この場を借りてお礼申し上げます．また，雑誌連載や本書出版でお世話になった医学書院の田村智広さん，鶴淵友子さんと林 裕さんにも心から感謝します．

平成27年3月

安達洋祐

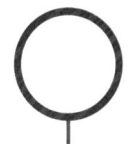

# 目次

## I 外科診療 — 1

1. 虫垂炎の治療 — 手術せずに抗菌薬で治るか — 2
2. 鼠径ヘルニア — 無症状でも手術は必要か — 7
3. 胃切除後再建 — Billroth I か Roux-en-Y か — 12
4. 腹膜炎の腹腔洗浄 — よく洗ったほうがよいか — 17
5. 異動時期の病院 — 年度初めは死亡率が高いか — 22
   番外編　社会経済状態 — 所得は予後に影響するか — 27

## II 手術患者 — 35

1. 喫煙患者の手術 — 禁煙で術後合併症が減るか — 36
2. 大腸手術の前処置 — 術前の腸管洗浄は必要か — 41
3. 閉塞性黄疸の患者 — 術前の減黄処置は必要か — 46
4. 閉塞性大腸がん — 腸閉塞にステントは有用か — 51
5. 予防的ドレーン — 手術でドレーンは必要か — 56
   番外編　治療成績の性差 — 男と女で経過がちがうか — 61

## III 術後管理 — 67

1. 周術期の血糖管理 — インスリン療法は有用か — 68
2. 循環血液量の維持 — アルブミン投与は有用か — 73
3. 炎症反応の制御 — ステロイド投与は有用か — 79
4. 手術の合併症 — 吻合不全は予後に影響するか — 85
5. 貧血や出血の補正 — 輸血は予後に影響するか — 91
   番外編　スポーツ観戦 — サッカーは心臓にわるいか — 97

## IV がん手術 — 103

1. 食道がん手術 — 鏡視下手術は利点があるか — 104
2. 直腸がん手術 — ストーマは QOL がわるいか — 109
3. 進行がん手術 — 閉塞症状にバイパスは有用か — 114
4. 消化器がん手術 — リンパ節郭清で再発が減るか — 119
5. がんの腹腔鏡手術 — 低侵襲手術は予後がよいか — 125

番外編　日本の臨床試験 ― 外科にエビデンスはあるか ―――― 132

# Ⅴ　がん診断 ―――― 139

1. 遊離がん細胞 ― 血液検査で予後がわかるか ―――― 140
2. グラスゴー分類 ― 血液検査で予後がわかるか ―――― 145
3. Will Rogers 現象 ― 精密検査は予後に影響するか ―――― 151
4. X 線診断 ― CT 検査は安全で有用か ―――― 157
5. がんの早期発見 ― がん検診は本当に有用か ―――― 163

番外編　嗜好品と病気 ― コーヒーはからだによいか ―――― 168

# Ⅵ　がん患者 ―――― 175

1. 血液型とがん ― AB 型は膵臓がんが多いか ―――― 176
2. 体格とがん ― 肥満者はがん死亡が多いか ―――― 182
3. 身体機能とがん ― 運動でがん死亡が減るか ―――― 188
4. がんの化学予防 ― アスピリンでがんが減るか ―――― 194
5. がんの告知 ― どんな患者が自殺しやすいか ―――― 200

番外編　ストレスと病気 ― 医師はがんになりやすいか ―――― 205

索引 ―――― 219

---

## 附録

外科医にも臨床医や社会人としての常識が必要です．
「日本人の生老病死」は，日本人の出生や死亡に関する最新のデータをまとめました．
「医学と医療の歴史」は，外科学の発展に貢献した発見や発明を写真や切手で紹介しました．
「敬称の正しい使い方」には，宛名や呼称を使うときの注意点を挙げました．

① 日本人の生老病死 ―――― 211
② 医学と医療の歴史 ―――― 214
③ 敬称の正しい使い方 ―――― 217

## コラム目次

 **3つのポイント**

医師として仕事を続けていくために大切なこと．外科医として手術や診療を行うときに重要なこと．先輩として後輩を指導するときに注意するべきこと．私が先輩から教わり，後輩に伝えてきたことを，「3つのポイント」にまとめました．3つセットで覚えると，医師として充実した毎日を過ごせると思います．

 **イグ・ノーベル賞**

論文がむずかしいと思っている人．研究がつまらないと考えている人．日常診療が単調でおもしろくない人．ぜひ，「イグ・ノーベル賞」に紹介する論文や研究を見てください．人間がもつすばらしい才能，「好奇心や探究心」に気づきます．おもしろい論文を読みましょう．研究では自由な発想を大切にしましょう．

| | |
|---|---|
| 社会人として大切なもの ― 6 | わかりやすい文章 ― 108 |
| チームワークに必要なもの ― 11 | わかりやすいプレゼン ― 113 |
| 医師に必要な気の力 ― 16 | 医師のあいまいな言葉 ― 118 |
| 医師が守るべき義務 ― 21 | 医療現場の業界用語 ― 124 |
| 医師に大切な心がけ ― 26 | 大学病院の業界用語 ― 131 |
| 医師としての心がまえ ― 33 | まちがって使われる言葉 ― 137 |
| 患者の症状を聞くときは ― 40 | 抄読会を担当したら ― 144 |
| 腹膜刺激徴候を診るときは ― 45 | 執筆を依頼されたら ― 150 |
| 救急患者の危険信号 ― 50 | 研究活動で恩返し ― 156 |
| 意識障害でチェック ― 55 | だまされやすい統計学 ― 162 |
| 循環血液量減少の徴候 ― 60 | 医療問題や医療事故 ― 167 |
| 高齢者の発熱を見たら ― 66 | 私たちが持っている本能 ― 173 |
| 避けられない術後合併症 ― 72 | がん患者の簡便な予後因子 ― 181 |
| 鑑別診断を考えるとき ― 78 | 胃がん腹膜播種の腹部所見 ― 187 |
| 見ればわかる医師の力 ― 84 | 医師が患者にできること ― 193 |
| 医師をダメにするもの ― 90 | 出すと喜ばれるもの ― 199 |
| 医師のわるいクセ ― 96 | 医療行為に影響するもの ― 204 |
| 医師に大切な人間性 ― 102 | 臨床現場で配慮すべきこと ― 209 |

# I

# 外科診療

1. 虫垂炎の治療 — 手術せずに抗菌薬で治るか
2. 鼠径ヘルニア — 無症状でも手術は必要か
3. 胃切除後再建 — Billroth I か Roux-en-Y か
4. 腹膜炎の腹腔洗浄 — よく洗ったほうがよいか
5. 異動時期の病院 — 年度初めは死亡率が高いか
番外編　社会経済状態 — 所得は予後に影響するか

# 虫垂炎の治療
## 手術せずに抗菌薬で治るか

　フレミングはペニシリンの発見について1929年に論文を発表していますが，主として実験用の試薬としての有用性について論じており，治療薬への応用については最後にわずか数行，「局所あるいは全身性の殺菌薬となる可能性もある」と付言するにとどまっています．リゾチームのときと同じく，この論文も全く注目されず，研究を中断してしまいました．

百島祐貴　『ペニシリンはクシャミが生んだ大発見』　平凡社新書

## Q 素朴な疑問

　急性虫垂炎(以下，虫垂炎)は「アッペ」「モーチョー」と呼ばれる．急性腹症の代表的な疾患であり治療は「即，手術」「待ったなし」と言われ，緊急手術の適応である．ところが，ときどき抗菌薬を投与したら手術しなくても治る患者がいる．臨床の現場にとっては不思議であり，「たかがアッペ，されどアッペ」である．本当に虫垂炎が抗菌薬で治るのだろうか．

## 基本事項

　虫垂炎の典型的な症状は，①上腹部・臍上部・臍周囲の漠然とした軽く鈍い腹痛で始まり〔内臓痛は臓器の発生や血管支配と関連があり上腸間膜動脈(SMA)領域の臓器では中腹部に感じる〕，②食欲不振や嘔気を生じ，③腹痛が右下腹部に移動・限局して圧痛に気づき(体性痛は臓器がある場所に感じる)，④軽度〜中等度の発熱(高熱ではない)を伴う，という経過である．

　腹膜炎を示唆する腹膜刺激徴候には，反跳痛(rebound pain, Blumberg徴候)・筋性防御(guarding，随意的収縮)・筋硬直(rigidity，反射的収縮)があるが，反跳痛は患者に苦痛を強いる侵襲的診察であり，筋性防御と筋硬直は判断がむずかしく熟練を要するため，叩打痛(percussion pain)・咳試験(cough test)・踵落とし試験(knee drop test)が有用である．

　虫垂炎は小児に多いが，成人や高齢者にも生じ，年齢に関係なく常に急性腹症の鑑別診断の上位に挙がる．診断には問診と腹部診察が重要であり，安易なCT検査はX線検査被曝の面から避けなければならない．小児は身体所見がとりにくく，若い女性は鑑別診断が多く，誤診(negative appendectomy)が多い．高齢者は受診の遅れや見逃しによる重症例が多い．

## 医学的証拠

### ▶ スウェーデンの臨床試験

　最初の臨床試験(N=40)では，虫垂炎の成人を虫垂切除と抗菌薬(静注2日＋内服8日)に割りつけると，抗菌薬は35%が再燃するが，白血球数減少が早く，腹痛軽減が早く，モルヒネ使用量が少なく，結論は「抗菌薬は虫垂切除と同程度に有効である」[1]．

　2番目の臨床試験(N=252)では，虫垂炎の男

性（穿孔や腹膜炎は除く）を虫垂切除と抗菌薬（静注2日＋内服10日）に割りつけると，虫垂切除は合併症（多くは創感染）が14％，抗菌薬は悪化が12％，再燃が13％であり，結論は「虫垂炎は抗菌薬で治療できる」[2]．

3番目の臨床試験（N＝369）では，虫垂炎の成人（穿孔や腹膜炎も含む）を虫垂切除と抗菌薬（静注1日＋内服10日）に割りつけると（患者の希望で変更可能），割りつけ解析では，虫垂切除は重症合併症が11％，抗菌薬は改善が48％，再燃が7％，手術回避が41％であり，治療別解析では，虫垂切除は重症合併症が10％，抗菌薬は改善が91％，再燃が14％，手術回避が78％であり，結論は「**抗菌薬は虫垂切除と同等の効果があり，虫垂炎の治療として安全であろう**」[3]．

### ▶ 臨床試験への批判

スウェーデンの2番目の臨床試験については，虫垂切除の術後合併症と抗菌薬の悪化や再燃を治療失敗と見なすと，治療失敗の頻度は虫垂切除と抗菌薬でそれぞれ24％と14％であり，手術したときの穿孔性虫垂炎の頻度は5％と9％であり，結論は「虫垂炎の患者に抗菌薬を勧めるべきではない」[4]．

このほかに9人の医師が問題点を指摘しており，①割りつけ解析では虫垂切除と抗菌薬は治療効果に差がある（85％と48％），②臨床試験なのに割りつけに従わない患者がかなり多い（30％），③再手術や腸閉塞が多い（10％），④無作為化比較試験といえない，⑤画像検査で重症例を除外すべき，⑥穿孔や腹膜炎があれば手術を優先すべき，と批判している[5,6]．

### ▶ その後の臨床試験

インドの臨床試験（N＝80）では，虫垂炎の成人を虫垂切除と抗菌薬（静注2日＋内服7日）に割りつけると，抗菌薬は10％が再燃するが，白血球数減少が早く，12時間後の疼痛が軽く，鎮痛薬使用量が少なく，結論は「虫垂炎は抗菌薬が有効で手術が不要かもしれない」[7]．

フランスの臨床試験（N＝243）では，虫垂炎の成人（穿孔や腹膜炎は除く）を虫垂切除と抗菌薬（静注2日＋内服8日）に割りつけると，抗菌薬は手術回避が68％であるが，悪化が12％，再燃が29％であり，治療後30日間の腹膜炎は2％と8％で虫垂切除のほうが少なく，結論は「**虫垂炎の治療で抗菌薬は虫垂切除に匹敵する効果がない**」[8]．

### ▶ 臨床試験のメタ分析

3つの臨床試験のメタ分析（N＝751）では，虫垂切除は正常虫垂が10％（穿孔や壊疽は30％）であるが，抗菌薬は悪化が7％（穿孔や壊疽は50％），再燃が16％，患者の希望や医師の判断による手術移行が25％，治療成功（手術回避）が57％であり，結論は「虫垂炎の一部は抗菌薬で治療してよいが，標準治療が虫垂切除であることに変わりはない」[9]．

4つの臨床試験のメタ分析（N＝741）では，虫垂切除と抗菌薬の穿孔性虫垂炎の頻度は4％と6％で差がなく，合併症は22％と14％で虫垂切除のほうが多いが，治療失敗は9％と42％で抗菌薬のほうが多く（リスク比6.01［4.27-8.46］），結論は「抗菌薬は合併症が少ないが，治療効果が低いので虫垂切除の代わりにならない」[10]．

4つの臨床試験のメタ分析（N＝900）では，抗菌薬の治療成功は63％，治療失敗（手術）は20％（穿孔や壊疽は22％）であり，虫垂切除と抗菌薬の合併症は25％と18％，抗菌薬による合併症のリスク比は0.69［0.54-0.89］であり，「**壊疽や穿孔がない急性虫垂炎は抗菌薬が有効かつ安全である**」（表Ⅰ-1）[11]．

4つの臨床試験のメタ分析（N＝900）では，虫垂切除と抗菌薬の合併症は18％と12％，抗菌薬による合併症のリスク比は0.54［0.37-0.78］であるが，治療失敗は9％と50％，抗菌薬による治療失敗のリスク比は6.72［3.48-13.0］であり，結論は「抗菌薬は合併症が少ないが，虫垂切除

表Ⅰ-1　虫垂炎の臨床試験：虫垂切除と抗菌薬の比較

| 臨床試験 | Eriksson[1]<br>（スウェーデン） | Styrud[2]<br>（スウェーデン） | Hansson[3]<br>（スウェーデン） | Malik[7]<br>（インド） | Vons[8]<br>（フランス） |
|---|---|---|---|---|---|
| 参加施設 | 1病院 | 6病院 | 3病院 | 1病院 | 6病院 |
| 登録期間（年/月） | 1992/5～94/3 | 1996/3～99/6 | 2006/5～07/9 | 2003/8～05/7 | 2004/3～07/1 |
| 登録患者 | 40人 | 252人 | 369人 | 80人 | 243人 |
| 年齢（平均） | 18～75（31） | 18～50（—） | 18～75（38） | 17～64（31） | 18～68（32） |
| 男/女 | 27/13 | 252/0 | 195/174 | 54/26 | 143/96 |
| 穿孔/腹膜炎 | 含む | 除外 | 含む | 含む | 除外 |
| 抗菌薬 | 静注＋内服 | 静注＋内服 | 静注＋内服 | 静注＋内服 | 静注＋内服 |
| 評価項目 | WBC/CRP | WBC/CRP | 効能/改善 | WBC/CRP | 腹膜炎 |
|  | 疼痛/鎮痛薬 | 合併症 | 合併症 | 疼痛/合併症 | 疼痛/欠勤 |
| 追跡期間 | 1年 | 1年 | 1年 | 1年 | 1年 |
| 術後合併症（%） | 10 | 14 | 11/10* | 8 | — |
| 入院中悪化（%） | 0 | 12 | 9/9* | 0 | 12 |
| 退院後再燃（%） | 35 | 13 | 7/14* | 10 | 29 |
| 結論（抗菌薬の有効性） | 肯定 | 肯定 | 肯定 | 肯定 | 否定 |

＊：per protocol analysis

に比べて再燃が多く効果が劣る」[12]．

　コクランレビューのメタ分析（N＝901）では，2週間以内に重篤な合併症なく改善して1年間再燃がないのを治療成功とすると，治療成功は虫垂切除が97％［94-99％］，抗菌薬が73％［63-82％］であり，95％信頼区間の上限（82％）は非劣性の限界範囲（80％）を超えるが，結論は「**虫垂炎の標準治療法は依然として虫垂切除である**」[13]．

### ▶臨床現場の実践

　臨床試験に基づき「第一選択は抗菌薬」という方針で虫垂炎を治療したスウェーデンの前向き研究（N＝558）では，保存的治療の続行は79％，成功は77％，失敗（手術移行）は23％，1年間の再燃は11％であり，結論は「抗菌薬を第一選択とする治療方針は非穿孔性虫垂炎の大部分に広く適用できる」[14]．

　イタリアの前向き研究（N＝159）では，保存的治療の失敗は，7日以内が12％（手術率100％），6か月以内が11％（41％），1年以内が13％（40％），2年以内が14％（36％），失敗予測因子はAlvadoスコア（右下腹部痛や白血球数＞10,000 mm$^3$など8項目）とAnderssonスコア（筋性防御・好中球＞85％，CRP＞5 ng/mLなど7項目）であり，結論は「急性虫垂炎の抗菌薬治療は安全かつ有効で不必要な手術を避けられる」[15]．

　なお，虫垂炎は抗菌薬を使用しなくても虫垂炎は自然に治癒することがあり，8つの臨床研究（N＝3,598）では，虫垂炎の自然寛解率は4～20％（中央値9％）である[16]．

### 補足事項

　抗菌薬は虫垂切除の感染性合併症の減少に有効であり，47の臨床研究（N＝8,812）では，抗菌薬による創感染のリスク比は0.33［0.29-0.38］であり，16の臨床研究（N＝4,468）では，抗菌薬による腹腔内膿瘍のリスク比は0.43［0.25-0.73］である[17]．

　虫垂炎は術後も抗菌薬を使うが，アメリカの臨床研究（N＝728）では，虫垂切除を行った非穿孔性虫垂炎患者（術前体温・全身状態・手術時間・虫垂径は差がない）を術後抗菌薬投与の有無で分けると，創感染や腹腔内感染の頻度は差がないが，下痢・*Clostridium difficile*感染・尿路感染・入院期間では差があり，結論は「非穿孔性虫垂炎の術後抗菌薬投与は手術部位感染が減らず，感染性合併症が増えて入院期間が長

い」[18].

汚染創の閉鎖には遅延縫合を使うが，8つの臨床試験のメタ分析（N＝623）では，研究対象や結果評価のちがいがあり，遅延縫合による創感染のリスク比は0.65（0.25-1.64）であり，結論は「遅延縫合で創感染の頻度が減るかもしれないが，確かな証拠はない」[19].

膿瘍を形成した虫垂炎は「虫垂腫瘤（appendix mass）」と呼ばれ，圧痛のある腫瘤と発熱があるが，腹膜炎はなく全身状態もよく，数日間の抗菌薬で腫瘤も消失する．創感染が多い緊急手術はせず，待機的に虫垂切除をすればよく（interval appendectomy），61の臨床研究のメタ分析では，虫垂腫瘤の保存的治療は，悪化が7％，再燃が7％であり，術後合併症は緊急虫垂切除が36％，待機的虫垂切除が11％であり，結論は「**虫垂腫瘤は抗菌薬で保存的治療を行い，再燃の危険性を知らせておけば，待機的虫垂切除を行わなくてもよい**」[20].

## 筆者の意見

虫垂炎の研究的治療（抗菌薬）を検証するには，臨床試験を行って標準的治療（虫垂切除）と比較するしかないが，臨床試験によって登録基準や評価項目が異なり，結果の解釈や結論も異なる．スウェーデンの3番目の臨床試験では，抗菌薬に割りつけられた患者の半数が虫垂切除を受けているが，抗菌薬で治癒する患者が6割以上いるのは見逃せない．

複数の臨床試験で結論が異なるときはメタ分析が役立つが，虫垂切除（外科的治療）と抗菌薬（内科的治療）という質の異なる治療法の比較はむずかしく，ともに利点と欠点があり，メタ分析の結論は表現が異なる．偶然であろうか，外科の雑誌に掲載されたメタ分析は手術を推奨しており，抗菌薬が有効と結論づけているのはBMJのメタ分析[11]だけである．

虫垂炎は診断がむずかしく，昔は右下腹部を押さえて患者が痛がれば外科医は喜んで手術していたが，今は腹部CTの画像診断（お墨つき）がないと内科医や救急医は忙しい外科医に非難されかねない．症状が軽い患者，腹部所見が乏しい患者，手術適応を迷う患者，手術を拒否する患者は，入院させて頻繁に観察すれば，抗菌薬で治療しても大丈夫だろう．

### A 疑問の解決

「手術せずに抗菌薬で治るか」という問いには，「複数の臨床試験で抗菌薬は虫垂炎に有効である」と答えられ，「多くのメタ分析で虫垂炎の標準治療は現在でも虫垂切除である」とも答えられるが，「**虫垂炎の70％は抗菌薬で治癒するので，症状が軽い患者や手術適応に迷う患者は保存的治療が許される**」と答えてもよい．

### 〇文献

1) Eriksson S（Sweden）. Randomized controlled trial of appendicectomy versus antibiotic therapy for acute appendicitis. Br J Surg 1995；82：166-9.
2) Styrud J（Sweden）. Appendectomy versus antibiotic treatment in acute appendicitis：a prospective multicenter randomized controlled trial. World J Surg 2006；30：1033-7.
3) **Hansson J（Sweden）. Randomized clinical trial of antibiotic therapy versus appendicectomy as primary treatment of acute appendicitis in unselected patients. Br J Surg 2009；96：473-81.**
4) Søreide K（Norway）. Type Ⅱ error in a randomized controlled trial of appendectomy vs antibiotic treatment of acute appendicitis. World J Surg 2007；31：871-2.
5) Letters 1-6（UK, Colombia, Hong Kong）：Randomized clinical trial of antibiotic therapy versus appendicectomy as primary treatment of acute appendicitis in unselected patients. Br J Surg 2009；96：952-4.
6) Letters 1-3（Norway, Greece, India）：Randomized clinical trial of antibiotic therapy versus appendicectomy as primary treatment of acute appendicitis in unselected patients. Br J Surg 2009；96：1223-5.
7) Malik AA（India）. Conservative management of acute appendicitis. J Gastrointest Surg 2009；13：966-70.
8) **Vons C（France）. Amoxicillin plus clavulanic acid versus appendicectomy for treatment of acute un-**

complicated appendicitis: an open-label, non-inferiority, randomized controlled trial. Lancet 2011 ; 377 : 1573-9.
9) Varadhan KK(UK). Antibiotic therapy versus appendectomy for acute appendicitis: a meta-analysis. World J Surg 2010 ; 34 : 199-209.
10) Ansaloni L(Italy). Surgery versus conservative antibiotic treatment in acute appendicitis: a systematic review and meta-analysis of randomized controlled trials. Dig Surg 2011 ; 28 : 210-21.
11) **Varandhan KK(UK). Safety and efficacy of antibiotics compared with appendicectomy for treatment of uncomplicated acute appendicitis: meta-analysis of randomised controlled trials. BMJ 2012 ; 344 : e2156.**
12) Mason RJ(USA). Meta-analysis of randomized trials comparing antibiotic therapy and appendectomy for acute uncomplicated(no abscess or phlegmon)appendicitis. Surg Infect 2012 ; 13 : 74-84.
13) **Wilms IM(Netherlands). Appendectomy versus antibiotic treatment for acute appendicitis. Cochrane Database Syst Rev 2011 : CD008359.**
14) Hansson J(Sweden). Antibiotics as first-line therapy for acute appendicitis: evidence for a change in clinical practice. World J Surg 2012 ; 36 : 2028-36.
15) Di Saverio S(Italy). The NOTA Study(Non-Operative Treatment for Acute appendicitis): prospective study on the efficacy and safety of antibiotics (amoxicillin and clavulanic acid) for treating patients with right lower quadrant abdominal pain and long-term follow-up of conservatively treated suspected appendicitis. Ann Surg 2014 ; 260 : 109-17.
16) Liu K(USA). Use of antibiotics alone for treatment of uncomplicated acute appendicitis: a systematic review and meta-analysis. Surgery 2011 ; 150 : 673-83.
17) Daskalakis K(Sweden). The use of pre-or postoperative antibiotics in surgery for appendicitis: a systematic review. Scand J Surg 2014 ; 103 : 14-20.
18) Coakley BA(USA). Postoperative antibiotics correlate with worse outcomes after appendectomy for uncomplicated appendicitis. J Am Coll Surg 2011 ; 213 : 778-83.
19) Bhangu A(UK). Systemic review and meta-analysis of randomized clinical trials comparing primary vs delayed primary skin closure in contaminated and dirty abdominal incisions. JAMA Surg 2013 ; 148 : 779-86.
20) **Andersson RE(Sweden). Nonsurgical treatment of appendiceal abscess or phlegmon: a systematic review and meta-analysis. Ann Surg 2007 ; 246 : 741-8.**

## 3つのポイント ― 社会人として大切なもの

①時間厳守　②準備配慮　③体調管理

時間厳守は社会人としての最も基本的なルールです．そして，仕事は事前の準備や用意が重要です（備えあれば憂いなし）．現場では周囲への配慮や気配りが大切です．人生は長く，仕事は続けないといけません．がんばりすぎやムリは禁物．体調管理に気をつけましょう．

## イグ・ノーベル賞

あごひげに細菌がしがみついていることを科学者が実験で証明(2010年，公衆衛生賞)
Barbeito MS(USA): Microbiological laboratory hazard of bearded men. Appl Microbiol 1967 ; 15 : 899-906

# 鼠径ヘルニア
## 無症状でも手術は必要か

「なぜ，死にたくないといいながら最後はみんな死んでいくのか」という問いを発していた．そんなある日，死を間近にしたお年寄りを見舞った際，「死ぬのは怖くないよ．だってわしが死んでもみんなは生きていくんだし，暮らしは続くし，なによりも見送ってくれる人がいるんだから」．この一言が当時私を納得させた「自然死」のイメージだったように思う．

米沢　慧　『自然死への道』　朝日新書

### Q 素朴な疑問

鼠径ヘルニア(以下，ヘルニア)は「あれば手術適応」であり，『標準外科学』(医学書院)の第12版では「根治治療として外科治療を行う」と書かれていたが，第13版では「経過観察や保存的治療が選択される場合もある」となっている．ヘルニアがあっても放置している人は多く，嵌頓や絞扼の頻度は意外と低い．無症状のヘルニアに手術を勧めるべきであろうか．

### 基本事項

臓器や組織が逸脱・突出するのがヘルニアであり，鼠径ヘルニアや大腿ヘルニアのように外から見えて触れるのが外ヘルニア，閉鎖孔ヘルニアのように見えないのが内ヘルニアである．脱出ルートは内(深)鼠径輪→鼠径管→外(浅)鼠径輪であり，ヘルニア囊(腹膜)と被膜(結合組織)に包まれる．戻らない状態は嵌頓と呼ばれ，血行障害を伴うと絞扼になる．

ヘルニアの手術は3つに分けられ，①疼痛や日常生活の支障に対する緩和手術，②嵌頓や絞扼に対する緊急手術，③嵌頓や絞扼を避けるための予防手術である．手術法は後壁補強の根治術(herniorraphy)がメッシュを使った修復術(hernioplasty, hernia repair)に変わり，開創手術(Lichtenstein・mesh plug・Kugel patch・PHS)と内視鏡手術(TAPP・TEP)に分けられる．

### 医学的証拠

#### ▶ 北アメリカの臨床試験

2つの大規模な臨床試験があり，アメリカとカナダの5つの大学病院や市中病院が行った臨床試験(N=724)では，日常生活に影響する疼痛・不快感・還納困難がない無症状か軽症のヘルニア男性(≧18歳)を，外科治療(メッシュによるLichtenstein法)と経過観察(疼痛・硬化・増大・還納困難があれば受診)に割りつけ，一次評価項目は疼痛と日常生活の支障になる不快，二次評価項目は身体機能・満足度・活動度・有害事象を調べた[1]．

登録男性の平均年齢は57.5歳であり，2年以上の追跡で外科治療は17%(62/356)が手術を受けず，経過観察は23%(85/364)が手術を受け，疼痛は割りつけによる解析では2.2%と5.1%(P=0.06)であり，割りつけに従った患者

の解析でも1.5％と3.9％で差がなく，身体機能や満足度も差がないが，活動度は外科治療のほうがよい．

外科治療の有害事象は，術中偶発症が0.8％（血腫・神経損傷・異常高血圧），術後合併症が22％，重篤な合併症が0.9％（徐脈・異常高血圧・深部静脈血栓），再発が1.4％，頻度は4.5回/千人/年であり，経過観察の有害事象は嵌頓の緊急手術が1人（0.3％），嵌頓の待機手術が1人（0.3％），頻度は1.8回/千人/年であり，結論は「**男性の軽症のヘルニアは経過観察も受け入れ可能な選択肢であり，嵌頓はまれなので症状が増強するまで手術しなくてよい**」[2]．

2年間に手術を受けた患者（経過観察の手術移行を含む）を手術時期によって6か月以内（N=288）と6か月以降（N=65）に分けると，手術時間・術中偶発症・術後合併症・再発の頻度は差がなく，結論は「**軽症のヘルニアはしばらくして手術しても経過や再発に影響はない**」[3]．

経過観察に割りつけられた患者を手術移行（N=93）と観察継続（N=269）に分けると，歩行時痛や日常生活内の疼痛に差があり，手術移行の危険因子は，活動時痛・健康・結婚・前立腺肥大症・便秘であり，結論は「**軽症のヘルニアで経過観察の脱落は簡便な特徴で予測できる**」[4]．

中央値10年の追跡で手術移行は32％であり，理由は疼痛の増強が54％を占め，糖尿病・飲酒・アスピリン服用と関連があるが，手術移行の危険因子は，高学歴（1.3倍）・65歳以上（1.8倍）・前立腺肥大症（1.9倍）・全身状態不良（1.9倍）であり，結論は「**経過観察は安全で妥当な手段であるが，ときに症状が進行して手術が必要になる**」[5]．

### ▶ イギリスの臨床試験

グラスゴー大学はスコットランドにあり，救急患者の昏睡スケール（Glasgow Coma Scale：GCS）やがん患者の予後スコア（Glasgow Prognostic Score：GPS）が有名であるが，ヘルニアの手術にも伝統があり，立位の視診で診断できる無症状のヘルニア男性（≧55歳）を外科治療（メッシュによるLichtenstein法）と経過観察（疼痛・増大・還納困難で仕事や生活に支障があれば手術）に割りつけ，一次評価項目は疼痛と健康状態（SF-36の8項目），二次評価項目は医療費・手術移行・有害事象を調べた．

登録男性の平均年齢は71.4歳であり，中央値574日の追跡で外科治療は6％（5/80）が手術を受けず，6か月後の安静時痛（P=0.06）・動作時痛（P=0.04）・健康状態（P=0.046）は外科治療がよく，1年後の安静時痛（P=0.3）・動作時痛（P=0.4）・健康状態（P=0.1）・QOL改善度（P=0.045）も外科治療がよく，医療費は外科治療のほうが高いが，QOLを考慮した生存期間（quality-adjusted life year：QALY）は差がない．

経過観察の手術移行は29％（23/80）であり，理由は疼痛が48％，増大が35％を占めるが，有害事象は4％（嵌頓・脳卒中・心筋梗塞）であり，結論は「**男性の無症状のヘルニアは手術すると健康度が改善し，ヘルニアによる重篤な合併症が減るかもしれない**」[6]．

中央値7.5年の追跡で経過観察の手術移行は58％（46/80）であり，理由は疼痛が72％を占めるが，累積手術移行率は1年で16％，2年で32％，5年で54％，7.5年で72％であり，結論は「**無症状のヘルニアは年月がたつと症状を生じることが多く，手術を受けても問題がない患者は手術を勧めたほうがよい**」[7]．

なお，グラスゴー大学のヘルニア手術患者の臨床研究（N=699）では，発症から受診までの期間は4〜18か月・中央値7か月，患者の62％が1年以内，29％が1〜5年，9％が5年以上であり，累積無疼痛率は1年で50％，2年で30％，5年で20％，10年で10％である[8]．

### ▶ 臨床研究のレビュー

26の臨床研究のレビューでは，待機手術の死亡率は0.2％［0-1.8％］，緊急手術の死亡率は

4%[0-22%], ヘルニア修復術(Lichtenstein法)の再発率は0.9%[0.2-4.0%], 経過観察中の嵌頓発現率は年間0.4%[0.2-2.7%]であり, 結論は「手術死亡率や嵌頓発現率は研究によって異なるが, 無症状か軽症の患者は外科治療と経過観察で症状の緩和に差がない」[9].

2つの臨床試験のレビューでは, 疼痛スコアや健康状態は外科治療と経過観察で差がなく, 外科治療は合併症が0～22%, 再発が2%であるが, 経過観察は手術移行が23%(北米)と72%(イギリス), 嵌頓が2年で0.27%, 4年で0.55%であり, 結論は「**無症状のヘルニアで外科治療と経過観察はともに安全であるが, 多くの患者は長い年月の間に少しずつ症状が進行して手術が必要になるだろう**」[10].

なお, Olmsted郡の疫学研究(N=146,466)では, 2010年のヘルニア手術は4,026件, 緊急手術は緊急事例の割合は4%, 頻度は7.6件/10万人/年であり, 1989年と2008年を比べると, 男性は18.2と12.4(32%の減少), 女性は6.4と2.4(62%の減少)であり, 緊急手術の危険因子は, 高齢(5歳の増加で1.13倍)・肥満(BMI≧30で2.5倍)・やせ(BMI<20で2.1倍)・全身状態不良〔ASA(American Society of Anesthesiologists)のPS分類3度で1.8倍〕・大腿ヘルニア(16.1倍)・再発ヘルニア(2.4倍)である[11].

## 補足事項

「慢性痛(chronic pain)」はヘルニアの手術後に3か月以上持続する疼痛であり, 対面式や郵送法の調査では30%の頻度である[12]. デンマークの調査(N=1,443, 回答率81%)では, 11%は仕事や日常生活に支障があり, 8%は日常生活で中等度～高度の疼痛があり, 12%は安静時の疼痛がある[13]. スコットランドの調査(N=5,506, 回答率74%)では, 43%は軽度の疼痛, 3%は高度の疼痛であり, 高度の疼痛は中央値30か月の経過で71%が持続する[14].

グラスゴー大学の疼痛の評価スケール(visual analog scale : VAS)(N=323)では, なし(0)/軽度(1～10)/中等度(10～50)/高度(50～100)の頻度は, 術前安静時が27%/54%/18%/1%, 術前労作時が16%/42%/31%/10%, 1年後安静時が25%/63%/11%/2%, 1年後労作時が22%/56%/20%/3%であり, 術前安静時痛がなかった患者は術後安静時痛を生じやすい[15].

アバディーン大学の調査(N=351, 回答率64%)では, 慢性痛の頻度は30%であり, 危険因子は術前の疼痛(3.5倍)・日帰り手術(3.7倍)・40歳以下(4.2倍)・再手術(4.5倍)であり[16], スウェーデンの調査(N=2,853, 回答率86%)では, 慢性痛の頻度は31%であり, 危険因子は59歳以下(1.8倍)・術後合併症(1.8倍)・術前の疼痛(2.4倍)である[17].

## 筆者の意見

無症状のヘルニアに対して外科治療と経過観察を比較した北米の臨床試験とイギリスの臨床試験は, 年齢・登録基準・追跡期間・評価項目にちがいがあり, 結果や結論が異なる(表Ⅰ-2).

表Ⅰ-2 無症状ヘルニアの臨床試験:外科治療と経過観察の比較

| | 北米の臨床試験 | 英国の臨床試験 |
|---|---|---|
| 施設 | 5つの病院 | 1つの病院 |
| 期間 | 1999～2002年 | 2001～2003年 |
| 年齢 | 18歳以上(平均57.5歳) | 55歳以上(平均71.4歳) |
| 性別 | 男性 | 男性 |
| 登録 | 720人 | 160人 |
| 診察 | 54%は立位で膨隆 40%は腹圧で触知 | 全員が立位で膨隆 |
| 手術 | 疼痛, 増大, 還納困難 | 疼痛, 増大, 還納困難 |
| 術式 | Lichtenstein法 | Lichtenstein法 |
| 評価 | 疼痛 | 疼痛と健康状態 |
| 追跡 | 2年 | 1年 |
| 結果 | 疼痛:有意差なし | 疼痛:有意差なし 健康状態:外科治療がよい |
| 経過 | 2年間に23%が手術 | 2年間に32%が手術 |
| 結論 | すぐに手術しなくてよい | 手術したほうがよい |

北米の登録患者は中高年者(平均57.5歳)であり、約半数が立位で膨隆を確認できないが、イギリスの登録患者は高齢者(平均71.4歳)であり、全員が立位で膨隆を示す。

北米の一次評価項目は2年後の疼痛であり、割りつけによる解析で2.2%と5.1%(P＝0.06)であるが、疼痛の頻度はともに低く、手術による疼痛の絶対リスク減少(absolute risk reduction：ARR)は2.9%と小さく、1人の疼痛を防ぐのに必要な手術患者数(number needed to treat：NNT；＝1÷ARR)は35人と多い。

イギリスの一次評価項目は1年後の疼痛であり、VAS(全長10 cm)による安静時痛は外科治療が2.0 mm→5.2 mm、経過観察が2.0 mm→3.7 mm、動作時痛は外科治療が2.4 mm→5.7 mm、経過観察が2.3 mm→7.6 mmであり、無症状や軽症のヘルニアは外科治療でも経過観察でも疼痛はやや強くなり、安静時痛は手術のほうが強い。

イギリスの一次評価項目には健康状態(SF-36)もあるが、身体的QOL・精神的QOL・社会QOLなどの項目別にみると、外科治療と経過観察で有意差があるものはない。全体的なQOLの改善度は8.5と－0.3であり、手術すると改善するが、放置してもほとんど悪化しない。手術にはプラセボ効果があり、ヘルニア手術でも有名なグラスゴー大学で手術を受けるとQOLは改善しやすいだろう。

## A 疑問の解決

「無症状のヘルニアに手術は必要か」という問いには、「北米の臨床試験では多くの患者が安全に経過観察できる」と答えられ、「イギリスの臨床試験では5年間で過半数が手術を受けており、外科治療を勧めたほうがよい」とも答えられるが、「臨床試験のレビューでは経過観察は安全であるが、多くの患者は長い間に症状が進行して手術が必要になる」と答えてもよい。

## 文献

1) Fitzgibbons RJ Jr(USA). The development of a clinical trial to determine if watchful waiting is an acceptable alternative to routine herniorrhaphy for patients with minimal or no hernia symptoms. J Am Coll Surg 2003 ; 196 : 737-42.
2) Fitzgibbons RJ Jr(USA). Watchful waiting vs repair of inguinal hernia in minimally symptomatic men : a randomized clinical trial. JAMA 2006 ; 295 : 285-92.
3) Thompson JS(USA). Does delaying repair of an asymptomatic hernia have a penalty? Am J Surg 2008 ; 195 : 89-93.
4) Sarosi GA(USA). A clinician's guide to patient selection for watchful waiting management of inguinal hernia. Ann Surg 2011 ; 253 : 605-10.
5) Fitzgibbons RJ Jr(USA). Long-term results of a randomized controlled trial of a nonoperative strategy(Watchful waiting)for men with minimally symptomatic inguinal hernias. Ann Surg 2013 ; 258 : 508-15.
6) O'Dwyer PJ(UK). Observation or operation for patients with an asymptomatic inguinal hernia : a randomized clinical trial. Ann Surg 2006 ; 244 : 167-73.
7) Chung L(UK). Long-term follow-up of patients with a painless inguinal hernia from a randomized clinical trial. Br J Surg 2011 ; 98 : 596-9.
8) Hair A(UK). What effect does the duration of an inguinal hernia have on patient symptoms? J Am Coll Surg 2001 ; 193 : 125-9.
9) INCA Trialists Collaboration(Netherlands). Operation compared with watchful waiting in elderly male inguinal hernia patients : a review and data analysis. J Am Coll Surg 2011 ; 212 : 251-9.
10) Mizrahi H(Israel). Management of asymptomatic inguinal hernia : a systematic review of the evidence. Arch Surg 2012 ; 147 : 277-81.
11) Hernandez-Irizarry(USA). Trends in emergent inguinal hernia surgery in Olmsted county, MN : a population-based study. Hernia 2012 ; 16 : 397-403.
12) Jenkins J(UK). Inguinal hernias. BMJ 2008 ; 336 : 269-72.
13) Bay-Nielsen M(Denmark). Pain and functional impairment 1 year after inguinal herniorrhaphy : a nationwide questionnaire study. Ann Surg 2001 ; 233 : 1-7.
14) Courtney CA(UK). Outcome of patients with severe chronic pain following repair of groin hernia. Br J Surg 2002 ; 89 : 1310-4.
15) Page B(UK). Pain from primary inguinal hernia and the effect of repair on pain. Br J Surg 2002 ; 89 : 1315-8.
16) Poobalan AS(UK). Chronic pain and quality of life

following open inguinal hernia repair. Br J Surg 2001 ; 88 : 1122-6.
17) Fränneby U (Sweden). Risk factors for long-term pain after hernia surgery. Ann Surg 2006 ; 244 : 212-9.

 **3つのポイント — チームワークに必要なもの**

①報告　②連絡　③相談
チームワークの基本は情報の伝達と共有です．自分が得た情報や携わった行為はチームのメンバーに報告しないといけません．前もって互いに連絡をとり，役割を分担して効率よく実行しましょう．迷うときや困ったときは，チームのメンバーに相談して解決しましょう．

 **イグ・ノーベル賞**

「落ちてきたココナッツによる外傷」という衝撃的な医学報告（2001年，医学賞）
Barss P (Canada). Injuries due to falling coconuts. J Trauma 1984 ; 24 : 990-1.

# 3 胃切除後再建

## BillrothⅠかRoux-en-Yか

ヒトがこの菌に感染すると本当に病気になるのかどうかを確認するために，マーシャルは果敢にも慢性胃炎の患者から採取したピロリ菌を飲んで実験し，「2週間ほど，腹部不快・嘔気・頭痛・口臭などの症状を呈した」と報告しています．そして，内視鏡検査を受けて胃炎を発症していることを確認し，菌が病変部位に存在することを1985年に発表しました．

伊藤愼芳　『ピロリ菌』　祥伝社新書

### Q 素朴な疑問

胃外科や食道外科では多くの先人が再建法の開発や工夫を重ねてきた．幽門側胃切除後の再建には残胃を十二指腸に吻合するBillrothⅠ法と空腸に吻合するBillrothⅡ法があり，輸入脚症候群を回避するのにBraun吻合やRoux-en-Y法が考案された．胃切除後の再建はBillrothⅠ法とBillrothⅡ法のどちらがよいだろうか．Roux-en-Y法がベストだろうか．

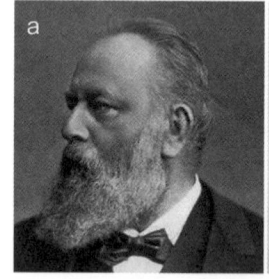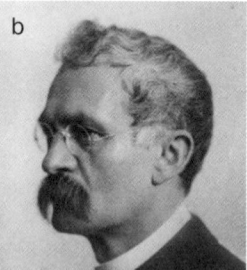

図Ⅰ-1　Theodor Billroth（1829-1894，ドイツ；a），Cesar Roux（1857-1934，スイス；b）

### 基本事項

BillrothⅠ法は1881年にBillroth（図Ⅰ-1）が胃がんの胃切除に成功したときの再建法であり，BillrothⅡ法は1885年にBillrothが二期的胃切除，1889年にvon Eiselsbergが一期的胃切除で行い，Roux-en-Y法は1883年にWolferが行い，1887年にRoux（図Ⅰ-1）が広めた．BillrothⅡ法再建には多くの術式があり（図Ⅰ-2），以前はBillrothⅠ法が生理的という理由で第一選択であったが，現在はBillrothⅡ法（腹腔鏡手術ではRoux-en-Y法）が主流である．

胃切除後症候群には，①小胃症状（貯留/粉砕/撹拌障害），②早期ダンピング（高浸透圧性食物の急速流入），③後期ダンピング（インスリン過剰による低血糖発作），④胃排泄遅延やRoux症状（残胃や空腸内に停滞），⑤輸入脚症候群（輸入脚に停滞），⑥残胃炎や食道炎（胆汁/膵液/十二指腸液の逆流），⑦胆嚢炎や胆石症（迷走神経切離による胆嚢/胆管の胆汁うっ滞），⑧貧血（鉄/ビタミン$B_{12}$不足），⑨骨粗鬆症（カルシウム不足），⑩残胃がん（胆汁酸）がある．

### 医学的証拠

#### ▶ 胃切除再建の臨床研究

BillrothⅠとRoux-en-Yを比べた国立がんセンターの臨床研究（N＝391）では，心窩部不快

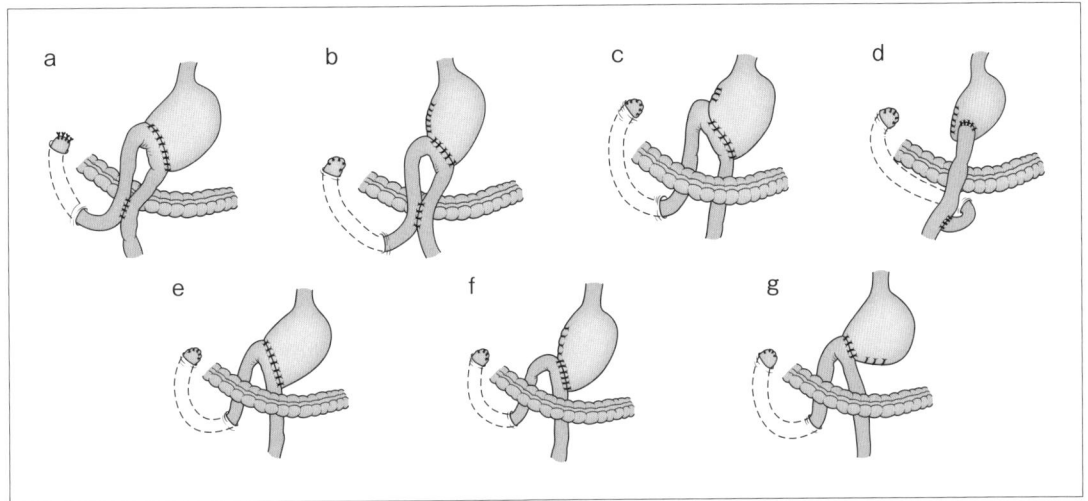

図Ⅰ-2 BillrothⅡ法による胃切除後の再建
a：Krönlein-Balfour 法；結腸前胃全口空腸端側吻合．b：v. Eiselsberg 法；結腸前胃下半空腸端側吻合．c：宮城法；輸入脚を小彎側につり上げる．d：Roux-en-Y 法；結腸前胃前壁空腸 Y 型吻合．e：Reichel-Polya 法；結腸後胃全口空腸端側吻合．f：Hofmeister-Finsterer 法；結腸後胃下半空腸端側吻合．g：Mayo 法；結腸後胃上半空腸端側吻合．
〔井口 潔：Bed-Side MEMO（外科）．世界保健通信社，1980．から作成〕

感（7% と 2%）・胸やけ（6% と 0%）・排便変化（25% と 15%）・残渣（13% と 3%）・残胃炎（8% と 2%）・食道炎（2% と 0%）は Roux-en-Y のほうが少なく，結論は「Roux-en-Y は BillrothⅠに比べて症状と機能がよい」[1]．

腹腔鏡手術の BillrothⅠと Roux-en-Y を比べた東京医科歯科大学の臨床研究（N＝133）では，胸やけ（37% と 10%）・残胃炎（34% と 12%）・胆汁逆流（32% と 0%）は Roux-en-Y のほうが少なく[2]，5 年後の解析（N＝172）でも，残胃炎（55% と 0%）・胆汁逆流（54% と 9%）・残渣（49% と 32%）・食道炎（14% と 0%）は Roux-en-Y のほうが少なく，結論は「Roux-en-Y は BillrothⅠに比べて長期経過後の胆汁逆流と食道炎が少ない」[3]．

なお，BillrothⅠと BillrothⅡを比べた中国の臨床研究（N＝809）では，術後合併症（20% と 37%）・腹膜炎（4% と 12%）・肺炎（3% と 8%）・長期入院（15% と 38%）・入院費用（19,438 元と 26,175 元）は BillrothⅡのほうが多く，結論は「胃切除後の再建は BillrothⅠを第一選択にすべきである」[4]．

## 胃切除再建の臨床試験

BillrothⅠ・BillrothⅡ（＋Braun）・Roux-en-Y を比べた韓国の臨床試験（N＝159）では，手術時間は BillrothⅠが短いが，術後合併症・栄養状態・QOL は差がなく，残胃炎と胆汁逆流は BillrothⅡよりも Roux-en-Y のほうが少なく，結論は「胆汁逆流からみると Roux-en-Y がよいが，栄養状態や QOL は再建法によるちがいがない」[5]．

BillrothⅠと Roux-en-Y を比べた東京大学の臨床試験（N＝50）では，残胃炎（62% と 30%）は Roux-en-Y のほうが少ないが，食道炎は差がなく，絶食期間（7 日と 12 日）と入院期間（19 日と 32 日）は BillrothⅠのほうが短く，結論は**「Roux-en-Y は BillrothⅠに比べて利点が少ない」**[6]．

BillrothⅠと Roux-en-Y を比べた大阪大学の臨床試験（N＝332）では，嘔気（4% と 12%）・嘔吐（3% と 9%）・食事中断（4% と 12%）・入院期間（14 日と 16 日）は BillrothⅠのほうが少なく[7]，1 年後の内視鏡検査（N＝332）では，体重

減少や予後的栄養指数(PNI)は差がなく[8]，登録後のアンケート(N=268)では，QOL(EORTC QLQ-C30 と DAUGS 20)は差がなく[9]，1年後の腹部 CT 検査(N=221)では，総脂肪(臍高断面積)の減少は 30% と 37%(P=0.1)，皮下脂肪の減少は 22% と 27%(P=0.07)，内臓脂肪の減少は 37% と 47% で Billroth I のほうが小さく，結論は「**Billroth I は術後経過がよく，Roux-en-Y に比べて内臓脂肪の減少が小さい**」[10]．

十二指腸潰瘍の胃切除で Billroth II と Roux-en-Y を比べたチリの臨床試験(N=75)では，平均 15 年(12〜21 年)後の逆流症状(33% と 3%)・腹部愁訴(54% と 17%)・萎縮性胃炎(39% と 10%)・食道円柱上皮(24% と 3%)は Roux-en-Y のほうが少なく，結論は「**Roux-en-Y は Billroth II に比べて自覚症状と他覚所見がよい**」[11]．

なお，膵頭十二指腸切除(幽門温存)で Billroth II と Roux-en-Y を比べた獨協医科大学の臨床試験(N=101)では，膵液漏(25% と 10%)は Roux-en-Y のほうが少ないが，胃排泄遅延(6% と 20%)は Billroth II のほうが少なく，結論は「**膵頭十二指腸切除後の胃排泄遅延を防ぐには Roux-en-Y よりも Billroth II のほうがよい**」[12]．

### ▶ 胃切除再建のメタ分析

Billroth I・Billroth II・Roux-en-Y を比べた 15 の臨床試験のメタ分析(N=2,050)では，Billroth I と Roux-en-Y を比べると，逆流症状(2.6 倍)・残胃炎(4.4 倍)・食道炎(2.1 倍)は Roux-en-Y のほうが少なく，Billroth II と Roux-en-Y を比べると，逆流症状(4.9 倍)・ダンピング症状(5.4 倍)・残胃炎(5.3 倍)・食道炎(4.0 倍)は Roux-en-Y のほうが少なく，Billroth I と Billroth II を比べると，術後合併症(0.5 倍)と吻合不全(0.3 倍)は Billroth I のほうが少ないが，局所再発(7.9 倍)は Billroth II のほうが少なく，結論は「**Roux-en-Y は Billroth I や Billroth II に比べて臨床的な利点がやや多い**」[13]．

Billroth I と Roux-en-Y を比べた 9 つの臨床研究のメタ分析(N=1,402)では，入院期間は Billroth I のほうが 1 日短いが，胆汁逆流(0.2 倍)・残胃炎(0.2 倍)・食道炎(0.5 倍)は Roux-en-Y のほうが少なく，4 つの臨床試験のメタ分析(N=478)では，入院期間は Billroth I のほうが 3 日短いが，胆汁逆流(0.04 倍)と残胃炎(0.4 倍)は Roux-en-Y のほうが少なく，結論は「**Roux-en-Y は Billroth I に比べて臨床的な利点がやや多い**」[14]．

胃切除後の残胃がんを調べた 22 の臨床研究のメタ分析(残胃がん N=827)では，胃切除による残胃がんのリスク比は 1.66[1.54-1.79]であり，女性(1.8 倍)・胃潰瘍(2.1 倍)・15 年以上経過(1.5 倍)はとくに多いが，Billroth I(1.2 倍)と Billroth II(1.6 倍)は統計学的に差がない[15]．

胃切除後の膵臓がんを調べた 15 の臨床研究のメタ分析(膵臓がん N=3,635)では，胃切除による膵臓がんのリスク比は 1.54[1.25-1.90]であり，胃潰瘍(1.5 倍)と十二指腸潰瘍(1.6 倍)はほとんど差がないが，ヨーロッパ人(1.5 倍)よりもアメリカ人(1.8 倍)のほうが多く，Billroth I(1.4 倍)よりも Billroth II(1.7 倍)のほうが多い[16]．

### 補足事項

胃切除後の胆石を調べた奈良医科大学の臨床研究(N=749)では，5 年で 14%(10 年で 22%)の頻度であり，胃切除(8%)と胃全摘(25%)，Billroth I(8%)と Billroth II(25%)は差があり，Billroth I に比べたリスク比は，Billroth II が 1.61[0.72-3.61]，Roux-en-Y が 2.94[1.73-5.00]である[17]．

肥満手術後の胆石を調べたスウェーデンのコホート研究(N=13,443)では，胆石症や胆囊炎による胆囊摘出は 9%(5.5 倍)の頻度であり[18]，アメリカの肥満手術登録(N=70,287)では，術後合併症や手術死亡が多い胆囊摘出併施は

2001年の26%から2008年の4%に減っており[19]．肥満手術後の胆石に対する内視鏡検査（ERCP）や処置（EST/EBD）が内科医の課題である[20-22]．

胃切除後の骨密度を調べた京都大学の臨床研究（N=168）では，胃切除患者は結腸切除患者や健常者と比べて腰椎骨密度が低く[23]，八幡済生会病院の臨床研究（N=59）では，胃切除後の骨粗鬆症は37%の頻度であり，年齢と性別が関与するが，術式（切除と全摘）は関与せず[24]．韓国の臨床研究（N=133）でも，胃切除後の骨粗鬆症は38%の頻度であり，年齢・性別・貧血が関与するが，再建法（BillrothⅠ・BillrothⅡ・Roux-en-Y）は関与しない[25]．

## 筆者の意見

「胃切除を行っていた先人たちが，合併症を減らそうと，また，手術成績を向上させるべく，悪戦苦闘しながら編み出してきたのが，胃切除後の再建術式の開発と改良の歴史である」（佐藤 裕，臨床外科 2013；4：440-7）．「外科医は昔の外科医を知らなくてはいけない．外科医は昔の外科医の心意気に負けてはいけない」（大村敏郎，故・元慶應義塾大学客員教授）．

20世紀の腫瘍外科医は再発の減少や生存率の向上など「量（quantity）」を追究してきたが，21世紀の消化器外科医は合併症・後遺症の回避や患者の満足度の向上など「質（quality）」も評価しないといけない．胃切除後再建法の臨床研究には「質の評価」という数字で表せない面があり，外科医は先入観を持たずに一人ひとりの患者さんから学ぶしかないかもしれない．

残胃炎のような短期成績は容易に調査できるが，胆石症・貧血・骨粗鬆症・ビタミン欠乏・内ヘルニア・腸閉塞・残胃がんなどの長期成績は計画的・継続的な粘り強い追跡調査が必要である．ただし，十二指腸潰瘍の胃切除で行った臨床試験の長期成績[11]のように，胃がんの胃切除で行った臨床試験の長期成績が判明するころには，日本でも胃がんは過去の病気になっているかもしれない．

## A 疑問の解決

「BillrothⅠかRoux-en-Yか」という問いには，「日本の臨床試験ではBillrothⅠのほうが術後経過はよい」と答えられ，「臨床試験のメタ分析ではRoux-en-Yのほうが臨床的な利点はやや多い」とも答えられるが，「再建別の長期成績は不明であり，患者の意向や外科医の好みで決めるしかない」と答えてもよい．

### ○文献

1) Nunobe S(Japan). Billroth I versus Roux-en-Y reconstructions：a quality-of-life survey at 5 years. Int J Clin Oncol 2007；12：433-9.
2) Kojima K(Japan). A comparison of Roux-en-Y and Billroth I reconstruction after laparoscopy-assisted distal gastrectomy. Ann Surg 2008；247：962-7.
3) Inokuchi M(Japan). Long-term outcomes of Roux-en-Y and Billroth-I reconstruction after laparoscopic distal gastrectomy. Gastric Cancer 2013；16：67-73.
4) Sah BK(China). Gastric cancer surgery：Billroth I or Billroth Ⅱ for distal gastrectomy? BMC Cancer 2009；9：428.
5) Lee MS(Korea). What is the best reconstruction method after distal gastrectomy for gastric cancer? Surg Endosc 2012；26：1539-47.
6) **Ishikawa M(Japan). Prospective randomized trial comparing Billroth I and Roux-en-Y procedures after distal gastrectomy for gastric carcinoma. World J Surg 2005；29：1415-20.**
7) Imamura H(Japan). Morbidity and mortality results from a prospective randomized controlled trial comparing Billroth I and Roux-en-Y reconstructive procedures after distal gastrectomy for gastric cancer. World J Surg 2012；36：632-7.
8) Hirao M(Japan). Comparison of Billroth I and Roux-en-Y reconstruction after distal gastrectomy for gastric cancer：one-year postoperative effects assessed by a multi-institutional RCT. Ann Surg Oncol 2013；20：1591-7.
9) Takiguchi S(Japan). A comparison of postoperative quality of life and dysfunction after Billroth I and Roux-en-Y reconstruction following distal gastrectomy for gastric cancer：results from a multi-institutional RCT. Gastric Cancer 2012；15：

198-205.
10) Tanaka K (Japan). Impact of reconstruction method on visceral fat change after distal gastrectomy: results from a randomized controlled trial comparing Billroth I reconstruction and Roux-en-Y reconstruction. Surgery 2014; 155: 424-31.
11) Csendes A (Chile). Latest results (12-21 years) of a prospective randomized study comparing Billroth II and Roux-en-Y anastomosis after a partial gastrectomy plus vagotomy in patients with duodenal ulcers. Ann Surg 2009; 249: 189-94.
12) Shimoda M (Japan). Effect of Billroth II or Roux-en-Y reconstruction for the gastrojejunostomy on delayed gastric emptying after pancreaticoduodenectomy: a randomized controlled study. Ann Surg 2013; 257: 938-42.
13) Zong L (China). Billroth I vs. Billroth II vs. Roux-en-Y following distal gastrectomy: a meta-analysis based on 15 studies. Hepatogastroenterology 2011; 58: 1413-24.
14) Xiong JJ (China). Roux-en-Y versus Billroth I reconstruction after distal gastrectomy for gastric cancer: a meta-analysis. World J Gastroenterol 2013; 19: 1124-34.
15) Tersmette AC (Netherlands). Meta-analysis of the risk of gastric stump cancer: detection of high risk patient subjects for stomach cancer after remote partial gastrectomy for benign conditions. Cancer Res 1990; 50: 6486-9.
16) Gong Y (China). Gastrectomy and risk of pancreatic cancer: systematic review and meta-analysis of observational studies. Cancer Causes Control 2012; 23: 1279-88.
17) Kobayashi T (Japan). Analysis of risk factors for the development of gallstones after gastrectomy. Br J Surg 2005; 92: 1399-403.
18) Plecka ÖM (Sweden). Population-based study of the need for cholecystectomy after obesity surgery. Br J Surg 2012; 99: 864-9.
19) Worni M (USA). Cholecystectomy concomitant with laparoscopic gastric bypass: a trend analysis of the Nationwide Inpatient Sample from 2001 to 2008. Obes Surg 2012; 22: 220-9.
20) Dellon ES (USA). Endoscopic retrograde cholangiopancreatography with single-balloon enteroscopy is feasible in patients with a prior Roux-en-Y anastomosis. Dig Dis Sci 2009; 54: 1798-803.
21) Choi EK (USA). ERCP via gastrostomy vs. double balloon enteroscopy in patients with prior bariatric Roux-en-Y gastric bypass surgery. Surg Endosc 2013; 27: 2894-9.
22) Tomizawa Y (USA). Single balloon enteroscopy (SBE) assisted therapeutic endoscopic retrograde cholangiopancreatography (ERCP) in patients with Roux-en-Y anastomosis. Dig Dis Sci 2014; 59: 465-70.
23) Inoue K (Japan). Metabolic bone disease following gastrectomy: assessment by dual energy X-ray absorptiometry. Br J Surg 1992; 79: 321-4.
24) Adachi Y (Japan). Osteoporosis after gastrectomy: bone mineral density of lumbar spine assessed by dual-energy X-ray absorptiometry. Calcif Tissue Int 2000; 66: 119-22.
25) Lim JS (Korea). High prevalence of osteoporosis in patients with gastric adenocarcinoma following gastrectomy. World J Gastroenterol 2007; 13: 6492-7.

## 3つのポイント ─ 医師に必要な気の力

### ①元気　②本気　③根気

医師は元気が大切です．患者にとっても，医師は生き生きと，活気がないといけません．医師には本気が必要です．本腰を入れて全力で立ち向かうべきときがあります．医師の仕事は根気も必要です．粘り強くあきらめず，じっくり取り組むことを忘れてはいけません．

## イグ・ノーベル賞

バイアグラが時差ぼけの解消に役立つことをハムスターで発見(2007年，航空学賞)
Agostino PV (Argentina). Sildenafil accelerates reentrainment of circadian rhythms after advancing light schedules. Proc Natl Acad Sci 2007; 104: 9834-9.

# 腹膜炎の腹腔洗浄

## よく洗ったほうがよいか

　レジデントが縫う1針1針に，「Nice stitch（いい運針だ）」「That's it（そうだ）」と，ライツ教授は次々と激励の言葉をかける．日本では，「どこを見ているんだ」「ちっともうまくならねえなあ」などと，体育会系のシゴキに近いやり方に耐えながら手術を覚えるのを目の当たりにしていたので，ジョンズ・ホプキンスの手術室で見た光景はまったく新鮮なものだった．

坂東　興　『心臓外科医』　岩波新書

## Q 素朴な疑問

　開腹手術や開胸手術では，閉腹や閉胸の前に腹腔や胸腔を適量の生理食塩水で洗浄する．消化管穿孔や汎発性腹膜炎のときは大量の生理食塩水で洗浄する．洗浄すると細菌や異物が減少するが，創傷治癒に必要な炎症細胞やサイトカインも減少する．閉腹前に生理食塩水で腹腔を十分に洗浄すると，創感染や腹腔内膿瘍などの手術部位感染（surgical site infection：SSI）が減るのだろうか．

## 基本事項

　創傷治癒過程は，①炎症期（1～3日），②増殖期（3日～2週），③成熟期（2週～1年）に分けられ，炎症期は好中球が小さい異物と細菌を貪食し，マクロファージが大きい異物と壊死物質を処理してサイトカインを分泌する．増殖期は内皮細胞が血管網を作って血管新生が起こり（肉芽），線維芽細胞がコラーゲンを増生して線維化を生じ，皮膚や粘膜の上皮化が進む．

　大腸憩室炎はS状結腸に多く，重症度の評価にはHinchey分類が用いられており，Ia期は蜂窩織炎（phlegmon），Ib期は結腸周囲/腸間膜膿瘍（pericolic/mesenteric abscess），Ⅱ期は骨盤内膿瘍（pelvic abscess），Ⅲ期は膿性汎発性腹膜炎（generalized purulent peritonitis），Ⅳ期は便性汎発性腹膜炎（generalized fecal peritonitis）である（図Ⅰ-3）．

## 医学的証拠

### ▶ 臨床研究のレビュー

　腹膜炎に対する腹腔洗浄の意義を評価した臨床研究のレビューは1つしかないが，1966～1999年の論文を収集して腹腔洗浄の歴史や病態にも触れており，問題解決に役立つ[1]．

　①腹腔洗浄の嚆矢は1906年のトーレック（Franz Torek，ドイツ生まれのアメリカ人外科医，1914年に食道がん切除に成功）であり，急性虫垂炎の汎発性腹膜炎では，生理食塩水で腹腔を満たしたあと手で揺すりながら洗って膿苔をすくいとることを提唱した．1940年代からは抗生物質溶液による洗浄が施行され，1970年代から手術後の持続洗浄が試行された．

　②腹膜炎を生じると，まず細菌と滲出液が腹膜中皮から吸収されてリンパ管に入り，次に好中球・肥満細胞・マクロファージが生理活性物

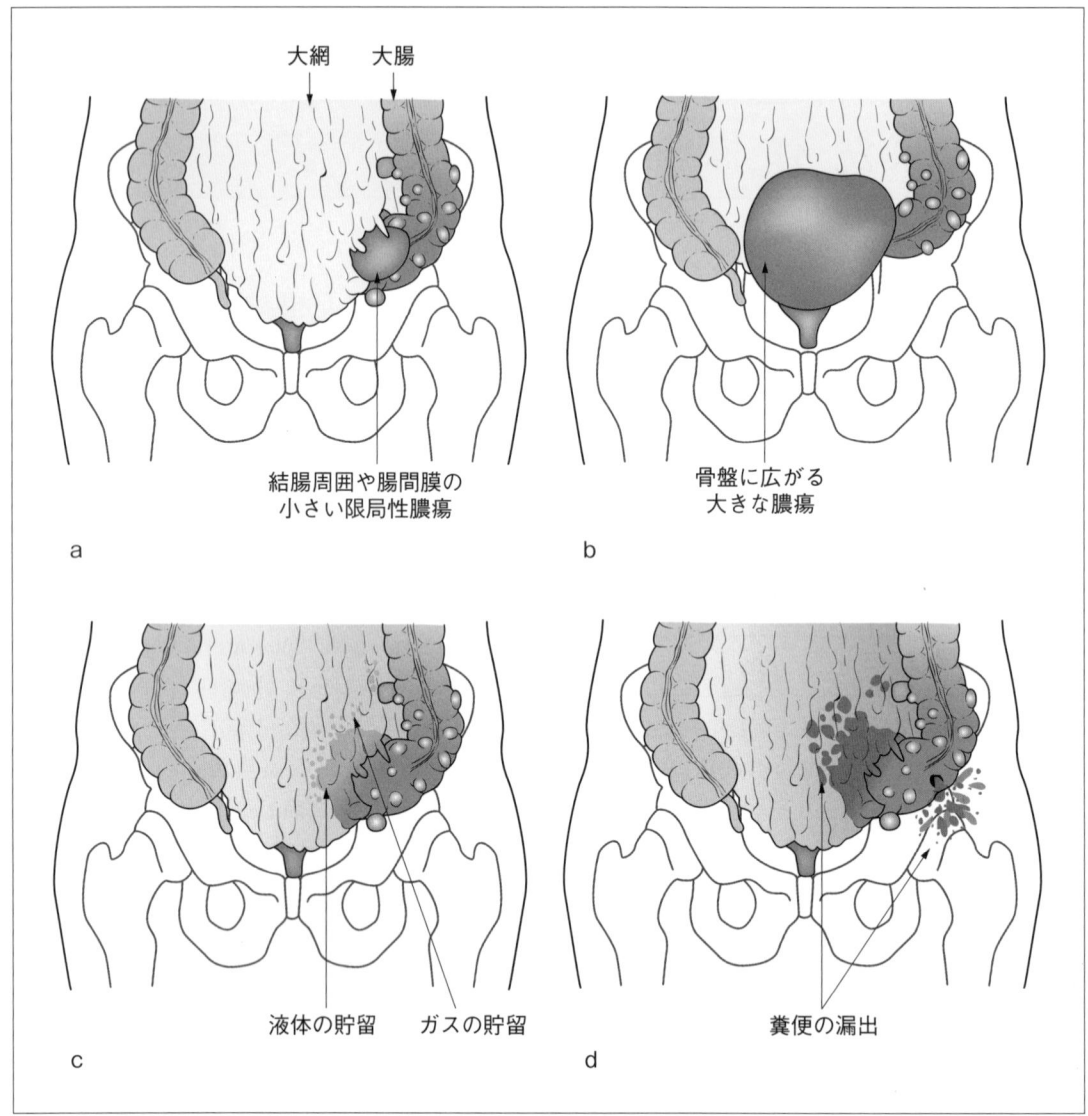

図 I-3 大腸憩室炎の Hinchey 分類
a：I 期，結腸周囲/腸間膜膿瘍．b：II 期，骨盤内膿瘍．c：III 期，膿性汎発性腹膜炎．b：IV 期，便性汎発性腹膜炎．
（文献 9 より引用）

質の分泌と食作用で細菌と異物を処理し，最後にフィブリンの析出と腹膜の癒着による炎症の限局化・被包化が起こる．高度の腹膜炎では中皮細胞が傷害されて脱落し，炎症細胞を捕捉したフィブリンが基底膜を被覆する．

③動物実験では，腹腔洗浄すると腹膜表面の細菌が一時的に減るが，腹膜に付着した細菌は除去できず，汚染されてなかった場所に細菌を広げてしまう．マクロファージの貪食には，補体・抗体・プロテアーゼによる味つけ（オプソニン作用）が必要であり，腹腔洗浄すると炎症細胞や生理活性物質が洗い流され，生理食塩水であっても中皮細胞を傷害する．

④腹膜炎に対する腹腔洗浄の意義を調べた臨床試験は 9 つあり，対象は虫垂炎や腹膜炎の手術，患者は 29〜91 人（中央値 39 人），洗浄法は 5 つが術後持続洗浄，2 つが消毒液混入，2 つが生理食塩水であり，3 つは抗生物質の全身投

与を行っていないが，洗浄群と非洗浄群の死亡率はすべての研究で差がなく，感染性合併症は1つでは少なく，もう1つでは多い．

⑤抗生物質による腹腔洗浄の意義を調べた臨床試験は7つあり，対象は虫垂炎や腹膜炎の手術，患者は69〜431人（中央値101人），抗生物質はセフェム系やクロラムフェニコールであり，洗浄群と非洗浄群の死亡率はすべての研究で差がなく（メタ分析で7.5%と7.9%），敗血症に差がある3つの研究は非洗浄群における抗生物質の全身投与が不適切である．

結論は「腹膜炎の腹腔洗浄にはいろいろな方法があるが，腹腔洗浄を支持する臨床試験はない．明らかな汚染を除去するのはよくても，洗浄のやりすぎは益よりも害のほうが大きい．腹腔洗浄は中皮細胞を傷害し，防御機構を持つ細胞や物質を希釈し，汚染や感染を広げる危険性がある．全身投与すれば抗生物質で腹腔洗浄する意味もない」．

### ▶ 基礎研究のレビュー

腹膜炎における中皮細胞の役割を解説した基礎研究のレビューがあり，勉強になる[2]．

①腹膜中皮の細胞間隙（stomata）は炎症で増大する（4μm→20μm）．細菌や異物は横隔膜や大網の腹膜から吸収されてリンパ管に入る．腹膜炎を生じるとすぐに補体系が活性化され，中皮細胞が産生するサーファクタントは炎症細胞に対してオプソニン作用を発揮する．

②中皮細胞が炎症メディエーター（IL-6やTNFα）を分泌すると，大網の乳斑（milky spot）にある毛細血管（omental glomeruli）から好中球が流入し，12時間後にはマクロファージが侵入してリンパ球も誘導される．高度の炎症では中皮細胞が脱落する（burnt peritoneum）．

③フィブリンは細菌や異物を捕捉して隔離し，大網はフィブリンを介して炎症を限局化・鎮静化する（"policeman in the abdomen"）．結論は「腹腔洗浄は中皮細胞に付着した細菌を除去できず，感染防御に必要な細胞や物質を減少させ，中皮細胞や好中球を傷害する」．

### ▶ 動物実験のメタ分析

腹腔洗浄の効果を動物の腹膜炎モデルで調べた研究のメタ分析があり，12の動物実験のメタ分析（N=744）では，洗浄と非洗浄の死亡率は49%と74%，洗浄による死亡のリスク比は0.63[0.54-0.73]，1匹の死亡を回避するために必要な動物数（number needed to treat：NNT）は4であり，17の動物実験のメタ分析（N=1,134）では，抗菌薬添加と非添加の死亡率は16%と49%，抗菌薬添加による死亡のリスク比は0.35[0.24-0.52]，NNTは3である[3]．

### ▶ 消化器手術の腹腔洗浄

大腸手術の創感染や腹腔内膿瘍に対する腹腔洗浄の効果を調べたスペインの臨床試験（N=103）では，大腸がん手術で腹腔洗浄（生理食塩水500mL）を行ったあとに抗菌薬洗浄（ゲンタマイシン240mg＋クリンダマイシン600mg/生理食塩水500mL）の有無で割りつけると，創感染は4%と14%，腹腔内膿瘍は0%と6%で差があり，抗菌薬洗浄非施行による創感染のリスク比は4.94[1.27-19.2]，腹腔内膿瘍のリスク比は2.14[1.13-3.57]であり，結論は「**抗菌薬の腹腔洗浄で創感染と腹腔内膿瘍が減少する**」[4]．

胃がんの腹膜再発に対する腹腔洗浄の効果を調べた日本の臨床試験（N=88）では，腹腔洗浄細胞診が陽性の胃がん患者（CY+/P−）を，手術単独（腹腔洗浄1L×3回）・化学療法（腹腔洗浄1L×3回＋シスプラチン100mg腹腔内投与1時間）・腹腔洗浄＋化学療法（腹腔洗浄1L×10回＋シスプラチン100mg腹腔内投与1時間）に割りつけると，50%生存期間は15か月・16か月・35か月，5年生存率は0%・5%・44%で差があり，結論は「**腹水細胞診が陽性の進行胃がん患者は大量腹腔洗浄と腹腔化学療法で5年生存率が改善する**」[5]．

### ▶ 炎症性疾患の腹腔洗浄

急性膵炎に対する持続腹腔洗浄の効果を調べた臨床試験のメタ分析があり，8つの臨床研究のメタ分析（N＝333）では，死亡は27%と25%，合併症は31%と32%で差がなく[6]，10の臨床試験のメタ分析（N＝469）でも，死亡は16%と18%，合併症は59%と43%，持続腹腔洗浄による死亡のリスク比は0.82[0.32-1.79]，合併症のリスク比は1.33[0.99-2.12，P＝0.06]であり，結論は**「重症急性膵炎患者の持続腹腔洗浄は臨床的に利点がない」**[7]．

穿孔性虫垂炎の腹腔鏡手術で腹腔洗浄の効果を調べたアメリカの臨床試験（N＝220）では，腹腔洗浄（生理食塩水500～1,000 mL）と吸引に割りつけると，腹腔内膿瘍は18%と19%で差がなく，結論は**「穿孔性虫垂炎の腹腔鏡下虫垂切除で腹腔洗浄は利点がない」**[8]．

大腸憩室炎（Ⅱ/Ⅲ）の腹腔鏡下洗浄療法が試行されており[9]，11の症例研究のメタ分析（N＝231）では，合併症は10%，死亡率は2%[10]，12の症例研究のメタ分析（N＝301）では，合併症は19%，死亡率は0.3%である[11]．

大腸憩室炎（Ⅱ/Ⅲ）に腹腔鏡下洗浄療法を施行したオランダの症例研究（N＝38）では，感染制御率は82%，合併症は45%，死亡率は4%（多臓器不全/誤嚥性肺炎/肺がん）であり[12]，オランダとスウェーデンでは，大腸憩室炎を腹腔鏡下洗浄療法と開腹手術（Hartmann手術や一期的結腸切除再建）で比べる臨床試験が行われている[13,14]．

### 補足事項

胸部外科や胆嚢摘出で手術後に抗菌薬を投与しても感染性合併症は減らないが[15,16]，帝王切開で腹腔洗浄しても合併症は減らない[17,18]．外傷の創洗浄は生理食塩水よりも水道水のほうがよく，3つの臨床試験のメタ分析では，創傷の洗浄を水道水と生理食塩水に分けると，水道水による感染のリスク比は0.63[0.40-0.99]である[19]．

### 筆者の意見

病気を治すときは病人のことも考えないといけない．手術をやりすぎると合併症や後遺症が増え，抗がん剤をやりすぎると副作用が増え，抗菌薬をやりすぎると日和見感染が増え，制酸薬をやりすぎると誤嚥性肺炎が増え，抗血栓薬をやりすぎると脳出血が増える．手術や薬剤は「両刃の剣」であり，病気だけ見て治療しすぎると，患者も医師も痛い目に会う．

「腹膜炎手術では生食10Lで洗え」と先輩に刷り込まれた外科医は，十二指腸潰瘍穿孔や大腸憩室穿孔で腹膜炎があると，開腹直後と閉腹前に大量の生理食塩水で腹腔洗浄した．消毒薬や抗菌薬を混ぜて行うことはなかったが，腹腔洗浄のマイナス面には無関心であった．何ごともやりすぎは危険である．日本には「ほどほど」「適当」「中庸」という言葉がある．

### A 疑問の解決

「よく洗ったほうがよいか」という問いには，**「大腸手術では抗菌薬の腹腔洗浄で創感染と腹腔内膿瘍が減少する」**と答えられ，**「大腸憩室炎では腹腔鏡下洗浄療法が有用かもしれない」**とも答えられるが，**「重症急性膵炎や穿孔性虫垂炎では腹腔洗浄は臨床的に意味がないかもしれない」**と答えてもよい．

### ○文献

1) Platell C (Australia). The influence of lavage on peritonitis (review). J Am Coll Surg 2000 ; 191 : 672-80.
2) Yao V (Australia). Role of peritoneal mesothelial cells in peritonitis (review). Br J Surg 2003 ; 90 : 1187-94.
3) Qadan M (USA). Meta-analysis of the effect of peritoneal lavage on survival in experimental peritonitis. Br J Surg 2010 ; 97 : 151-9.

4) Ruiz-Tovar (Spain). Effect of peritoneal lavage with clindamycin-gentamicin solution on infections after elective colorectal cancer surgery. J Am Coll Surg 2012 ; 214 : 202-7.
5) Kuramoto M (Japan). Extensive intraoperative peritoneal lavage as a standard prophylactic strategy for peritoneal recurrence in patients with gastric carcinoma. Ann Surg 2009 ; 250 : 242-6.
6) Platell C (Australia). Acute pancreatitis : effect of somatostatin analogs and peritoneal lavage. A meta-analysis of peritoneal lavage for acute pancreatitis. J Gastroenterol Hepatol 2001 ; 16 : 689-93.
7) Dong Z (China). Peritoneal lavage for severe acute pancreatitis : a systematic review of randomised trials. World J Surg 2010 ; 34 : 2103-8.
8) St Peter SD (USA). Irrigation versus suction alone during laparoscopic appendectomy for perforated appendectomy. Ann Surg 2012 ; 256 : 581-5.
9) McDermott FD (Ireland). Minimally invasive and surgical management strategies tailored to the severity of acute diverticulitis. Br J Surg 2014 ; 101 : e90-9.
10) Toorenvliet BR (Netherlands). Laparoscopic peritoneal lavage for perforated colonic diverticulitis : a systematic review. Colorectal Dis 2010 ; 12 : 862-7.
11) Afshar S (UK). Laparoscopic peritoneal lavage for perforated sigmoid diverticulitis (review). Colorectal Dis 2011 ; 14 : 135-42.
12) Swank HA (Netherlands). Early experience with laparoscopic lavage for perforated diverticulitis. Br J Surg 2013 ; 100 : 704-10.
13) Swank HA (Netherlands). The ladies trial : laparoscopic peritoneal lavage or resection for purulent peritonitis and Hartmann's procedure or resection with primary anastomosis for purulent or faecal peritonitis in perforated diverticulitis (NTR2037). BMC Surg 2010 ; 10 : 29.
14) Thormell A (Sweden). Treatment of acute diverticulitis : laparoscopic lavage vs. resection (DILALA). Study protocol for a randomised controlled trial. Trials 2011 ; 12 : 186.
15) Oxman DA (USA). Postoperative antibacterial prophylaxis for the prevention of infectious complications associated with tube thoracostomy in patients undergoing elective general thoracic surgery : a double-blind, placebo-controlled, randomized trial. JAMA Surg 2013 ; 148 : 440-6.
16) Regimbeau JM (France). Effect of postoperative antibiotic administration on postoperative infection following cholecystectomy for acute calculous cholecystitis : a randomized clinical trial. JAMA 2014 ; 312 : 145-54.
17) Harrigill KM (USA). The effect of intraabdominal irrigation at cesarean delivery on maternal morbidity : a randomized trial. Obstet Gynecol 2003 ; 101 : 80-5.
18) Viney R (USA). Intra-abdominal irrigation at cesarean delivery : a randomized controlled trial. Obstet Gynecol 2012 ; 119 : 1106-11.
19) Fernandez R (Australia). Water for wound cleansing. Cochrane Database Syst Rev 2012 ; 2 : CD003861.

### 3つのポイント ― 医師が守るべき義務

①勉強義務　②注意義務　③親切義務

医療訴訟の原因は「不勉強・不注意・不誠実」です．医師は常に勉強して知識を補充し，医療水準を維持しないといけません．経験を積むと油断しやすいので，慣れたときこそ注意が必要です．患者には親切を心がけ，ミスしたときこそ誠実に対応しないといけません．

### イグ・ノーベル賞

ピカソの絵とモネの絵を識別できるハトの訓練に成功（1995年，心理学賞）
Watanabe S (Japan). Pigeons' discrimination of paintings by Monet and Picasso. J Exp Anal Behav 1995 ; 63 : 165-74.

# 5 異動時期の病院
## 年度初めは死亡率が高いか

　人は生きていく中で，多くの偶然に影響されないわけにはいかない．自分にとって好都合な偶然は「幸運」であり，不都合な偶然は「不運」である．自分の幸運は自分の権利であり，他人の不運はその人の自己責任であるとするのは，道義的に正当とはいえない．運・不運は，他人と分かち合うことによって，「偶然の専制」を和らげるべきではなかろうか．

竹内　啓　『偶然とは何か』岩波新書

### Q 素朴な疑問

　桜が咲く4月は就職や異動の時期である．一般病院では新しいドクターやナースが加わり，教育病院では国家試験に合格したばかりの研修医が働き始め，前からいたドクターは新しいスタッフの指導と自分の仕事が増えて忙しい．4月はミスやアクシデントが多いのだろうか．処置や治療が順調にいかないのだろうか．手術後の合併症や死亡の頻度が高いのだろうか．

### 基本事項

　医師の仕事は安全第一であり，判断や行動は上司への「報告・連絡・相談」が必要である．医療は患者への多職種の介入であり，医師の仕事は「分担・連携・共同」に支えられている．新しい職場ではシステムに慣れることが大切であり，医師には柔軟性や協調性が求められる．ミーティングやカンファレンスは情報を共有して意思を統一する重要な機会である．

　医師が交代するときは引継ぎを行い，メンバーが入れ替わるときはチームでカバーする．クリニカルパスがあって診療は画一化されているが，異動の時期は新人研修医が急に増えるためトラブルやアクシデントが多く，アメリカでは「7月現象」(July effect/phenomenon)，イギリスでは「8月は死の季節」(August killing season)と呼ばれている．

### 医学的証拠

#### ▶ 異動時期の外科手術

　アメリカには外科学会の手術登録制度があり (National Surgical Quality Improvement Program：NSQIP)，2001〜2004年のデータベース(N＝20,254)では，40種類の外科手術を年度早期(7/1〜8/31)と年度末期(4/15〜6/15)で比べると，術後合併症は14.3%と13.1%，心筋梗塞は0.42%と0.25%，手術死亡は2.2%と1.7%で差があり，多変量解析で年度早期の術後合併症のリスク比は1.18[1.07-1.29]，手術死亡のリスク比は1.41[1.11-1.80]であり，結論は「**年度初めは術後合併症や手術死亡の頻度が高い**」[1]．

　2003〜2006年のデータベース(N＝320,216)では，7種類の大きな手術を調べると，多変量解析で7月の死亡のリスク比は，冠動脈バイパス 0.91[0.82-1.02]，頸動脈内膜剥離 0.83[0.61-1.14]，腹部大動脈瘤修復 1.06[0.86-1.30]，食道

切除 1.15[0.83-1.61]，結腸切除 1.05[0.85-1.28]，膵切除 1.05[0.72-1.54]，股関節骨折修復 0.99[0.89-1.09]であり，結論は「アメリカの教育病院で7月に大きな手術を受けても安全である」[2].

2005〜2007年のデータベース(N＝89,473)では，10種類の一般手術を新年度(7〜8月)と非新年度に分けると，術後合併症は18.3%と17.8%，手術死亡は2.02%と2.05%で差がないが，下肢血行再建の手術死亡は3.74%と2.86%で差があり(リスク比1.35)，結論は「下肢血行再建の手術死亡は新年度が高いが，一般手術の7月現象は否定的である」[3].

アメリカの肝臓移植(UNOS/OPTN)のデータベース(N＝108,666)では，手術成績は4月がよく，12月がわるく，再移植・肝機能不全・血管合併症・胆道合併症は7〜8月が少なく，結論は「肝臓移植に7月現象は見られない」[4].

カナダの入院登録(N＝1,370,738)では，1999〜2009年の8種類のがん手術の死亡や合併症を月別に比べても差がないが，7月の血液学的合併症のリスク比は1.17[1.07-1.29]であり，結論は「がん手術に7月現象は見られない」[5].

デンマークの入院登録(N＝33,556)では，1996〜2006年の大腸がん切除の月別手術死亡を調べると，7月が最も高く(10%)，結腸がん切除(18%)や全身状態不良患者(ASA≧3：24%)はとくに高いが，ほかの月と比べて有意差はなく，結論は「大腸がん切除の月別手術死亡は心肺疾患に見られるような季節変動がない」[6].

### ▶ 異動時期の心臓手術

イギリスの大学病院のデータ(N＝16,290)では，1996〜2006年の心臓手術を異動時期(7〜8月と1〜2月)と通常時期に分けると，複雑な心臓手術のICU死亡は2.3%と1.5%，在院死亡は6.8%と5.5%で差があり，多変量解析で在院死亡のリスク比は1.34[1.29-1.37]であり，結論は「**複雑な心臓手術はレジデントの異動時期に在院死亡が多い**」[7].

アメリカの大学病院のデータ(N＝70,616)では，1997〜2007年の心臓手術を年度初め(7〜8月)と通常時期に分けると，手術時間は295分と288分で差があるが，術後合併症は14.0%と14.2%，手術死亡は3.7%と3.9%で差がなく，結論は「年度初めは手術時間が少し長いが，手術の危険性は通常時期と同じである」[8].

アメリカの入院登録(N＝1,614,394)では，2003〜2007年の心臓手術を4期に分けると，4〜6月に比べた7〜9月・10〜12月・1〜3月の術後合併症のリスク比は0.93[0.85-1.01]・1.01[0.92-1.10]・0.97[0.89-1.06]，手術死亡のリスク比は0.77[0.61-0.97]・0.90[0.72-1.13]・0.98[0.79-1.22]であり(7〜9月は術後合併症がやや少なく，手術死亡が少ない傾向)，結論は「心臓手術の合併症や死亡の頻度は年度の時期と関係がない」[9].

### ▶ 異動時期の救急患者

イギリスの病院履歴統計(N＝299,741)では，2000〜2008年の救急患者を7月最終水曜の受診と8月第1水曜の受診で比べると，多変量解析で8月第1水曜の受診による死亡のリスク比は1.06[1.00-1.15]，内科疾患が1.08[1.01-1.16]であり，結論は「8月第1水曜の受診は7月最終水曜の受診に比べて死亡率が高く，とくに内科疾患で死亡率が高い」[10].

アメリカ西部の外傷センターのデータ(N＝8,151)では，2002〜2006年の外傷患者を年度早期(7〜8月)と年度末期(5〜6月)で比べると，多変量解析で年度早期の合併症のリスク比は1.9[1.1-3.2]，死亡のリスク比は1.1[0.8-1.5]であり，結論は「教育病院の外傷センターでは年度早期に受診するとミスによる合併症が多いが，死亡は多くない」[11].

アメリカ東部の外傷センターのデータ(N＝12,525)では，2001〜2006年の鈍的外傷患者を調べると，7月の死亡がほかの時期に比べて多いということはなく，結論は「指導医が監督す

る教育病院の外傷センターは7月現象が見られない」[12].

アメリカの入院患者登録（N=52,879）では，2001～2008年のくも膜下出血患者を調べると，後遺症と死亡はとくに多い月がなく，教育病院は非教育病院に比べて各月で16～24%低く，後遺症のリスク比は0.88[0.82-0.96]，死亡のリスク比は0.89[0.82-0.97]であり，結論は「くも膜下出血に7月現象はなく，後遺症や死亡は教育病院のほうが少ない」[13].

アメリカの入院患者登録（N=76,217）では，2002～2008年の心筋梗塞患者を調べると，リスクが低い患者の死亡は5月と7月で差がないが，リスクが高い患者の教育病院での死亡は5月と7月で差があり（18.8%と22.7%），7月の死亡のリスク比は1.30[1.06-1.55]であり，結論は「リスクが高い心筋梗塞患者の死亡は教育病院では5月が低く，7月現象が見られる」[14].

### ▶異動時期のメタ分析

PubMedやThe Cochrane Libraryで収集した39の研究（1989～2010年7月）を分析すると，異動時期に頻度が高かったのは，死亡が27の研究のうち6つ（22%），合併症が23の研究のうち4つ（17%），低効率が19の研究のうち7つ（37%），医療ミスが6の研究のうち3つ（50%）であり，質の高い研究に限ると，死亡が11の研究のうち5つ（45%），合併症が5つの研究のうち1つ（20%），低効率が7つの研究のうち4つ（57%）であり（医療ミスは質の高い研究がない），結論は「**異動時期は死亡が多く効率が低いが，合併症との関連は不明である**」[15].

### 補足事項

アメリカの死亡診断書の分析（N=244,388）では，1979～2006年の処方ミスによる死亡は7月が最も多く，7月の処方ミスによる死亡のリスク比は1.06[1.02-1.10]，教育病院がある地域では1.10[1.06-1.14]，教育病院がない地域では1.03[1.00-1.07]であり，結論は「**投薬ミスによる死亡は7月現象が見られ，新人研修医の診療参加と関連がある**」（図Ⅰ-4）[16].

オーストラリアの大学病院の研究（N=19,560）では，1995～2000年の研修医の麻酔による有害事象（低血圧・高血圧・動脈ライン失

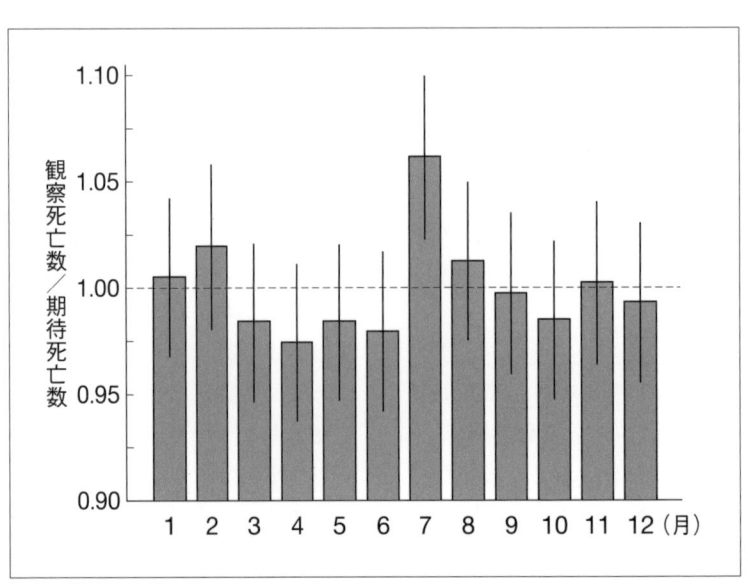

図Ⅰ-4　投薬ミスによる死亡
投薬ミスによる死亡は7月に多い．
（文献16をもとに作成）

表 I-3 研修医の麻酔有害事象

| 年次 | リスク比 |
|---|---|
| 研修医 | 1.28 [1.15-1.43] |
| 1 年次 | 1.21 [1.04-1.42] |
| 2 年次 | 1.50 [0.86-2.59] |
| 3 年次 | 1.18 [0.55-2.51] |
| 4 年次 | 1.16 [0.88-1.53] |
| 5 年次 | 1.65 [1.31-2.07] |

残りの月に比べた年度初めのリスク比.

敗・気道合併症・不適切な挿管）は年度初め1か月が多く，年度初めの麻酔有害事象のリスク比は1.28[1.15-1.43]であり，1年次研修医が1.21[1.04-1.42]，5年次研修医が1.65[1.31-2.07]であり，結論は「研修医は臨床経験年数と関係なく年度初めに麻酔の有害事象を起こしやすい」（表 I-3，図 I-5）[17].

休日や夜間の発症は死亡率が高く，脳梗塞に関する21の研究のメタ分析（N = 1,421,914）では，時間外受診による死亡のリスク比は1.11[1.05-1.16]，脳卒中センター以外の病院は1.14[1.08-1.20]，アジアの病院は1.28[1.09-1.51]であり[18]，心筋梗塞に関する48の研究のメタ分析（N = 1,896,859）では，時間外受診による死亡のリスク比は1.06[1.04-1.09]，夜間は1.88[0.93-3.80]，アジアの病院は1.25[1.15-1.36]である[19].

### 筆者の意見

新年度や異動の時期に投薬や処置のミスが多く，術後合併症や手術死亡が多いとすれば，新しい医師の知識や技術の未熟さ，既存の医療スタッフとのコミュニケーション不足，睡眠不足や体調不良，精神的なストレスや緊張などが原因かもしれない．1日も早く病院のシステムに慣れ，スタッフと仲よくなることが大切であり，「笑顔・対話・ふれあい」を心がけたい．

若いころの異動は成長の糧であり，ちがった病院で働いていろいろな医師に学ぶのがよい．新しい職場では「郷に入らば郷に従え」であり，その病院のやり方やシステムに従う（「前の病院

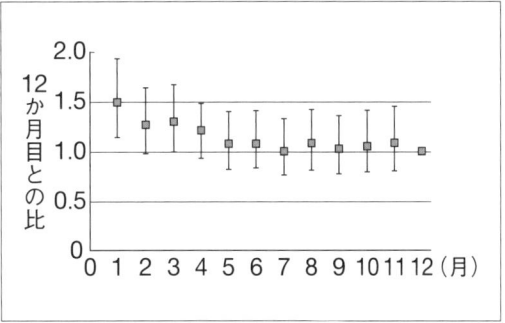

図 I-5 研修医が行った麻酔の有害イベント
研修医が行った麻酔の有害イベントは年度初めに多い．
（文献17をもとに作成）

では○○だったのに」は禁句）．ミスを防ぐには「準備・注意・確認」が重要である．処置や手技に慣れると慢心や油断でミスを犯すので，「準備・注意・確認」は生涯の教訓である．

### A 疑問の解決

「年度初めは死亡率が高いか」という問いには，「メタ分析によると，質の高い研究では半数は年度初めの死亡率が高い」と答えられ，「年度初めは術後合併症や処方ミスが多いという研究がある」とも答えられるが，「異動時期の若い医師や指導医は注意したほうがよい」と答えてもよい．

### ◯文献

1) Englesbe MJ (USA). Seasonal variation in surgical outcomes as measured by the American College of Surgeons-National Surgical Quality Improvement Program (ACS-NSQIP). Ann Surg 2007 ; 246 : 456-65.
2) Englesbe MJ (USA). Mortality in medicare patients undergoing surgery in July in teaching hospitals. Ann Surg 2009 ; 249 : 871-6.
3) Ehlert BA (USA). Examining the myth of the "July phenomenon" in surgical patients. Surgery 2011 ; 150 : 332-8.
4) Harring TR (USA). Liver transplant fellowship and resident training is not a part of the "July effect". J Surg Res 2013 ; 182 : 1-5.

5) Ravi P(Canada). Is there any evidence of a "July effect" in patients undergoing major cancer surgery? Can J Surg 2014；57：82-8.
6) Iversen LH(Denmark). Seasonal variation in short-term mortality after surgery for colorectal cancer? Colorectal Dis 2010；12：e31-6.
7) Shuhaiber JH(USA). Impact of cardiothoracic resident turnover on mortality after cardiac surgery：a dynamic human factor. Ann Thorac Surg 2008；86：123-31.
8) Bakaeen FG(USA). The July effect：impact of the beginning of the academic cycle on cardiac surgical outcomes in a cohort of 70,616 patients. Ann Thorac Surg 2009；88：70-5.
9) LaPar DJ(USA). Academic season does not influence cardiac surgical outcomes at US academic medical centers. J Am Coll Surg 2011；212：1000-7.
10) Jen MH(UK). Early in-hospital mortality following trainee doctors' first day at week. PLoS One 2009；4：e7103.
11) Inaba K(USA). Complications and death at the start of the new academic year：is there a July phenomenon? J Trauma 2010；68：19-22.
12) Schroeppel TJ(USA). The "July phenomenon"：is trauma the exception? J Am Coll Surg 2009；209：378-84.
13) McDonald RJ(USA). Impact of admission month and hospital teaching status on outcomes in subarachnoid hemorrhage：evidence against July effect. J Neurosurg 2012；116：157-63.
14) Jena AB(USA). Mortality among high-risk patients with acute myocardial infarction admitted to U.S. teaching-intensive hospitals in July：a retrospective observational study. Circulation 2013；128：2754-63.
15) Young JQ(USA). "July effect"：impact of the academic year-end changeover on patient outcome. A systematic review. Ann Intern Med 2011；155：309-15.
16) Phillips DP(USA). A July spike in fatal medication errors：a possible effect of new medical residents. J Gen Intern Med 2010；25：774-9.
17) Haller G(Australia). Rate of undesirable events at beginning of academic year：retrospective cohort study. BMJ 2009；339：b3974.
18) Sorita A(USA). Off-hour presentation and outcomes in patients with acute ischemic stroke：a systematic review and meta-analysis. Eur J Intern Med 2014；25：394-400.
19) Sorita A(USA). Off-hour presentation and outcomes in patients with acute myocardial infarction：systematic review and meta-analysis. BMJ 2014；348：f 7393.

### 3つのポイント — 医師に大切な心がけ

①笑顔　②対話　③ふれあい

患者やスタッフに笑顔を見せるだけで，病棟の雰囲気が明るくなります．言葉を交わしてコミュニケーションをとることで，互いの信頼関係が生まれます．痛いところにそっと触れ，手を当ててあげましょう．笑顔を隠すマスクや温かみが伝わらない手袋ははずしましょう．

### イグ・ノーベル賞

「ダッチワイフを介した淋病の伝染」という警告的な医学報告（1996年，公衆衛生賞）
Kleist E(Greenland). Transmission of gonorrhea through an inflatable doll. Genitourin Med 1993；69：322.

番外編

## 社会経済状態

### 所得は予後に影響するか

　他者を認識することは，自分を理解することにも通じます．当事者を思いやり，社会の構成員として社会問題を共有する意味はきわめて大きいのです．共に支え合い助け合う社会に向けてキー概念となるのは「他者感覚」です．一人ひとりが直接的・間接的に社会の不平等問題にかかわるためには，他者感覚という社会的想像力を研ぎ澄ますしかありません．

白波瀬佐和子　『生き方の不平等』　岩波新書

### Q 素朴な疑問

　海外の論文タイトルを見ると「socioeconomic status」という言葉があり，社会経済格差が大きいアメリカやヨーロッパでは，学歴・所得・職業が病気の転帰や治療成績に影響するかどうかを調べた研究がある．外科の診療やがん治療において，患者の社会経済状態は治療経過に影響するのだろうか．学歴や所得で手術死亡率やがんの予後に差があるのだろうか．

### 基本事項

　日本は1990年代にバブル崩壊や金融機関の破綻が生じ，2000年代に企業は正社員を削減して非正規社員を雇用するようになった(2013年は非正規社員比率38％)．大学を卒業しても就職できない若者(2011年は36％)，学校や仕事に行かないニート，安定した職につけないフリーター，働いても貧しいワーキングプアが生まれ，富裕層と貧困層が区別される格差社会となった．

　日本の医療は国民皆保険制度に支えられている．国民はすべて公的保険に加入しており，希望する医療機関を自由に受診できる．70歳未満の医療費負担は3割であり，低所得者は一定の金額を超えると払い戻しがある(高額療養費制度)．医師は病気の重症度と緊急度を見て診療すればよく，患者の所得や肩書を考慮する必要はない(病人を見ずに病気を見よ)．

### 医学的証拠

#### ● 社会経済状態と手術死亡

　PubMedで「socioeconomic operation mortality」と検索すると，1,383の論文がリストアップされる(2014年11月11日現在，以下同)．その中から最近の主な論文を紹介する．

　がんの手術死亡率は社会経済状態と関連があり，アメリカのメディケア・ファイルの解析(N＝596,222)では，社会経済状態(5等分)が低い患者は手術死亡率が高く(1.32倍)[1]，イギリス国民保健サービスの解析(N＝160,920)では，貧困指数(5等分)が高い患者は手術死亡率が高く(1.32倍)[2]，北部イングランド大腸がん登録の解析(N＝8,159)でも，貧困指数(5等分)が高い患者は手術死亡率が高い(1.39倍)[3]．

　循環器や消化器の手術死亡率は社会経済状態と関連があり，アメリカ入院登録の解析(N＝

1,059,003)では，社会経済状態(4段階)が低い患者は，冠動脈バイパス・心臓弁置換・腹部大動脈瘤修復・肺切除・食道切除・胃切除・大腸切除・膵切除の手術死亡率が高く[4]，別の入院登録の解析(N=129,207)では，所得(4段階)が低い患者は肺がんの手術死亡率が高く[5]．メディケアがん患者の解析(N=596,222)では，社会経済状態(5段階)が低い患者は，肺切除(1.27倍)や膵切除(1.45倍)で術後合併症を生じたときの死亡率が高い[6]．

大腸がんの手術は社会経済状態と関連があり，スウェーデンがん登録の解析(N=12,293)では，学歴(3段階)が低い結腸がん患者は救急受診が多く(1.22倍)，所得(4等分)が低い結腸がん患者も救急受診が多いが(1.34倍)[7]，スコットランド西部大腸がん登録の解析(N=8,159)では，貧困指数(5段階)が高い患者は，緊急手術(1.20倍)・非治癒手術(1.38倍)・手術死亡(2.26倍)が多く[8]，オランダ南東部がん登録の解析(N=6,736)では，社会経済状態(3段階)が高い結腸がん患者は，腹腔鏡手術が多く(1.39倍)，開腹移行(0.53倍)・吻合不全/膿瘍(0.70倍)が少なく[9]，アメリカのカルテ調査(N=748)では，社会経済状態(4等分)が低い直腸がん患者は直腸切断(ストーマ)が多い(1.44倍)[10]．

## ▶ 社会経済状態とがん死亡

PubMedで「socioeconomic cancer mortality」と検索すると，3,478の論文がリストアップされる．その中から最近の主な論文を紹介する．

**がん患者の死亡率は社会経済状態と関連があり**，カナダがん登録の解析(N=44,802)では，社会経済状態(5等分)が低い患者は，結腸がん死亡(1.36倍)と乳がん死亡(1.47倍)が多く[11]，アメリカがん登録の解析(N=13,598)では，学歴(2段階)と所得(2段階)が低い患者は，大腸がん死亡(1.10倍)・前立腺がん死亡(1.33倍)・乳がん死亡(1.59倍)が多く[12]，ウィスコンシンがん登録の解析(N=5,820)では，学歴(3段階)が低い患者は乳がん死亡が多く(1.39倍)，所得(3段階)が低い患者も乳がん死亡が多い(1.46倍)[13]．

アメリカ保険医療統計の解析(N=20,577,377)では，社会経済状態(5等分)が低い患者は，がん死亡(1.09倍)・大腸がん死亡(1.12倍)・肺がん死亡(1.22倍)が多く[14]，がんデータベースの解析(N=64,304)では，高齢者保険(1.86倍)・低所得者保険(1.64倍)・無保険(1.78倍)の患者は，私費保険の患者に比べて大腸がん死亡が多く[15]，アメリカ国勢調査の解析(N=119,376,196)では，学歴(2段階)が低い患者のがん死亡は，白人男性(2.24倍)・白人女性(1.76倍)・黒人男性(2.38倍)・黒人女性(1.43倍)で異なる[16]．

アメリカ入院登録の解析(N=1,073,195)では，黒人は白人に比べて外傷死が多く，とくに16〜64歳の黒人で多いが(1.35倍)[17]，アメリカがん登録の解析(N=2,713,474)では，黒人は白人に比べてがん死亡が多く(1.28倍)，とくに前立腺がん(1.38倍)と乳がん(1.53倍)で多い[18]．カリフォルニア州がん登録の解析(N=33,146)では，ヒスパニックで居住区の社会経済状態(5等分)が低い人は大腸がん死亡が多く(1.15倍)，とくにアメリカ生まれの人で大腸がん死亡が多い(1.20倍)[19]．

## ▶ 社会経済状態と死亡

PubMedで「socioeconomic mortality」と検索して「core clinical journals」で絞ると，2,466の論文がリストアップされる．その中から最近の主な論文を紹介する．

**国民の死亡率は社会経済状態と関連があり**，アメリカの国勢調査(1984〜1997年)の解析では，Nam-Powersスコア(最高は医師)が低い患者は死亡が多く(男2.02倍/女1.29倍)，とくに心臓病死亡(1.88倍/1.84倍)・脳卒中死亡(2.25倍/1.53倍)・慢性肺疾患死亡(3.59倍/2.09倍)・肺がん死亡(2.15倍/1.31倍)・大腸がん死

亡(1.21倍/0.91倍)が多い[20]．

ヨーロッパ22か国の国勢調査(1990〜2003年)の解析では，社会経済状態が死亡に及ぼす影響は国によって差があり，イタリアやスペインは影響が小さいが，ハンガリー・チェコ・ポーランドは影響が大きい[21]．イングランド健康調査の解析(N＝66,518)では，精神的苦痛が死亡に及ぼす影響は社会経済状態によって異なる(高いと1.22倍，中間で1.33倍，低いと1.36倍)[22]．

アジア10か国のコホート研究の解析(N＝370,023)では，学歴(2段階)が低い患者は死亡が多く(1.40倍)，心臓病/脳卒中死亡(1.66倍)とがん死亡(1.16倍)が多く，所得(3段階)が最も低い患者はがん死亡が多い(1.35倍)[23]．日本の国勢調査(1980〜2005年)の解析では，30〜59歳の男性の死亡率は徐々に低下しているが，**管理職と技術職(医師や教師)の死亡率は2000年に上昇し(がんと自殺が増加)，ほかの職種の死亡率より高い(逆健康格差)**[24]．

### ▶ 社会経済状態と病気

脳卒中と心筋梗塞は社会経済状態と関連があり，17の研究のメタ分析では，社会経済状態が低い人は脳卒中が多く(1.67倍)[25]，70の研究のメタ分析では，学歴・職業・所得が低い人は，心筋梗塞が多い(1.34倍・1.35倍・1.71倍)[26]．デンマークの脳卒中の登録(N＝56,581)では，所得(5等分)が高い人は死亡率が低く(0.70倍)，教育(3段階)が低い人は死亡率が高い(1.15倍)[27]．アメリカの脳卒中の研究(N＝3,843)では，居住区の社会経済状態(4等分)が低い人は1年死亡率が高く(1.77倍)[28]，心筋梗塞の研究(N＝9,116)では，居住区の所得(3段階)が低い人は，28日死亡率(2.07倍)と1年死亡率(2.82倍)が高い[29]．

胃がんや肺がんは社会経済状態と関連があり，36の研究のメタ分析では，学歴・職業・所得が低い人は胃がんが多く(2.97倍・4.33倍・1.25倍)[30]，64の研究のメタ分析では，学歴・職業・所得が低い人は肺がんも多く(1.61倍・1.48倍・1.37倍)[31]，57の研究のメタ分析では，社会経済状態が低い人は子宮頸がんが多く(1.97倍)[32]．アメリカがん登録の解析(N＝106,641)では，学歴と所得が低い人は原発不明がんが多い[33]．

### 補足事項

アメリカの入院患者の解析(N＝267,621)では，社会経済状態(4等分)が低い人は交通事故の死亡率が高く(1.13倍)[34]，小児患者の解析(N＝1,053,101)では，社会経済状態(4等分)が低い小児は，新生児・心臓病・胃腸病・神経疾患の死亡率が高く[35]，世界の研究のメタ分析では，貧困指数が高い小児はマラリアの感染率が高い(2.06倍)[36]．

ファストフード店がある地区は脳梗塞が多く(1.13倍)[37]，ファストフードを頻繁に食べる人は糖尿病と冠動脈疾患の死亡が多く(1.27倍と1.56倍)[38]，交替勤務の人は脳梗塞と心筋梗塞が多く(1.05倍と1.23倍)[39]，シェル石油の早期退職者は死亡率が高い(65歳まで1.89倍，65歳以降1.37倍)[40]．

イギリスの調査(N＝20,526)では，医師は心臓病と肺疾患の死亡が少ないが，男性は薬物死，女性は自殺が多く[41]，デンマークの調査(N＝21,943)では，医師は心臓病と肺疾患の死亡が少ないが，男女とも自殺が多い(1.64倍と1.68倍)[42]．アメリカの調査(N＝40,242)では，麻酔科の医師は自殺と薬物死が多いが(1.45倍と2.79倍)[43]，台湾の調査(N＝37,545)では，外科と麻酔科の医師は死亡率が高い(1.23倍と1.97倍)[44]．

### 筆者の意見

格差が大きいアメリカや途上国では(図Ⅰ-6，Ⅰ-7)，社会経済状態と病気や死亡は関連があり，低学歴や低所得が手術死亡率やがん

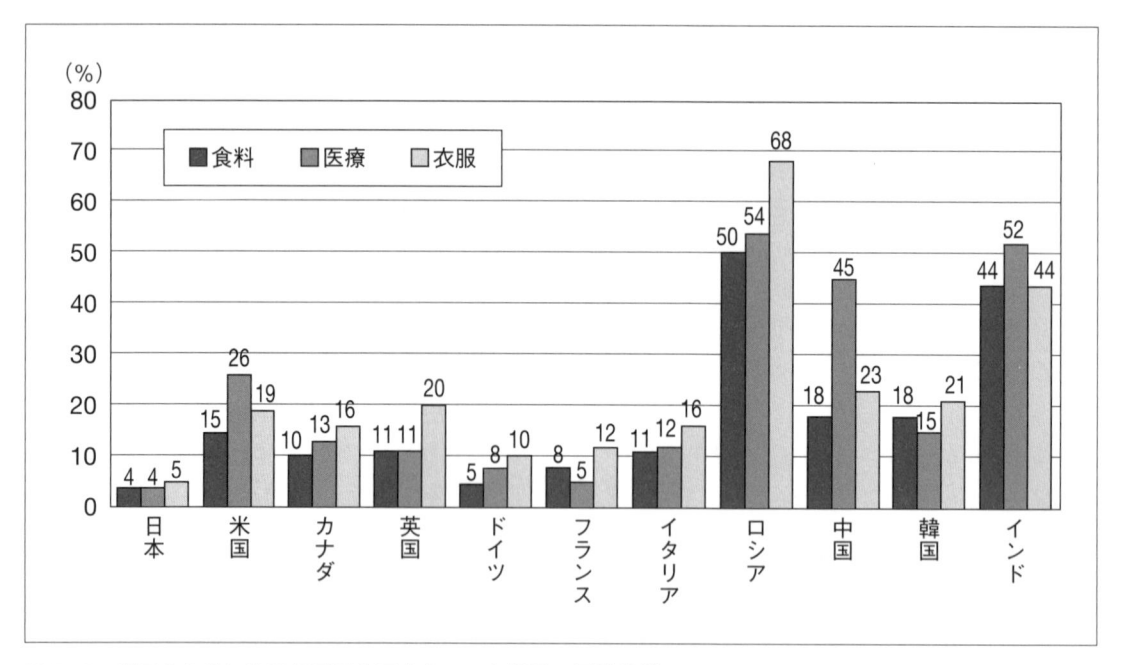

**図 I-6 貧困のために生活必需品を買えなかった経験の国際比較**
過去 1 年に十分なお金がないために生活必需品を買えなかったことがあったかどうか，という質問に対して，買えなかったことがあったと回答した人の割合．

(社会実情データ目録 http://www2.ttcn.ne.jp/honkawa/ をもとに作成)

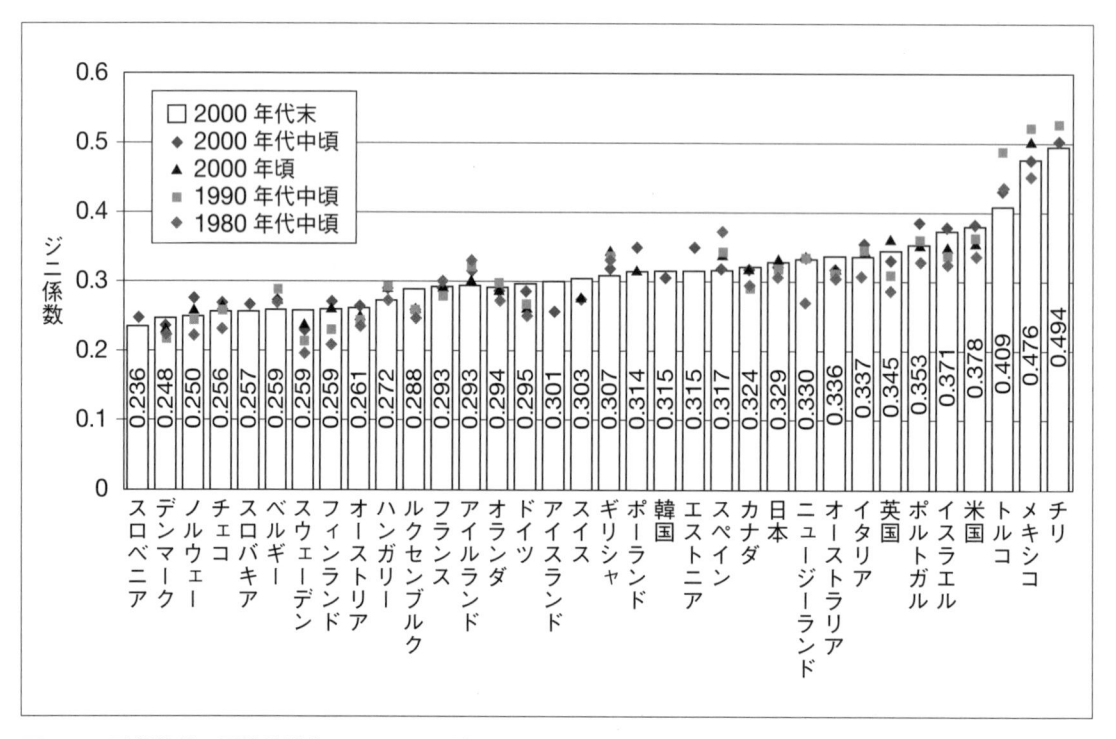

**図 I-7 所得格差の国際比較（OECD 34 か国）**
世帯員数で調整された世帯可処分所得（年金収入などの社会保障給付を含み税・社会保険料を含まない）のジニ係数．国の並びは 2000 年代末のジニ係数（数値表示）の低い順．ジニ係数は 0 が完全平等，1 が完全不平等を表す格差指数．2000 年代末は 2008 年．ただし，日本は 2006 年，デンマーク，ハンガリー，トルコは 2007 年，チリは 2009 年．

(社会実情データ目録 http://www2.ttcn.ne.jp/honkawa/ をもとに作成)

の転帰に影響する．高学歴かつ高所得の医師は社会経済状態が最も高く，欧米の医師は死亡率が低いが，日本には学歴・所得・職業からみた死亡率の調査はなく，社会経済状態や格差社会が病気や死亡に影響するかどうかは不明である．

欧米の医師は自殺の頻度が高く，外科医は内科医に比べて死亡率が高いが，日本の中高年男性は管理職と技術職に自殺とがん死亡が目立つ．「医師は寿命が短い」「外科医は短命」と言われるが，若い医師や働き盛りの医師が死ぬのはつらい．犠牲的精神はほどほどにして，「患者さんに優しく，自分の健康に気をつけ，気軽にだれかに相談する」を心がけよう．

## A 疑問の解決

「学歴や所得で予後に差があるか」という問いには，「社会経済状態が低い患者は手術死亡やがん死亡が多い」と答えられ，「社会経済状態が低い人は脳卒中・心筋梗塞・胃がん・肺がんが多い」とも答えられるが，「医師は学歴や所得が高いが，欧米の医師は自殺が多く，日本の管理職や技術職は自殺とがん死亡が多い」と答えてもよい．

### ○文献

1) Reames BN(USA). Socioeconomic disparities in mortality after cancer surgery：failure to rescue. JAMA 2014；149：475-81.
2) Morris EJ(UK). Thirty-day postoperative mortality after colorectal cancer surgery in England. Gut 2011；60：806-13.
3) Bharathan B(UK). Impact of deprivation on short- and long-term outcomes after colorectal cancer surgery. Br J Surg 2011；98：854-65.
4) Bennett KM(USA). Patient socioeconomic status is an independent predictor of postoperative mortality. Ann Surg 2010；252：552-7.
5) LaPar DJ(USA). Gender, race, and socioeconomic status affects outcomes after lung cancer resections in the United States. Ann Thorac Surg 2011；92：434-9.
6) Reames BN(USA). Socioeconomic disparities in mortality after cancer surgery：failure to rescue. JAMA Surg 2014；149：475-81.
7) Gunnarsson H(Sweden). Emergency presentation and socioeconomic status in colon cancer. Eur J Surg Oncol 2013；39：831-6.
8) Oliphant R(UK). Deprivation and colorectal cancer surgery：long-term survival inequalities are due to differential postoperative mortality between socioeconomic groups. Ann Surg Oncol 2013；20：2132-9.
9) Dik VK(UK). Association between socioeconomic status, surgical treatment and mortality in patients with colorectal cancer. Br J Surg 2014；101：1173-82.
10) Nitzkorski JR(USA). Association of race and socioeconomic status and outcomes of patients with rectal cancer. Ann Surg Oncol 2013；20：1142-7.
11) **Booth CM(Canada). The impact of socioeconomic status on stage of cancer at diagnosis and survival：a population-based study in Ontario, Canada. Cancer 2010；116：4160-7.**
12) Byers TE(USA). The impact of socioeconomic status on survival after cancer in the United States：findings from the National Program of Cancer Registries Patterns of Care Study. Cancer 2008；113：582-91.
13) Sprague BL(USA). Socioeconomic status and survival after invasive breast cancer diagnosis. Cancer 2011；117：1542-51.
14) Krieger N(USA). Shrinking, widening, reversing, and stagnating in US socioeconomic inequities in cancer mortality for the total, black, and white populations：1960-2006. Cancer Causes Control 2012；23：297-319.
15) Robbins AS(USA). Insurance status, comorbidity level, and survival among colorectal cancer patients age 18 to 64 years in the National Cancer Data Base from 2003 to 2005. J Clin Oncol 2009；27：3627-33.
16) Albano JD(USA). Cancer mortality in the United States by education level and race. J Natl Cancer Inst 2007；99：1384-94.
17) Hicks CW(USA). Association between race and age in survival after trauma. JAMA Surg 2014；149：642-7.
18) Aizer AA(USA). Lack of reduction in racial disparities in cancer-specific mortality over a 20-year period. Cancer 2014；120：1532-9.
19) Tao L(USA). Colorectal cancer mortality among Hispanics in California：differences by neighborhood socioeconomic status and nativity. Cancer 2014；120：3510-8.
20) **Steenland K(USA). All-cause and cause-specific mortality by socioeconomic status among em-**

ployed persons in 27 US states, 1984-1997. Am J Public Health 2004 ; 94 : 1037-42.
21) Mackenbach JP(Netherlands). Socioeconomic inequalities in health in 22 European countries. N Engl J Med 2008 ; 358 : 2468-81.
22) Lazzarino AI(UK). The combined association of psychological distress and socioeconomic status with all-cause mortality : a national cohort study. JAMA Intern Med 2013 ; 173 : 22-7.
23) Vathesatogkit P(Australia). Socioeconomic disadvantage and disease-specific mortality in Asia : systematic review with meta-analysis of population-based cohort studies. J Epidemiol Community Health 2014 ; 68 : 375-83.
24) **Wada K(Japan). Trends in cause specific mortality across occupations in Japanese men of working age during period of economic stagnation, 1980-2005 : retrospective cohort study. BMJ 2012 ; 344 : e1191.**
25) Kerr GD(UK). Do vascular risk factors explain the association between socioeconomic status and stroke incidence? A meta-analysis. Cerebravasc Dis 2011 ; 31 : 57-63.
26) Manrique-Garcia E(Sweden). Socioeconomic position and incidence of acute myocardial infarction : a meta-analysis. J Epidemiol Community Health 2011 ; 65 : 301-9.
27) Andersen KK(Denmark). Socioeconomic position and survival after stroke in Denmark 2003 to 2012 : nationwide hospital-based study. Stroke 2014 ; 45 : 3556-60.
28) Brown AF(USA). Neighborhood socioeconomic disadvantage and mortality after stroke. Neurology 2013 ; 80 : 520-7.
29) Foraker RE(USA). Neighborhood socioeconomic disparities and 1-year case fatality after incident myocardial infarction : the Atherosclerosis Risk in Communities(ARIC)community surveillance (1992-2002). Am Heart J 2013 ; 165 : 102-7.
30) Uthman OA(UK). Socioeconomic position and incidence of gastric cancer : a systematic review and meta-analysis. J Epidemiol Community Health 2013 ; 67 : 854-60.
31) Sidorchuk A(Sweden). Socioeconomic differences in lung cancer incidence : a systematic review and meta-analysis. Cancer Causes Control 2009 ; 20 : 459-71.
32) Parikh S(France). Meta-analysis of social inequality and the risk of cervical cancer. Int J Cancer 2003 ; 105 : 687-91.
33) Urban D(Australia). Cancer of unknown primary : a population-based analysis of temporal change and socioeconomic deisparities. Br J Cancer 2013 ; 109 : 1318-24.
34) Ali MT(USA). Socioeconomic disparity in inpatient mortality after traumatic injury in adults. Surgery 2013 ; 154 : 461-7.
35) Colvin JD(USA). Socioeconomic status and in-hospital pediatric mortality. Pediatrics 2013 ; 131 : e182-90.
36) Tusting LS(UK). Socioeconomic development as an intervention against malaria : a systematic review and meta-analysis. Lancet 2013 ; 382 : 963-72.
37) Morgenstern LB(USA). Fast food and neighborhood stroke risk. Ann Neurol 2009 ; 66 : 165-70.
38) Odegaard AO(Singapore). Western-style fast food intake and cardiometabolic risk in an Eastern country. Circulation 2012 ; 126 : 182-8.
39) Vyas MV(Canada). Shift work and vascular events : systematic review and meta-analysis. BMJ 2012 ; 345 : e4800.
40) Tsai SP(USA). Age at retirement and long term survival of an industrial population : prospective cohort study. BMJ 2005 ; 331 : 995.
41) Carpenter LM(UK). Mortality of doctors in different specialties : findings from a cohort of 20000 NHS hospital consultants. Occup Environ Med 1997 ; 54 : 388-95.
42) Juel K(Denmark). Mortality and causes of death among Danish medical doctors 1973-1992. Int J Epidemiol 1999 ; 28 : 456-60.
43) Shang TF(Taiwan). Disparities in mortality among doctors in Taiwan : a 17-year follow-up study of 37545 doctors. BMJ Open 2012 ; 2 : e000382.
44) Alexander BH(USA). Cause-specific mortality risks of anesthesiologists. Anesthesiology 2000 ; 93 : 922-30.

## 3つのポイント ― 医師としての心がまえ

①患者に優しく　②健康に注意　③気軽に相談

患者に厳しい医師は嫌われます．責めたり怒ったりする医師は人間としても失格でしょう．患者を診る医師は心身ともに健康でないといけません．気分転換やリフレッシュが大切です．困ったときや悩んだときは，決して一人で抱え込まず，気軽にだれかに相談しましょう．

## イグ・ノーベル賞

円盤投げは目が回りハンマー投げは目が回らない理由を解明（2011年，物理学賞）
Perrin P(France). Dizziness in discus throwers is related to motion sickness generated while spinning. Acta Otolaryngol 2000；120：390-5.

# II

# 手術患者

1. 喫煙患者の手術 ― 禁煙で術後合併症が減るか
2. 大腸手術の前処置 ― 術前の腸管洗浄は必要か
3. 閉塞性黄疸の患者 ― 術前の減黄処置は必要か
4. 閉塞性大腸がん ― 腸閉塞にステントは有用か
5. 予防的ドレーン ― 手術でドレーンは必要か

番外編　治療成績の性差 ― 男と女で経過がちがうか

# 1 喫煙患者の手術
## 禁煙で術後合併症が減るか

> なぜたばこがこんなに目の仇にされているかといえば，たばこの立場が相対的に弱いから．「浄化」という言葉をイメージするけど，エリート層や富裕層や高学歴者など恵まれた立場にある人間が，自分たちの気に食わない価値観を徹底的に弾圧したいという欲望が今すごく高まっている．自分たちの気に入らない連中を権力で取り締まれというベクトルがある．（斎藤貴男）
>
> 小谷野敦ほか 『禁煙ファシズムと戦う』 ベスト新書

### Q 素朴な疑問

喫煙は心臓病・脳卒中・慢性閉塞性肺疾患（COPD）の危険因子であり，喫煙者の手術は死亡率が高い．喫煙者は易感染性で創傷治癒がわるく，喫煙者が多い肺がんや食道がんの手術は肺炎や吻合不全の頻度が高い．外科医は喫煙者に術前の禁煙を厳しく指示するが，禁煙で術後合併症が減るのだろうか．1か月以上の禁煙で肺切除や食道切除の肺合併症が減るのだろうか．

### 基本事項

喫煙は心臓病・脳卒中・COPDと関連があり，世界で年間600万人が喫煙で死亡している（WHO報告書，2013年）．禁煙運動はナチスが有名であるが，日本では健康増進法（2002年）やたばこ規制条約（2003年）によって強力に推進され，日本人男性の喫煙率は1966年の84%から2012年の32%まで減少し（女性は10%，欧米の男性は15～25%，韓国の男性は41%，中国の男性は53%），たばこの販売本数と消費本数も減少している（図Ⅱ-1）．

AとBに関連があっても，AがBの原因とは限らない（相関関係≠因果関係）．AがBの原因であっても，Aの増減がBの増減につながるとは限らない（Bの原因はAだけではない）．従って，AとBに関連があるからといって，AをB加えればBが増える，AをB除けばBが減る，とはいえない．相関関係を因果関係と解釈して結果を変えようと期待しても失敗することが多い．

### 医学的証拠

#### ▶ 術前禁煙の観察研究

アメリカの冠動脈バイパスの臨床研究（N＝500）では，喫煙・禁煙2週以下・2～4週・4～8週・8週以上・非喫煙に分けると，肺合併症は48%・56%・62%・46%・16%・12%であり，結論は「肺合併症を減らすには2か月以上禁煙させるべきである」[1]．

アメリカの冠動脈バイパスの臨床研究（N＝200）では，禁煙2か月以下と2か月以上の肺合併症は57%と15%で差があり，禁煙6か月以上と非喫煙の肺合併症は11%と12%で差がなく，結論は「肺合併症を減らすには2か月以上禁煙させるべきである」[2]．

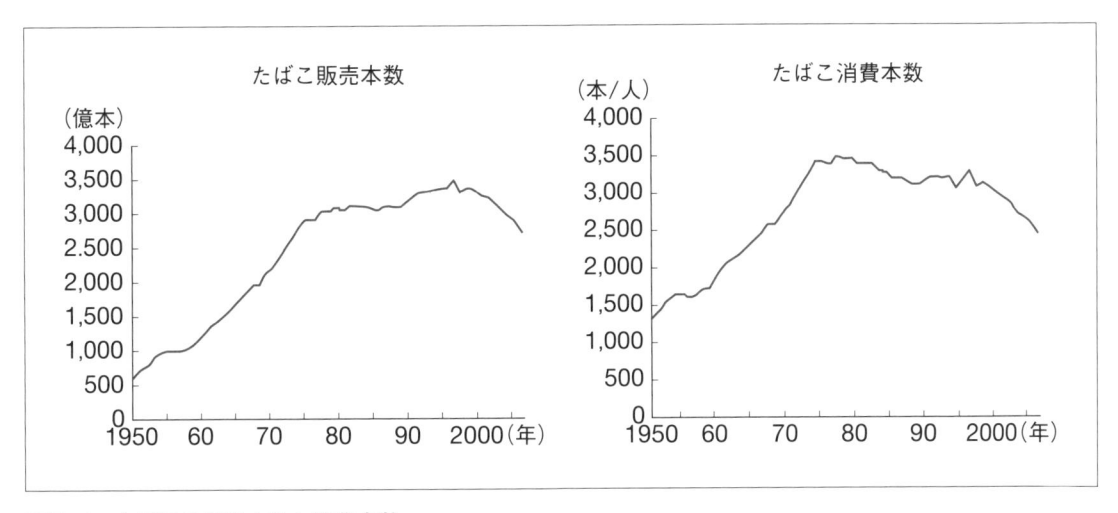

図Ⅱ-1　たばこの販売本数と消費本数
（厚生労働省の最新たばこ情報 http://www.health-net.or.jp/tobacco/product/pd070000.html をもとに作成）

アメリカの非心臓手術の臨床研究（N＝410）では，非喫煙に比べた肺合併症の頻度は，喫煙が5.5倍，禁煙が7.1倍と高く，禁煙2〜4週が4.0倍，1〜2週が4.7倍，1週以下が10.6倍であり，結論は「1か月以下の禁煙は肺合併症が減らない」[3]．

### ▶ 術前禁煙の介入研究

デンマークの股膝関節手術の臨床試験（N＝120）では，喫煙者を禁煙6〜8週の有無で割りつけると，術後合併症は18％と52％，創合併症は5％と31％，外科的処置は4％と15％（P＝0.07），プロトコール別解析で禁煙・減煙・喫煙の術後合併症は10％・46％・44％，創合併症は0％・27％・26％で差があり，結論は「**6〜8週の禁煙指導で術後合併症が減る**」[4]．

デンマークの大腸手術の臨床試験（N＝60）では，喫煙者を禁煙2〜3週の有無で割りつけると，術後合併症は41％と43％，外科的合併症は33％と27％，吻合不全は15％と13％，創感染は11％と13％，肺炎は11％と13％，腸閉塞は4％と17％で差がなく，結論は「**短期間の禁煙では大腸手術の術後合併症は減らない**」[5]．

スウェーデンの小手術（ヘルニアや腹腔鏡下胆嚢摘出）の臨床試験（N＝117）では，喫煙者を禁煙4週の有無で割りつけると，術後合併症は21％と41％で差があるが，創感染は4％と7％，肺合併症は0％と2％，プロトコール別解析で禁煙3〜4週・1〜2週・喫煙の術後合併症は15％・22％・37％（P＝0.14），創合併症は10％・0％・25％（P＝0.10）で差がなく，結論は「**4週以下でも禁煙で術後合併症が減るかもしれない**」[6]．

### ▶ 術前禁煙のメタ分析

25の臨床研究のメタ分析（N＝21,381）では，喫煙者に比べた肺合併症のリスク比は，禁煙2週以下が1.20［0.96-1.50］，2〜4週が1.14［0.90-1.45］，4〜8週が0.77［0.61-0.96］，8週以上が0.53［0.37-0.76］であり，結論は「4週以上の禁煙で肺合併症が減るが，4週以下の禁煙で肺合併症は減らない」[7]．

2つの臨床試験を含む9つの臨床研究のメタ分析では，禁煙による肺合併症のリスク比は1.18［0.95-1.46］であるが，術後合併症のリスク比は0.78［0.57-1.07］であり，質の高い3つの臨床研究のメタ分析では，禁煙による術後合併症のリスク比は0.57［0.16-2.01］であり，結論は「**手術患者はできるだけ早く禁煙したほうがよい**」[8]．

6つの臨床試験のメタ分析（N＝648）では，禁煙による術後合併症のリスク比は0.59［0.41-0.85］であり，15の観察研究のメタ分析では，4週以上の禁煙による術後合併症のリスク比は0.80［0.67-0.97］であり，結論は「長く禁煙すると術後合併症が減る」[9]。

4つの臨床試験のメタ分析（N＝493）では，短期禁煙による術後合併症のリスク比は0.92［0.72-1.19］であるが，2つの臨床試験のメタ分析（N＝210）では，強力な禁煙指導による術後合併症のリスク比は0.42［0.27-0.65］，創合併症のリスク比は0.31［0.16-0.62］であり，結論は「4～8週の強力な禁煙指導で術後合併症が減るかもしれない」[10]。

### ● 日本の手術の禁煙研究

大阪の肺切除の臨床研究（N＝288）では，喫煙・禁煙2～4週・4週以上・非喫煙の肺合併症は43%・54%・35%・24%であり，結論は「肺切除で術後肺合併症を減らすには4週以上の禁煙が必要である」[11]。

大阪の頸部手術（筋皮弁再建）の臨床研究（N＝188）では，喫煙・禁煙1～3週・3～6週・6週以上の創傷治癒障害は85%・68%・55%・59%であり，結論は「頸部手術は3週以上の禁煙で創治癒障害が減る」[12]。

福島の全身麻酔の臨床研究（N＝1,008）では，喫煙・禁煙2週以下・2週～2か月・2か月以上・非喫煙の術中喀痰多量の頻度は18%・23%・19%・11%・9%であり，結論は「術中喀痰量の減少には2か月以上の禁煙が必要である」[13]。

### ● 肺がん切除の禁煙効果

岡山の肺がん切除の臨床研究（N＝194）では，多変量解析で喫煙は術後合併症の危険因子でなく，現在喫煙と過去喫煙の術後合併症は20%と25%，肺合併症は19%と23%，喫煙40箱/年以上と40箱/年以下の術後合併症は23%と20%，肺合併症は23%と16%で差がなく，結論は「最近では，喫煙歴は術後合併症の危険因子でなく，喫煙量や禁煙も術後合併症の寄与因子でない」[14]。

韓国の肺がん切除の臨床研究（N＝232）では，多変量解析で禁煙期間は肺合併症の危険因子でなく，禁煙2週以下・2週～1か月・1か月以上の肺合併症は30%・14%・17%（P＝0.06），肺炎は5%・3%・3%であり，結論は「**最近では，喫煙が術後合併症に及ぼす影響は減っており，禁煙期間を確保するために肺がんの手術を延期する必要はない**」[15]。

### 補足事項

アメリカ外科学会（ACSNSQIP）のデータ解析（N＝607,558）では，非喫煙に比べた肺イベント（肺炎・予定外挿管・人工呼吸＞48時間）の頻度は，過去喫煙（＞1年）が1.1倍，現在喫煙が1.5倍であり，COPDの有無を加えると，非喫煙/COPD（－）に比べた肺イベントの頻度は，過去喫煙/COPD（－）が1.1倍，現在喫煙/COPD（－）が1.5倍，非喫煙/COPD（＋）が1.5倍，過去喫煙/COPD（＋）が1.8倍，現在喫煙/COPD（＋）が1.9倍である[16]。

アメリカの呼吸器外科医の意見は，「待機手術では術後合併症を減らすのに2か月以上の禁煙に利益があるが，肺がん手術では2か月以上も手術を待たせるのは不利益かもしれず，最適な禁煙指導は不明である」[17]。

イギリスの冠動脈バイパスの単施設研究（N＝6,113）では，喫煙者は禁煙者（≧4週）に比べて肺合併症が多く（1.5倍）[18]，日本の冠動脈バイパスの多施設研究（N＝1,522）では，高度の慢性腎臓病（CKD）の患者は手術死亡が多く（3.3倍），COPDの患者も手術死亡が多いが（3.9倍），喫煙や禁煙の影響は不明である[19]。

日本の呼吸器外科医の意見は，「喫煙で気管支炎や肺気腫がある患者が手術を受ける場合，禁煙期間が不十分であったために合併症が多かったのか，気管支炎や肺気腫のために合併症

が多かったのかを区別して解析するのは容易でなく，初診で禁煙を強く指導し，できるだけ禁煙日数を確保して速やかに肺切除を行うことが勧められる」[20].

## 筆者の意見

喫煙と術後合併症に関連があっても，喫煙者の特徴（例えば，高齢，男性，慢性肺疾患，低栄養，口腔不衛生）の影響かもしれない．禁煙と合併症の減少に関連があっても，禁煙の背景（例えば，軽症の疾患や生活習慣の改善）の影響かもしれない．観察研究で多変量解析を行っても考慮できる交絡因子は限られており，介入研究でないと直接的な関連はわからない．

禁煙しても肺気腫や肺機能障害は残るので，肺炎や呼吸不全はあまり減らない．外科医が知りたいのは，「禁煙によって開胸手術の肺合併症がどれくらい減るか」であるが，残念ながら，開胸手術で禁煙効果を証明した臨床試験はない．長期間禁煙の有無をくじ引きで決める臨床試験や禁煙期間を短期と長期に分ける臨床試験に，肺がん患者や食道がん患者が参加するはずがない．

最近の日本人は他人にきびしく，喫煙や肥満にうるさい（将来は飲酒か）．喫煙者が肺がんになると喫煙が原因と言われ，1か月以上禁煙しないと手術できないと脅される．1日でも早く治療してほしいのに長期の禁煙はストレスである．外科医は禁煙を勧める根拠となった研究を吟味するとともに，禁煙ががん患者に及ぼすわるい影響にも配慮しないといけない．

## A 疑問の解決

「禁煙で術後合併症が減るか」という問いには，「30年前の心臓外科の観察研究で2か月以上の禁煙が推奨された」と答えられ，「ヘルニアや整形外科の臨床試験で4〜8週の禁煙が術後合併症（おもに創合併症）の減少に役立つことがわかった」とも答えられるが，「禁煙で開胸手術の肺合併症が減るという確かな証拠はない」と答えてもよい．

### ●文献

1) Warner MA(USA). Preoperative cessation of smoking and pulmonary complications in coronary artery bypass patients. Anesthesiology 1984；60：380-3.
2) Warner MA(USA). Role of preoperative cessation of smoking and other factors in postoperative pulmonary complications：a blinded prospective study of coronary artery bypass patients. Mayo Clin Proc 1989；64：609-16.
3) Bluman LG(USA). Preoperative smoking habits and postoperative pulmonary complications. Chest 1998；113：883-9.
4) Møller AM(Denmark). Effect of preoperative smoking intervention on postoperative complications：a randomised clinical trial. Lancet 2002；359：114-7.
5) Sørensen LT(Denmark). Short-term pre-operative smoking cessation intervention does not affect postoperative complications in colorectal surgery：a randomized clinical trial. Colorectal Dis 2003；5：347-52.
6) Lindström D(Sweden). Effects of perioperative smoking cessation intervention on postoperative complications：a randomized trial. Ann Surg 2008；248：739-45.
7) Wong J(Canada). Short-term preoperative smoking cessation and postoperative complications：a systematic review and meta-analysis. Can J Anesth 2012；59：268-79.
8) Myers K(UK). Stopping smoking shortly before surgery and postoperative complications：a systematic review and meta-analysis. Arch Intern Med 2011；171：983-9.
9) Mills E(USA). Smoking cessation reduces postoperative complications：a systematic review and meta-analysis. Am J Med 2011；124：144-54.
10) Thomsen T(Denmark). Interventions for preoperative smoking cessation. Cochrane Database Syst Rev 2014；CD002294.
11) Nakagawa M(Japan). Relationship between the duration of the preoperative smoke-free period and the incidence of postoperative pulmonary complications after pulmonary surgery. Chest 2001；120：705-10.
12) Kuri M(Japan). Determination of the duration of preoperative smoking cessation to improve wound healing after head and neck surgery. Anesthesiology

13) Yamashita S (Japan). Effect of smoking on intraoperative sputum and postoperative pulmonary complication in minor surgical patients. Respir Med 2004 ; 98 : 760-6.
14) Shimizu K (Japan). Recent results regarding the clinical impact of smoking history on postoperative complications in lung cancer patients. Interact Cardiovasc Thorac Surg 2008 ; 7 : 1001-6.
15) **Seok Y (Korea). Impact of smoking history on postoperative pulmonary complications : a review of recent lung cancer patients. Ann Thorac Cardiovasc Surg 2014 ; 20 : 123-8.**
16) Musallam KM (USA). Smoking and the risk of mortality and vascular and respiratory events in patients undergoing major surgery. JAMA Surg 2013 ; 148 : 755-62.
17) Murin S (USA). Smoking cessation before lung resection (editorial). Chest 2005 ; 127 : 1873-5.
18) Benedetto U (UK). Smoking cessation before coronary artery bypass grafting improves operative outcomes. J Thorac Cardiovasc Surg 2014 ; 148 : 468-74.
19) Minakata K (Japan). Preoperative chronic kidney disease as a strong predictor of postoperative infection and mortality after coronary bypass artery grafting. Circ J 2014 ; 78 : 2225-31.
20) 千原幸司．原発性肺癌の Knack & Pitfalls：術前管理の Knack & Pitfalls：必須処置一覧．土屋了介監修：専門医のための呼吸器外科の要点と盲点【1】．文光堂，2010．pp 104-6．

---

### 3つのポイント ― 患者の症状を聞くときは

①主訴（黄身）　②随伴症状（白身）　③周辺情報（殻）

腹痛で来院した患者に突然，「海外旅行は？」「最終月経は？」と聞くと患者は戸惑います．問診は「ゆで卵」を思い浮かべて，まずは主訴の腹痛についてじっくり聞き，次に関連する随伴症状を聞き，最後に既往歴・服薬歴・検査歴・手術歴・生活歴を聞きましょう．

---

### イグ・ノーベル賞

足の臭い物質の研究，とくに自分の足が臭いと思っている人の足は臭く，思っていない人の足は臭くないという結論(1992年，医学賞)

Kanda F (Japan). Elucidation of chemical compounds responsible for foot malodour. B J Dermatol 1990 ; 122 : 771-6.

## ② 大腸手術の前処置

### 術前の腸管洗浄は必要か

雑誌がインパクトのある論文を載せようとして、審査やチェックが以前よりも甘くなっているのではないか、という声も研究者の間から聞こえてくる。論文の捏造も増加する傾向にあり、地位や名誉を求めるあまり、つい捏造を犯してしまうケースが多い、との指摘もある。科学者を取り巻く生々しい現実によって、科学の真理がゆがめられようとしているのだ。

村松 秀 『論文捏造』 中公新書クラレ

### Q 素朴な疑問

大腸の手術では、創感染や吻合不全を減らすために、下剤や腸管洗浄液を使って腸内容を完全に排泄させておくのが当然とされてきたが、ときに腸管洗浄液が大腸に残留していて、切除・吻合のときに内容物が腹腔内や骨盤内にこぼれて慌てることがある。前処置が不十分だと感染性合併症が増えるのだろうか。腸管洗浄しないと吻合不全が増えるのだろうか。

### 基本事項

大腸手術の前処置では、機械的腸管前処置 (mechanical bowel preparation) が重要であり、以前は刺激性下剤 (プルゼニド、ラキソベロン) やクエン酸マグネシウム (マグコロール) を利用していたが、現在は大腸検査用に開発された腸管洗浄液 (ゴライテリー、ニフレック) が一般的であり、最近はリン酸ナトリウム錠 (ビジクリア) も使われている。

腸内細菌は100種類・100兆個・総重量1kgであり、バクテロイデス属の *Bacteroides fragilis* を主体とする嫌気性菌が99%を占め、糞便の半分は腸内細菌である。腸内細菌は不消化食物を発酵し、ビタミンB/Kを産生し、有毒微生物の繁殖を防ぐ。善玉のビフィズス菌は乳酸を産生し、悪玉の大腸菌やウェルシュ菌は発がん物質 (ニトロソアミン) を産生する。

### 医学的証拠

#### ▶ 2000年代前半の臨床試験

大腸手術の患者を洗浄と非洗浄に割りつけた臨床試験をみると、フィンランドの臨床試験 (N=267) では、術後合併症は24%と19%、手術部位感染は6%と5%、吻合不全は4%と2%で差がない[1]。イスラエルの臨床試験 (N=380) でも、手術部位感染は10%と9%、創感染は6%と6%、腹腔内膿瘍は1%と1%、吻合不全は4%と2%で差がなく[2]、イスラエルの別の臨床試験 (N=329) では、術後合併症は47%と38%で差がないが、入院期間は8.2日と8.0日で差があり、結論は「待機的な大腸手術では腸管洗浄を行ってもメリットがない」[3]。

#### ▶ 2000年代後半の臨床試験

結腸手術の患者を洗浄と非洗浄に割りつけたオランダの臨床試験 (N=250) では、創感染は

7%と6%，吻合不全は6%と5%，腹壁細菌汚染は48%と37%で差がないが[4]，左側大腸手術の患者を洗浄と非洗浄に割りつけたスイスの臨床試験（N＝153）では，手術部位感染は22%と8%，吻合不全は6%と1%，全身性合併症は24%と11%，入院期間は15日と10日で差があり[5]，大腸がん手術の患者を洗浄と非洗浄に割りつけたイタリアの臨床試験（N＝244）では，感染性合併症は20%と11%で差があり，創感染は9%と5%，腹腔内膿瘍は5%と2%，吻合不全は6%と4%であり，結論は「待機的な大腸手術では腸管洗浄を行わないほうが安全である」[6]．

### ● 2つの大規模な臨床試験

スウェーデンの臨床試験（N＝1,343）では，結腸がん・腺腫・憩室の患者を洗浄と非洗浄に割りつけると，術後合併症は25%と24%，手術部位感染は15%と16%，全身性感染は8%と7%，心肺合併症は5%と5%で差がなく，結論は「**待機的な結腸手術では腸管洗浄を行っても術後合併症は減らず，腸管洗浄はやめてもよい**」[7]．

オランダの臨床試験（N＝1,431）では，大腸がんや炎症性腸疾患の患者を洗浄と非洗浄に割りつけると，術中腹腔便汚染は42%と44%，術後合併症は31%と34%，創感染は13%と14%，創離開は3%と2%，吻合不全は5%と5%（低位前方切除では8%と7%），再手術は9%と9%，手術死亡は3%と4%（吻合不全では29%と40%）で差がなく，結論は「**待機的な大腸手術では腸管洗浄をやめても問題ない**」[8-10]．

### ● 直腸がん手術の臨床試験

フランスの臨床研究では，過去に行った洗浄による直腸がん手術（N＝61）と現在行っている非洗浄による直腸がん手術（N＝52）を比べると，術後合併症は51%と31%，感染性合併症は23%と12%（P＝0.1），全身性合併症は11%と0%であり，腸管洗浄しないほうが術後合併症は少なく，吻合不全は8%と10%で差がない[11]．

ところが，この臨床研究に基づいて行ったフランスの臨床試験（N＝178）では，直腸がんの低位前方切除を洗浄と非洗浄に割りつけると，術後合併症は27%と44%，感染性合併症は16%と34%，高度合併症は11%と18%，骨盤内膿瘍は1%と8%で差があり，しかも吻合不全は10%と19%，手術死亡は1%と3%であり，結論は「**直腸がんの手術では腸管洗浄を行わないと術後合併症が多いので，腸管洗浄はやめないほうがよい**」[12]．

### ● 初期のメタ分析

洗浄と非洗浄を比べた6つの臨床試験のメタ分析（N＝917）では，吻合不全は6%と3%で差があり，創感染は7%と6%，腹膜炎は5%と3%であり[13]，7つの臨床試験のメタ分析（N＝1,297）でも，吻合不全は6%と3%で差があり，再手術は5%と2%，創感染は8%と6%，腹腔内感染は4%と2%であり，結論は「待機的な大腸手術で腸管洗浄を支持する証拠はない」[14]．

洗浄による術後合併症のリスク比を算出した9つの臨床試験のメタ分析（N＝1,592）では，創感染 1.46［0.97-2.18, P＝0.07］，吻合不全 2.03［1.28-3.26］，手術死亡 1.72［0.43-6.95］であり[15]，11の臨床試験のメタ分析（N＝1,454）では，創感染 1.33［0.88-2.03］，吻合不全 1.75［1.05-2.90］，再手術 1.56［0.68-3.59］，手術死亡 1.56［0.45-5.45］であり，結論は「待機的な大腸手術では腸管洗浄をやめたほうがよい」[16]．

### ● 最近のメタ分析

大規模な臨床試験を含む14の臨床試験のメタ分析（N＝4,859）では，洗浄による術後合併症のリスク比は，手術部位感染 1.40［1.05-1.87］，創感染 1.17［0.96-1.44］，腹腔内感染 0.90［0.47-1.72］，吻合不全 1.12［0.82-1.53］であり，2つの大規模な臨床試験に限ったメタ分析（N＝2,697）では，手術部位感染 0.85［0.69-1.04］，創感染

1.05[0.81-1.36], 腹腔内感染 0.46[0.27-0.78], 吻合不全 0.83[0.55-1.24]であり，結論は「**待機的な結腸手術では腸管洗浄をやめたほうがよいという確かな証拠がある**」[17].

その後の14の臨床試験のメタ分析（N=5,373）では，洗浄による術後合併症のリスク比は，手術部位感染1.26[0.94-1.68]（直腸手術では0.33[0.16-0.66]），創感染1.21[1.00-1.46]，腹腔外感染0.98[0.81-1.18]（直腸手術では0.39[0.14-1.06]），吻合不全1.08[0.82-1.43]（直腸手術では0.66[0.30-1.48]），再手術1.11[0.86-1.45]，死亡0.97[0.63-1.48]であり，結論は「**待機的な大腸手術で腸管洗浄を支持する証拠はなく，日常診療ではやめたほうがよい**」[18].

洗浄と非洗浄を比べて洗浄によるリスク比を算出した18の臨床試験のメタ分析（N=5,805）では，創感染は9.6%と8.5%で1.16[0.95-1.42]，吻合不全は4.4%と4.5%で0.99[0.74-1.31]，結腸手術の吻合不全は3.0%と3.5%で0.85[0.58-1.26]，低位前方切除の吻合不全は8.8%と10.3%で0.88[0.55-1.40]であり，結論は「**腸管洗浄はメリットがなく，結腸手術ではやめてよいが，直腸手術や腹腔鏡手術では不明である**」[19].

なお，洗浄と非洗浄を比べたミシガン州データベースの傾向スコア解析（N=1,914）では，手術部位感染は5.0%と9.7%，腹腔感染は1.6%と3.1%，創感染は3.0%と6.0%で差があり，結論は「**ミシガン州では腸管洗浄によって手術部位感染が減るので，待機的結腸切除では腸管洗浄を勧める**」[20].

## 補足事項

腸管洗浄が予後に及ぼす影響を調べた研究があり，イギリスの臨床研究（N=1,730）では，結腸がん治癒切除患者を洗浄と非洗浄に分けて中央値3.5年追跡すると，多変量解析で死亡のリスク比は0.85[0.67-1.10, P=0.2]であるが[21]，スウェーデンの臨床研究（N=839）では，結腸がん切除患者を洗浄と非洗浄に分けて中央値で10年追跡すると，再発率は18%と23%（P=0.09），10年生存率は84%と78%（P=0.02）で予後に影響する[22].

腸管洗浄が腹腔鏡手術に及ぼす影響を調べた臨床研究（N=1,292）では，婦人科手術を洗浄と非洗浄に分けると，視野確保・腸管把持・手術操作・手術時間・術後合併症は差がない[23].

プロテクターの効果を調べた6つの臨床試験のメタ分析（N=1,008）では，プロテクターの使用による手術部位感染のリスク比は0.55[0.31-0.98]であり，二重リングのプロテクターでは0.31[0.14-0.67]である[24].

アメリカのがん登録制度の高齢者結腸がん（≥65歳，ステージⅣ）の解析（N=12,553）では，腸閉塞は8%を占め，危険因子は近位結腸（1.2倍）・高異型度（1.3倍）・粘液がん（1.3倍）・リンパ節転移4個以上（1.5倍）である[25].

## 筆者の意見

複数の臨床試験で腸管洗浄を行っても手術部位感染や吻合不全は減らず，複数のメタ分析で腸管洗浄はメリットがないという結論であるが（**表Ⅱ-1**），直腸手術と腹腔鏡手術は腸管洗浄のデメリットが不明であり，フランスの臨床試験では，直腸がん手術で腸管洗浄を行わないと感染性合併症や吻合不全が多く，最近のメタ分析では，直腸手術の手術部位感染は腸管洗浄のほうが少なく（リスク比0.33），吻合不全も少ないかもしれず（リスク比0.66），「腸管処置廃止」は慎重に判断したほうがよい.

大腸検査や大腸手術の前処置で腸閉塞を起こすことがあるので，腸管処置を行うときは，腹痛・頻回便・下痢便・便柱狭小などの狭窄症状や「警告症状（alarm symptoms）」をチェックしないといけない. 昔は手術前3日間の絶食や低残渣食と経口抗菌薬のあとに腸管洗浄を行い（物理的腸管前処置＋化学的腸管前処置），手術後にMRSA腸炎を惹起した. 何ごともやりす

表Ⅱ-1 メタ分析の結論

| 対象/文献 | 結論 |
| --- | --- |
| 6つの臨床試験<br>(Dis Colon Rectum 2003)[13] | ・待機的な大腸手術で腸管洗浄のメリットを示す証拠はない<br>・直腸手術と結腸手術を層別解析した研究が必要である |
| 7つの臨床試験<br>(Arch Surg 2004)[14] | ・待機的な大腸手術で腸管洗浄を支持する証拠はない<br>・腸管洗浄は吻合不全については危険かもしれない |
| 9つの臨床試験<br>(Colorectal Dis 2005)[15] | ・大腸手術の腸管洗浄はメリットがあるという証拠はない<br>・腸管洗浄が必要であるという定説は考え直さないといけない |
| 11の臨床試験<br>(Br J Surg 2004)[16] | ・待機的な大腸手術では腸管洗浄をやめたほうがよい<br>・浣腸や下剤は大規模な臨床試験で評価しないとわからない |
| 14の臨床試験<br>(Ann Surg 2009)[17] | ・待機的な結腸手術では腸管洗浄をやめるべきである<br>・腸管洗浄の有害事象は確認できなかった |
| 18の臨床試験<br>(Cochrane Database Syst Rev 2011)[19] | ・腸管洗浄はメリットがなく，結腸手術ではやめてよい<br>・直腸手術や腹腔鏡手術では不明である |

ぎは禁物であり，腸管洗浄も「過ぎたるは及ばざるがごとし」であろう（拙著『外科の「常識」—素朴な疑問50』，115～117ページ参照）．

## A 疑問の解決

「術前の腸管洗浄は必要か」という問いには，「結腸手術の臨床試験では腸管洗浄で術後合併症は減らず，腸管洗浄はやめてもよい」と答えられ，「結腸手術のメタ分析では腸管洗浄の利点はなく，腸管洗浄はやめたほうがよい」とも答えられるが，「直腸手術の臨床試験では腸管洗浄で手術部位感染が減り，腸管洗浄はやめないほうがよい」と答えてもよい．

### ●文献

1) Miettinen RP(Finland). Bowel preparation with oral polyethylene glycol electrolyte solution vs. no preparation in elective open colorectal surgery: prospective, randomized study. Dis Colon Rectum 2000; 43: 669-75.
2) Zmora O(Israel). Colon and rectal surgery without mechanical bowel preparation: a randomized prospective trial. Ann Surg 2003; 237: 363-7.
3) Ram E(Israel). Is mechanical bowel preparation mandatory for elective colon surgery? A prospective randomized study. Arch Surg 2005; 140: 285-8.
4) Fa-Si-Oen P(Netherlands). Mechanical bowel preparation or not? Outcome of a multicenter, randomized trial in elective open colon Surgery. Dis Colon Rectum 2005; 48: 1509-16.
5) Bucher P(Switzerland). Randomized clinical trial of mechanical bowel preparation versus no preparation before elective left-sided colorectal surgery. Br J Surg 2005; 92: 409-14.
6) Scabini S(Italy). Colon and rectal surgery for cancer without mechanical bowel preparation: one-center randomized prospective trial. World J Surg Oncol 2010; 8: 35.
7) Jung B(Sweden). Multicentre randomized clinical trial of mechanical bowel preparation in elective colonic resection. Br J Surg 2007; 94: 689-95.
8) Contant CM(Netherlands). Mechanical bowel preparation for elective colorectal surgery: a multicentre randomised trial. Lancet 2007; 370: 2112-7.
9) Van't Sant HP(Netherlands). The influence of mechanical bowel preparation in elective lower colorectal surgery. Ann Surg 2010; 251: 59-63.
10) Van't Sant HP(Netherlands). Evaluation of morbidity and mortality after anastomotic leakage following elective colorectal surgery in patients treated with or without mechanical bowel preparation. Am J Surg 2011; 202: 321-4.
11) Bretagnol F(France). Rectal cancer surgery without mechanical bowel preparation. Br J Surg 2007; 94: 1266-71.
12) **Bretagnol F(France). Rectal cancer surgery with or without bowel preparation: French GRECCAR Ⅲ multicenter single-blinded randomized trial. Ann Surg 2010; 252: 863-8.**
13) Wille-Jorgensen P(Denmark). Clinical value of preoperative mechanical bowel cleansing in elective colorectal surgery: a systematic review. Dis Colon Rectum 2003; 46: 1013

14) Bucher P(Switzerland). Mechanical bowel preparation for elective colorectal surgery : a meta-analysis. Arch Surg 2004 ; 139 : 1359-64.
15) Wille-Jorgensen P(Denmark). Pre-operative mechanical bowel cleansing or not? An updated meta-analysis. Colorectal Dis 2005 ; 7 : 304-10.
16) Slim K(France). Meta-analysis of randomized clinical trials of colorectal surgery with or without mechanical bowel preparation. Br J Surg 2004 ; 91 : 1125-30.
17) **Slim K(France). Updated systematic review and meta-analysis of randomized clinical trials on the role of mechanical bowel preparation before colorectal surgery. Ann Surg 2009 ; 249 : 203-9.**
18) Cao F(Netherlands). Mechanical bowel preparation for elective colorectal surgery : updated systematic review and meta-analysis. Int J Colorectal Dis 2012 ; 27 : 803-10.
19) **Güenaga KF(Brazil). Mechanical bowel preparation for elective colorectal surgery. Cochrane Database Syst Rev 2011 ; 9 : CD001544.**
20) Kim EK(USA). A statewide colectomy experience : the role of full bowel preparation in preventing surgical site infection. Ann Surg 2014 ; 259 : 310-4.
21) Nicholson GA(UK). Mechanical bowel preparation does not influence outcomes following colonic cancer resection. Br J Surg 2011 ; 98 : 866-71.
22) Collin A(Sweden). Impact of mechanical bowel preparation on survival after colonic cancer resection. Br J Surg 2014 ; 101 : 1594-600.
23) Won H(Australia). Surgical and patient outcomes using mechanical bowel preparation before laparoscopic gynecologic surgery : a randomized controlled trial. Obstet Gynecol 2013 ; 121 : 538-46.
24) Edwards JP(Canada). Wound protectors reduce surgical site infection : a meta-analysis of randomized controlled trials. Ann Surg 2012 ; 256 : 53-9.
25) Winner M(USA). Incidence and predictors of bowel obstruction in elderly patients with stage IV colon cancer : a population-based cohort study. JAMA 2013 ; 148 : 715-22.

## 3つのポイント ── 腹膜刺激徴候を診るときは

①叩打痛　②咳試験　③踵落とし

急性腹症の腹部診察では，反跳痛(Blumberg 徴候)・筋性防御・筋硬直で腹膜刺激徴候を評価するようにいわれますが，患者は苦痛が強く，医師は熟練が必要で，判定はむずかしく，トントンと指で叩いたり，咳をさせたり，踵落しをやらせたほうが容易に評価できます．

## イグ・ノーベル賞

イヌが排尿・排便するときはからだを地磁気の南北軸に一致させることを観察して記録(2014年，生物学賞)
Hart V(Czech). Dogs are sensitive to small variations of the earth's magnetic field. Front Zool 2013 ; 10 : 80.

## 3 閉塞性黄疸の患者
## 術前の減黄処置は必要か

　尊厳ある死を望むということだが，欧米の個人主義的人生観とは異なり，家族には迷惑をかけたくない，他人の世話にはなりたくない，といった日本的集団主義の延長線上で考えているように思える．苦痛や絶望の姿を他人に見られたくない，みっともない死に方はしたくない，との感情がある．その内実の心理はむしろ日本社会の「恥の文化」に立脚している．

保阪正康 『安楽死と尊厳死』 講談社現代新書

### Q 素朴な疑問

　閉塞性黄疸で発症した膵臓がん患者や胆管がん患者は，手術前に経皮的または内視鏡的に胆管ドレナージを行い，黄疸を消褪させて肝機能障害を回復させておくことが必要である（減黄処置）．閉塞性黄疸を生じた患者に膵頭十二指腸切除を行う場合，減黄処置が不十分だと術後合併症が多いのだろうか．術前の減黄処置を行わないと手術は危険なのだろうか．

### 基本事項

　膵臓がんや胆管がんで閉塞性黄疸を起こすと，褐色尿・灰白色便・結膜黄染・皮膚黄染・皮膚瘙痒などが見られ，ビタミンK依存性の血液凝固因子（II/VII/IX/X）の産生が低下し，プロトロンビン時間（PT）が延長する．外科的処置や手術を行う前にはビタミンKを補給して血液凝固因子を回復させておくべきであり，緊急時には新鮮凍結血漿を使用することがある．
　減黄処置は経皮経肝的胆管ドレナージ（percutaneous transhepatic biliary drainage：PTBD）よりも内視鏡的胆管ドレナージ（endoscopic retrograde biliary drainage：ERBD）のほうが一般的である．胆道感染症の起炎菌はさまざまで，大腸菌・クレブシエラ・エンテロバクター（グラム陰性桿菌）・バクテロイデス（嫌気性桿菌）・腸球菌（グラム陽性球菌）が多い．

### 医学的証拠

#### ▶ 初期の臨床試験とメタ分析

　閉塞性黄疸の患者をPTBDの有無で割りつけた臨床試験があり，イギリスの臨床試験（N＝57）では，術後合併症や手術死亡に差はないが[1]，イギリスの別の臨床試験（N＝70）では，手術死亡は減黄処置のほうが多い[2]．オーストラリアの臨床試験（N＝30）では，周術期合併症は差がなく[3]，アメリカの臨床試験（N＝75）では，術後合併症に差はないが，手術死亡は減黄処置のほうが多く[4]，ERBDの有無で割りつけた香港の臨床試験（N＝87）では，術後合併症は差がない[5]．
　5つの臨床試験のメタ分析（N＝312）では，閉塞性黄疸の患者を減黄処置の有無で分けると，術前の合併症/死亡は27%/5%と0%/1%，術後の合併症/死亡は30%/11%と42%/14%，全体の合併症/死亡は57%/16%と42%/14%，減黄

処置による合併症のリスク比は1.99[1.25-3.16]，死亡のリスク比は1.19[0.63-2.23]であり，結論は「**減黄処置は術後にメリットがあるかもしれないが，処置に伴う合併症を考慮するとルーチンに行うべきではない**」[6]．

### ● 胆汁培養や減黄期間の臨床研究

胆汁培養が陽性の患者と陰性の患者を比べた臨床研究があり，インドの臨床研究（N=144）では，術後合併症60%と29%，感染性合併症44%と15%，創感染39%と10%，敗血症25%と7%，死亡12%と2%で差があり[7]，フランスの臨床研究（N=79）でも，術後合併症77%と59%，外科的感染症65%と37%，創感染20%と5%，腹腔内膿瘍14%と2%で差があり[8]，イギリスの臨床研究（N=220）でも，術後合併症52%と39%，感染性合併症49%と31%で差がある[9]．

黄疸の程度で比べたオランダの臨床研究（N=290）では，軽度（ビリルビン値≦2.3 mg/dL）・中等度（2.3～5.8 mg/dL）・高度（≧5.8 mg/dL）の患者の黄疸消失率は82%・57%・37%で差があるが，術後合併症は50%・50%・52%で差がなく[10]，減黄期間で比べた韓国の臨床研究（N=120）では，短期（＜2週間）と長期（≧2週間）の術後合併症は差がないが，早期合併症（≦2週間）は9%と17%で差がある[11]．

### ● 2つの症例対照研究とメタ分析

減黄処置を行った患者と行わなかった患者で年齢・性別・ビリルビン値などをマッチングさせて比べた症例対照研究があり，フランスの症例対照研究（N=28 vs N=28）では，輸血68%と32%，胆汁培養陽性率89%と19%，周術期合併症75%と57%（P=0.2），感染性合併症50%と21%で差があり[12]，アメリカの症例対照研究（N=94 vs N=94）では，出血量964 mLと733 mL，胆汁培養陽性率82%と7%，術後合併症51%と41%（P=0.2），感染性合併症32%と13%，創感染20%と7%，腹腔内膿瘍

12%と3%で差がある[13]．

1999年以降の14の臨床研究のメタ分析（N=1,826）では，膵頭十二指腸切除を減黄処置の有無で分けると，術前の合併症/死亡は27%/5%と0%/1%，術後の合併症/死亡は30%/11%と42%/14%，全体の合併症/死亡は57%/16%と42%/14%，減黄処置による合併症のリスク比は1.99[1.25-3.16]，死亡のリスク比は1.19[0.63-2.23]であり，結論は「**減黄処置は術後合併症が少ないかもしれないが，処置に伴う合併症が多いのでルーチンに行うべきでない**」[14]．

### ● 肝門部胆管がんの臨床研究

フランスの臨床研究（N=366）では，肝門部胆管がん患者を右葉切除と左葉切除に分けると，右葉切除の手術死亡は減黄処置のほうが少ないが（0.3倍），左葉切除の手術死亡は減黄処置のほうが多く（4.1倍）[15]，日本の臨床研究（N=587）では，肝門部胆管がん患者を胆汁培養陽性と陰性に分けると，感染性合併症33%と5%，手術部位感染30%と5%，肝不全8%と0%，手術死亡4%と0%で差がある[16]．

11の臨床研究のメタ分析（N=711）では，肝門部胆管がん患者を減黄処置の有無で分けると，術後合併症は60%と48%，感染性合併症は38%と21%，減黄処置による術後合併症のリスク比は1.67[1.17-2.39]，感染性合併症のリスク比は2.17[1.24-3.80]であり，結論は「**肝門部胆管がん患者で減黄処置のメリットを示す証拠はない**」[17]．

### ● 最近の臨床試験とメタ分析

オランダの13施設の臨床試験（N=202）では，膵頭部がん患者を内視鏡的胆管ドレナージの有無で割りつけると，周術期合併症は74%と39%，外科的合併症は47%と37%，再入院は39%と19%で差があり，2年の追跡で50%生存期間は13か月と12か月で差がなく，結論は「**膵頭部がん患者は減黄処置を行うと周術期合併症が増えるが，予後には影響しない**」（図

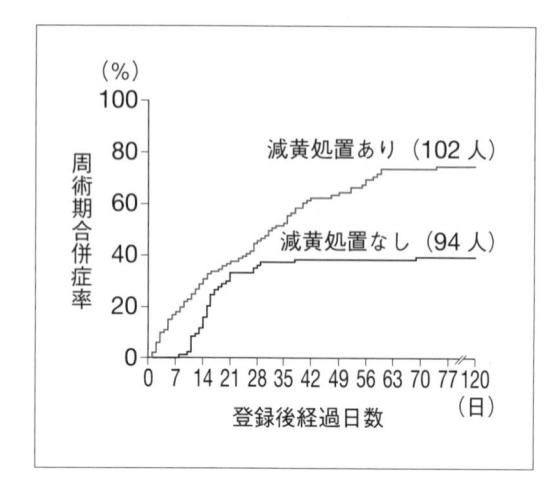

図Ⅱ-2　減黄処置の臨床試験：短期成績
（文献 18 をもとに作成）

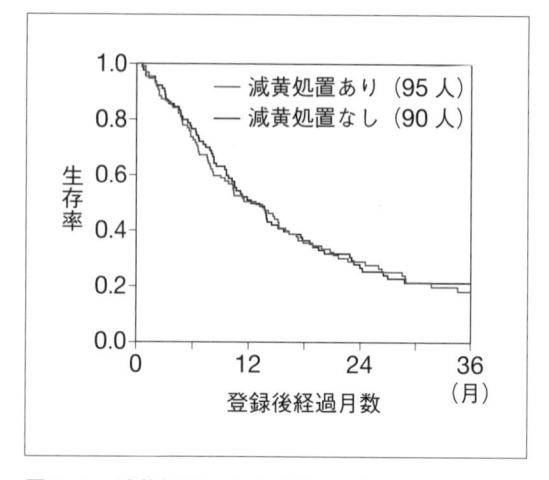

図Ⅱ-3　減黄処置の臨床試験：長期成績
（文献 19 をもとに作成）

Ⅱ-2，Ⅱ-3)[18,19]．

6つの臨床試験のメタ分析（N=520）では，膵頭十二指腸切除患者を減黄処置の有無で分けると，手術死亡は15%と13%で差がないが，周術期合併症は60%と26%で減黄処置のほうが多く，結論は「閉塞性黄疸の患者に減黄処置を選択する根拠は不十分である」[20]．

臨床研究のレビューでは，減黄処置を行った患者は胆汁培養陽性が多く，胆汁培養陽性の患者は術後合併症と手術死亡が多い[21]．膵頭部がんと下部胆管がんの膵頭十二指腸切除は，長期黄疸・低栄養・胆管炎・腎不全の患者に減黄処置を行い，肝門部胆管がんや上部胆管がんの肝胆道切除は，右葉切除や左葉切除の患者に残存予定肝のドレナージを行えばよい[22]．

### 補足事項

アメリカで1992～2007年に膵頭十二指腸切除を受けた膵がん患者の解析（N=2,573）では，減黄処置は53%に行われ，1992～1995年の30%から2004～2007年の59%に増えており，78%の患者は外科を受診する前に行われているため，結論は「不必要な減黄処置を省略して手術成績を向上させるには，内科医が外科医に前もって相談しないといけない」[23]．

術前検査（ERCP）時の胆管ステントについては，2つの臨床試験のメタ分析（N=125）では，胆管ステントを留置すると術前の合併症は多いが（44倍），術後の合併症は少なく（0.45倍），胆管ステント留置による合併症のリスク比は0.50［0.01-23.68］，死亡のリスク比は0.81［0.17-3.89］である[24]．

イギリスのコホート研究（N=223,303）では，グラスゴー予後スコア（GPS；CRP≦1 mg/dL は「0」，CRP＞1 mg/dL は「1」，CRP＞1 mg/dL かつ Alb≦3.5 g/dL は「2」）はがん患者の予後と関連があり，肝胆膵がん患者の生存曲線はGPS 0/1/2できれいに分かれる[25]．胆管・膵臓・乳頭部がんの手術患者はGPSが予後因子である[26-28]．

### 筆者の意見

黄疸患者の減黄処置は臨床医のジレンマである．胆管ドレナージを行って肝機能の改善や凝固機能の回復を図ると術後合併症が減るかもしれないが，胆管結石による急性胆管炎とは異なり，がんによる閉塞性黄疸では無菌性胆汁のことが多く，チューブやステントの留置が原因で

胆道感染を起こし，術後合併症，とくに感染性合併症が増える可能性が高い．その結果，処置を含めた全体的な合併症や死亡は，ドレナージを行わなかった患者よりも多くなってしまう．

経皮的胆管ドレナージには出血・播種・胆汁漏・腹膜炎・チューブ閉塞の合併症があり，内視鏡的胆管ドレナージは急性膵炎・乳頭炎・ステント閉塞/逸脱の合併症があり，手術と同じく減黄処置も施行する医師の経験や技量が大きく影響する．現時点では，熟練の消化器内科医に内視鏡的胆管ドレナージを上手にやってもらい，2週間以内に早く手術を行うのがよく，減黄処置にこだわって無理な挿入や長期の留置にならないようにするのがよいだろう．

## A 疑問の解決

「術前の減黄処置は必要か」という問いには，「初期の臨床試験では減黄処置を行っても術後合併症や死亡は減らない」と答えられ，「最近の臨床試験では減黄処置を行うと周術期合併症が増える」とも答えられるが，「メタ分析では減黄処置を行うと術後合併症が減るかもしれないが，処置に伴う合併症を考えるとルーチンに行うべきでない」と答えてもよい．

### ●文献

1) Hatfield AR(UK). Preoperative external biliary drainage in obstructive jaundice : a prospective controlled clinical trial. Lancet 1992 ; 2(8304) : 896-9.
2) McPherson GA(UK). Pre-operative percutaneous transhepatic biliary drainage : the results of a controlled trial. Br J Surg 1984 ; 71 : 371-5.
3) Smith RC(Australia). Preoperative percutaneous transhepatic internal drainage in obstructive jaundice : a randomized, controlled trial examining renal function. Surgery 1985 ; 97 : 641-8.
4) Pitt HA(USA). Does preoperative percutaneous biliary drainage reduce operative risk or increase hospital cost? Ann Surg 1985 ; 201 : 545-53.
5) Lai EC(Hong Kong). Preoperative endoscopic drainage for malignant obstructive jaundice. Br J Surg 1994 ; 81 : 1195-8.
6) Sewnath ME(Netherlands). A meta-analysis on the efficacy of preoperative biliary drainage for tumors causing obstructive jaundice. Ann Surg 2002 ; 236 : 17-27.
7) Jagannath P(India). Effect of preoperative biliary stenting on immediate outcome after pancreaticoduodenectomy. Br J Surg 2005 ; 92 : 356-61.
8) Cortes A(France). Effect of bile contamination on immediate outcomes after pancreaticoduodenectomy for tumor. J Am Coll Surg 2006 ; 202 : 93-9.
9) Limongelli P(UK). Correlation between preoperative biliary drainage, bile duct contamination, and postoperative outcomes for pancreatic surgery. Surgery 2007 ; 142 : 313-8.
10) Sewnath ME(Netherlands). The effect of preoperative biliary drainage on postoperative complications after pancreaticoduodenectomy. J Am Coll Surg 2001 ; 192 : 726-34.
11) Son JH(Korea). The optimal duration of preoperative biliary drainage for periampullary tumors that cause severe obstructive jaundice. Am J Surg 2013 ; 206 : 40-6.
12) Lermite E(France). Effect of preoperative endoscopic biliary drainage on infectious morbidity after pancreatoduodenectomy : a case-control study. Am J Surg 2008 ; 195 : 442-6.
13) Mezhir JJ(USA). A matched case-control study of preoperative biliary drainage in patients with pancreatic adenocarcinoma : routine drainage is not justified. J Gastrointest Surg 2009 ; 12 : 2163-9.
14) **Qiu YD(China). Effect of preoperative biliary drainage on malignant obstructive jaundice : a meta-analysis. World J Gastroenterol 2011 ; 17 : 391-6.**
15) Fanges O(France). Multicentre European study of preoperative biliary drainage for hilar cholangiocarcinoma. Br J Surg 2013 ; 100 : 274-83.
16) Sugawara G(Japan). The effect of preoperative biliary drainage on infectious complications after hepatobiliary resection with cholangiojejunostomy. Surgery 2013 ; 153 : 200-10.
17) **Liu F(China). Preoperative biliary drainage before resection for hilar cholangiocarcinoma : whether or not? A systematic review. Dig Dis Sci 2011 ; 56 : 663-72.**
18) **van der Gaag NA(Netherlands). Preoperative biliary drainage for Cancer of the head of the pancreas. N Engl J Med 2010 ; 362 : 129-37.**
19) Eshuis WJ(Netherlands). Therapeutic delay and survival after surgery for cancer of the pancreatic head with or without preoperative biliary drainage. Ann Surg 2010 ; 252 : 840-9.
20) **Fang Y(China). Pre-operative biliary drainage for obstructive jaundice. Cochrane Database Syst**

Rev 2012 ; CD005444.
21) Garcea G(Australia). Preoperative biliary drainage for distal obstruction : the case against revisted. Pancreas 2010 ; 39 : 119-26.
22) Iacono C(Italy). Role of preoperative biliary drainage in jaundiced patients who are candidates for pancreatoduodenectomy or hepatic resection : highlights and drawbacks. Ann Surg 2013 ; 257 : 191-204.
23) Jinkins LJ(USA). Current trends in preoperative biliary stenting in patients with pancreatic cancer. Surgery 2013 ; 154 : 179-89.
24) Mumtaz K(Pakistan). Endoscopic retrograde cholangiopancreaticography with or without stenting in patients with pancreaticobiliary malignancy, prior to surgery. Cochrane Database Syst Rev 2007 ; 3 : CD006001.
25) Proctor MJ(UK). The relationship between the presence and site of cancer, an inflammation-based prognostic score and biochemical parameters : initial results of the Glasgow Inflammation Outcome Study. Br J Cancer 2010 ; 103 : 870-6.
26) La Torre M(Italy). The Glasgow prognostic score as a predictor of survival in patients with potentially resectable pancreatic adenocarcinoma. Ann Surg 2012 ; 19 : 2917-23.
27) Shiba H(Japan). Glasgow prognostic score predicts therapeutic outcome after pancreaticoduodenectomy for carcinoma of the ampulla of Vater. Anticancer Res 2013 ; 33 : 2715-21.
28) Iwasaki Y(Japan). Usefulness of an inflammatory-based prognostic score(mGPS)for predicting survival in patients with unresectable malignant biliary obstruction. World J Surg 2013 ; 37 : 2222-8.

## 3つのポイント ― 救急患者の危険信号

### ①脈拍 90 回/分　②血圧 90 mmHg　③酸素飽和度 90%

救急患者を診るときは，全体的な様子や外見や印象が大切ですが，数値で表される客観的な所見も重要です．バイタルサインでは，脈拍 90 回/分以上，血圧 90 mmHg 以下，酸素飽和度 90% 以下は要注意です．体温 39℃，白血球 9,000/μL，Hb 9 g/dL など，救急患者は「9」と覚えましょう．

## イグ・ノーベル賞

「強制的片側鼻呼吸が認知機能に及ぼす効果」という元気の出る研究(1995 年，医学賞)
Buebel ME(USA). The effects of unilateral forced nostril breathing on cognition. Int J Neurosci 1991 ; 57 : 239-49.

# ④ 閉塞性大腸がん
## 腸閉塞にステントは有用か

　パルスオキシメーターを考案した日本のエンジニア青柳卓雄氏の着想は，大学を卒業したての1973～75年の仕事であった．残念ながら日本で評価が得られなかったのは，1975年にはスワンとガンツの肺動脈カテーテルが導入されたことと，医療は「優しさ(侵襲を与えない)」より「確実さ(侵襲はやむを得ない)」を第一義に置いた時代でもあったからといえる．

土肥修司　『麻酔と蘇生』　中公新書

## Q 素朴な疑問

　腸閉塞で発症した大腸がんは，糞便の貯留や腸管壁の浮腫があり，緊急手術で腸管吻合を行うのは危険である．以前は病巣切除と腸管吻合を分けて行う二期的手術が主流であったが，最近は内視鏡下ステント留置で腸管を減圧したあと切除と再建を同時に行う一期的手術が可能である．閉塞性大腸がんは緊急手術が不要になるのだろうか．ステント挿入にトラブルはないだろうか．

## 基本事項

　閉塞性大腸がんはS状結腸や下行結腸に多く，二期的手術では緊急手術で腫瘍腸管切除とストーマ造設を行い(Hartmann手術)，全身状態が改善してストーマ閉鎖と腸管吻合を行う．緊急手術で一期的吻合を行う方法もあり，結腸亜全摘法では腸内容貯留や腸管浮腫が少ない回腸と吻合し，腸管洗浄法では術中に腸内容を排除し浮腫を軽減して腸管吻合を行う(図Ⅱ-4)．

　閉塞性大腸がんの腸管減圧法には，イレウスチューブを挿入して口側から減圧する方法，内視鏡下にステントを挿入して肛側から減圧する方法がある．最近は形状記憶合金を使った拡張型金属ステント(self-expanding metallic stent：SEMS)が開発され，2012年10月に「腸閉塞の緊急手術回避」で保険適用になったが，価格は1本数十万円である．

## 医学的証拠

### ▶ ステントの症例研究

　デンマークの症例研究(N＝34)では，閉塞性大腸がん患者のステント療法は，3人が穿孔，1人が盲腸破裂，1人が無効，29人(85%)が待機手術であり，ストーマ造設は1人である[1]．

　イタリアの症例研究(N＝201)では，閉塞性大腸がん患者のステント療法は，技術的成功率92%，臨床的成功率82%であり，合併症は12人が穿孔，11人が迷入，1人が閉塞である[2]．

　韓国の症例研究(N＝123)では，閉塞性大腸がん患者のステント療法は，技術的成功率94%，臨床的成功率88%であり，合併症は8人中4人が穿孔である(緩和処置では2人中1人)[3]．

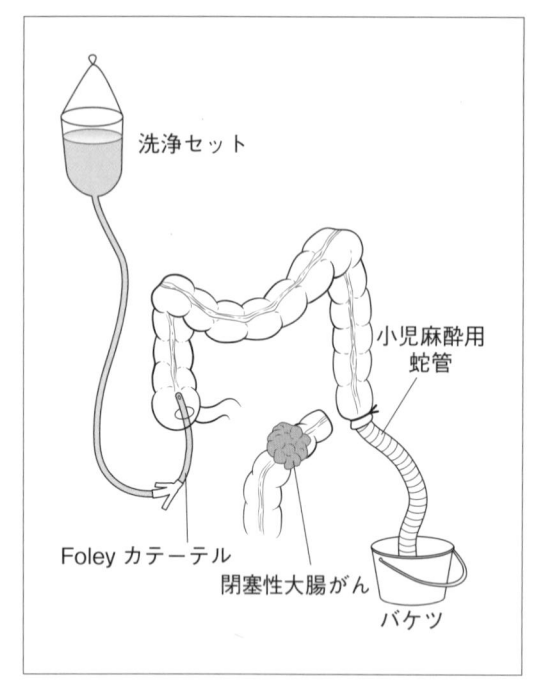

図Ⅱ-4 一期的吻合のための術中腸管洗浄法
腫瘍口側で切離した結腸に小児麻酔用蛇管を結びつけ，先端をバケツに誘導したあと，虫垂切除部から盲腸内に挿入したFoleyカテーテルを洗浄セットに接続し，高さ1.5mから温かい生理食塩水10Lを15〜30分間かけて流し結腸を洗浄する．

### ● 症例研究のメタ分析

29の症例研究のメタ分析(N=598)では，ステント療法は技術的成功率92%，臨床的成功率88%，一期的吻合95%，迷入10%，閉塞10%，出血5%，穿孔4%，死亡1%であり，結論は「ステントは症状緩和や術前減圧に有効であり，ストーマ造設の頻度が減る」[4]．

54の症例研究のメタ分析(N=1,198)では，緩和ステント療法は技術的成功率96%，臨床的成功率93%，術前ステント療法は技術的成功率84%，臨床的成功率76%，合併症は迷入12%，閉塞7%，穿孔4%，死亡1%であり，結論は「ステントは症状緩和に安全かつ有効であり，一期的吻合によるストーマ造設の回避に役立つ」[5]．

### ● 緊急手術との比較研究

アメリカの比較研究(N=44)では，治癒切除できない閉塞性大腸がん患者をステント療法とストーマ造設に分けると，腹痛・嘔気・嘔吐・排便・腹部膨満で評価する大腸閉塞スコアの改善度は差がなく，50%生存期間も差がない[6]．

韓国の比較研究(N=88)では，切除できない遠隔転移がある閉塞性大腸がん患者をステント療法と緊急手術に分けると，ストーマ造設は17%と39%，入院は7日と12日，化学療法は8日目と22日目でステント療法がよいが，1年生存率は17%と44%で手術療法が高い[7]．

### ● 比較研究のメタ分析

8つの比較研究のメタ分析(N=601)では，ステント療法は緊急手術に比べて一期的吻合が多く(1.6倍)，ストーマ造設が少なく(0.7倍)，合併症が少なく(0.4倍)，結論は「ステント療法は一期的吻合が多く，ストーマ造設や合併症が少ない」[8]．

15の比較研究のメタ分析(N=1,785)では，ステント療法は緊急手術に比べて一期的吻合が多く，ストーマ造設・合併症・死亡が少なく，成功率92%，穿孔5%，迷入11%，閉塞12%，再挿入20%であり，結論は「ステント療法は安全で有用である」[9]．

### ● ステントの臨床試験

香港の臨床試験(N=48)では，閉塞性左側結腸がん患者をステント挿入による待機的腹腔鏡手術と緊急開腹手術に割りつけると，一期的吻合は67%と38%，ストーマ造設は0%と25%，吻合不全は0%と8%，創感染は8%と33%で差があり，結論は「ステント療法は安全かつ有効であり，腹腔鏡手術が可能で一期的吻合が多く，ストーマ造設が少ない」[10]．

フランスの臨床試験(N=60)では，閉塞性左側結腸がん患者をステント挿入による待機手術と緊急手術に割りつけると，ストーマ造設は

43%と57%，吻合不全は7%と7%，腹部合併症は23%と23%，全身合併症は27%と33%で差がなく，ステント挿入成功率47%，穿孔7%であり，結論は「ステントを挿入してもストーマ造設は減らない」[11]．

オランダの臨床試験（N＝98）では，閉塞性左側結腸がん患者をステント挿入による待機手術と緊急手術に割りつけると，登録21人の時点でステント挿入の11人中6人に穿孔を生じ[12]，ステント挿入は合併症が多く（49%と30%），吻合不全は11%と2%，肺炎は6%と2%であり，結論は「ステント療法は緊急手術に比べてとくに利点がない」[13]．

エジプトの臨床試験（N＝60）では，閉塞性左側結腸がん患者をステント挿入による待機結腸切除と緊急結腸亜全摘に割りつけると，創感染は10%と30%，肺炎は4%と7%（P＝0.1），排便回数は2回と6回で差があり，吻合不全・手術死亡・再発は差がなく，結論は「ステント療法は緊急結腸亜全摘と差がないが，合併症や後遺症が少ない」[14]．

オランダの臨床試験（N＝58）では，閉塞性結腸がん患者をステント挿入による待機手術と緊急手術に割りつけると，ステント挿入の26人中6人（23%）に穿孔を生じたが，中央値43か月の追跡で再発は28%と50%（ステント穿孔では83%），4年無再発生存率は49%と30%，4年生存率は87%と66%で差があり，結論は「ステント療法は再発の危険性が高い」[15]．

## ▶ 臨床試験のメタ分析

5つの臨床試験のメタ分析（N＝207）では，閉塞性大腸がん患者をステント療法と緊急手術に分けると，臨床的成功率は緊急手術のほうが高く，合併症は39%と46%，死亡率は2%と2%で差がなく，結論は「ステント療法は緊急手術に比べて利点がない」[16]．

4つの臨床試験のメタ分析（N＝234）では，閉塞性大腸がん患者をステント療法と緊急手術に分けると，一期的吻合成功率は60%と37%，ストーマ造設は44%と64%で差があるが，ステント療法は成功率69%，臨床的穿孔7%，画像的穿孔14%であり，結論は「ステント療法はストーマ造設が少ないが，期待したほど成功せず，穿孔することが多い」[17]．

8つの臨床試験のメタ分析（N＝353）では，閉塞性大腸がん患者をステント療法と緊急手術に分けると，緊急手術は一期的吻合が少なく（0.4倍），ストーマ造設が多く（2.4倍），結論は「緊急手術は一期的吻合が少なく，ストーマ造設が多い」[18]．

## 補足事項

イギリスの臨床試験（N＝215）では，切除不能の閉塞性食道がん患者を24 mm金属ステント・18 mm金属ステント・非拡張ステント・非ステントに割りつけると，50%生存期間は94日・86日・119日・172日，金属ステントは疼痛が強く全般的健康度が低く，非拡張ステントは迷入や閉塞などの合併症が多く，結論は「閉塞性食道がん患者は腫瘍の性状・患者の状態・医師と患者の好みによってステント非挿入か金属ステントを選択するのがよい」[19]．

6つの臨床試験のメタ分析（N＝275）では，閉塞性食道がん患者の緩和処置を金属ステントと非拡張ステントに分けると，ステント内腫瘍増殖は13%と2%であるが，穿孔は1%と9%，死亡は2%と11%であり，結論は「閉塞性食道がん患者は金属ステントのほうが穿孔や死亡は少ない」[20]．

アメリカの臨床研究（N＝50）では，気道閉塞を伴う進行肺がん患者は全身麻酔下のステント挿入が症状緩和に有効であり，全身状態がよければ延命効果も期待できるが[21]，ステントによっては迷入・肉芽形成・呼吸器感染が多く，生存期間が短い[22]．

## 筆者の意見

閉塞性大腸がんの手術は外科医の腕の見せどころである．安全第一の外科医は二期的手術を行うが，2回目のストーマ閉鎖と腸管吻合は決して容易な手術ではない．手術を工夫する外科医は一期的手術で吻合も行うが，アメリカで開発された結腸亜全摘法では患者に下痢と頻回便が残り，イギリスで開発された術中腸管洗浄法では手術室に便臭が残る．

信頼できる内視鏡医がいる病院ではステント療法を選択できるが，不成功に終わることもあれば穿孔を起こすこともある．不成功のときは大腸内視鏡による送気で腸管拡張がひどく，穿孔のときは便汁による腹膜炎と腫瘍細胞の腹腔内散布が厄介である．腸管の拡張や穿孔を起こした内視鏡医を恨みたくなるが，ステント挿入を依頼した外科医にも責任がある．

閉塞性大腸がんは閉塞の程度や発症からの時間によって腸内容の量・腸管壁の浮腫・患者の状態にちがいがあり，外科医と内視鏡医の経験や技量を熟慮して方針を決めるのがよい．保険適用になったからといってステントにこだわってはならず，術中腸管洗浄法を習熟することも大切であり，場合によっては安全第一のHartmann手術をためらってはいけない．

### A 疑問の解決

「腸閉塞にステントは有用か」という問いには，「臨床研究でステント療法は安全かつ有効である」と答えられ，「臨床試験でステント療法は一期的吻合が多く，緊急手術に比べてストーマ造設が少ない」とも答えられるが，「臨床試験のメタ分析でステント療法は不成功や穿孔が多く，緊急手術に比べて決定的な利点はない」と答えてもよい．

#### ○文献

1) Iversen LH(Denmark). Self-expanding metallic stents as bridge to surgery in obstructing colorectal cancer. Br J Surg 2011；98：275-81.
2) Manes G(Italy). Endoscopic palliation in patients with incurable malignant colorectal obstruction by means of self-expanding metal stent：analysis of results and predictors of outcomes in a large multicenter series. Arch Surg 2011；146：1157-62.
3) Cheung DY(Korea). Outcome and safety of self-expandable metallic stents for malignant colon obstruction：a Korean multicenter randomized prospective study. Surg Endosc 2012；26：3106-13.
4) Khot UP(UK). Systematic review of the efficacy and safety of colorectal stents. Br J Surg 2002；89：1096-102.
5) Sebastian S(Ireland). Pooled analysis of the efficacy and safety of self-expanding metal stenting in malignant colorectal obstruction. Am J Gastroenterol 2004；99：2051-7.
6) Nagula S(USA). Quality of life and symptom control after stent placement or surgical palliation of malignant colorectal obstruction. J Am Coll Surg 2010；210：45-53.
7) Lee WS(Korea). The outcome after stent placement or surgery as the initial treatment for obstructive primary tumor in patients with stage Ⅳ colon cancer. Am J Surg 2012；203：715-9.
8) Zhang Y(China). Self-expanding metallic stent as a bridge to surgery versus emergency surgery for obstructive colorectal cancer：a meta-analysis. Surg Endosc 2012；26：110-9.
9) Watt AM(Australia). Self-expanding metallic stent for relieving malignant colorectal obstruction：a systematic review. Ann Surg 2007；246：24-30.
10) Cheung HY(Hong Kong). Endolaparoscopic approach vs conventional open surgery in the treatment of obstructing left-sided colon cancer：a randomized controlled trial. Arch Surg 2009；144：1127-32.
11) Pirlet IA(France). Emergency preoperative stenting versus surgery for acute left-sided malignant colonic obstruction：a multicenter randomized controlled trial. Surg Endosc 2011；25：1814-21.
12) van Hooft JE(Netherlands). Early closure of a multicenter randomized clinical trial of endoscopic stenting versus surgery for stage Ⅳ left-sided colorectal cancer. Endoscopy 2008；40：184-91.
13) van Hooft JE(Netherlands). Colonic stenting versus emergency surgery for acute left-sided malignant colonic obstruction：a multicentre randomised trial. Lancet Oncol 2011；12：344-52.
14) Ghazal AH(Egypt). Colonic endolumenal stenting devices and elective surgery versus emergency subtotal/total colectomy in the management of

malignant obstructed left colon carcinoma. J Gastrointest Surg 2013 ; 17 : 1123-9.
15) Sloothaak DA(Netherlands). Oncological outcome of malignant colonic obstruction in the Dutch Stent-In 2 trial. Br J Surg 2014 ; 101 : 1751-7.
16) Sagar J(UK). Colorectal stents for the management of malignant colorectal obstructions. Cochrane Database Syst Rev 2011 ; 11 : CD007378.
17) Tan CJ(UK). Systematic review and meta-analysis of randomized clinical trials of self-expanding metallic stents as a bridge to surgery versus emergency surgery for malignant left-sided large bowel obstruction. Br J Surg 2012 ; 99 : 469-76.
18) Cennamo V(Italy). Meta-analysis of randomized trials comparing endoscopic stenting and surgical decompression for colorectal cancer obstruction. Int J Colorectal Dis 2013 ; 26 : 855-63.
19) Shenfine J(UK). A randomized controlled clinical trial of palliative therapies for patients with inoperable esophageal cancer. Am J Gastroenterol 2009 ; 104 : 1674-85.
20) Yakoub D(UK). Evidence-based choice of esophageal stent for the palliative management of malignant dysphagia. World J Surg 2008 ; 32 : 1996-2009.
21) Razi SS(USA). Timely airway stenting improves survival in patients with malignant central airway obstruction. Ann Thorac Surg 2010 ; 90 : 1088-93.
22) Ost DE(USA). Respiratory infections increase the risk of granulation tissue formation following airway stenting in patients with malignant airway obstruction. Chest 2012 ; 141 : 1473-81.

### 3つのポイント — 意識障害でチェック

①低酸素　②低血糖　③低血圧

脳は酸素とブドウ糖が必要で，脳血流は血圧に依存します．意識障害は脳機能障害であり，簡単なチェックですぐ改善できるのが「酸素・血糖・血圧」です．脳梗塞や脳出血を疑って画像検査を行う前に，「酸素・血糖・血圧」を確認し，薬物をチェックしておきましょう．

### イグ・ノーベル賞

「直腸異物の症例報告と文献考察」という深く侵入した研究報告（1995年，文学賞）
Busch DB(USA). Rectal foreign bodies : case reports and a comprehensive review of the world's literature. Surgery 1986 ; 100 : 512-9.

# ⑤ 予防的ドレーン
## 手術でドレーンは必要か

ある医療機関で「フール・プルーフ」や「フェイル・セーフ」という概念があることを話したとき，責任ある地位にある医師が，私たちは高度職能者であって「愚行」には縁がない，という意味の発言をされました．その医師の考え方は完全に間違っています．『人は誰でも間違える』の「誰でも」には，経験と訓練を最高度に積んだヴェテランも含まれています．

村上陽一郎　『安全と安心の科学』　集英社新書

### Q 素朴な疑問

開腹手術では腹腔内にドレーンを置くことが多い．ドレーンの目的は術後合併症の発見や予防であるが，最近は逆行性感染に留意して閉鎖式吸引ドレーンが主流であり，ほとんどのドレーンはあたかも無用であったかのように抜去される．消化器の手術では必ずドレーンを置かないといけないのだろうか．ドレーンを置かないと術後合併症が増えるのだろうか．

### 基本事項

「ドレーン(drain)」は「排出する，排出管」という意味であり，膿汁や腹水の排除に使うが(治療的ドレーン)，消化器の手術で置くドレーンは出血・吻合不全・胆汁漏・膵液漏などを知らせるものでもあり(情報ドレーン)，術後合併症を予防するものではない．形態別には，開放式ドレーンと閉鎖式ドレーンがあり，受動的ドレーンと能動的ドレーンに分けられる．

イギリス人は「本当に有効か」と証拠を求める習慣があり，コクラン(Archibald Cochrane, 1909-1988)は，「証拠に基づく医療(evidence-based medicine：EBM)」のパイオニアである．

「臨床試験の批判的概要を作成して定期的に更新するという作業を専門家が組織的に行うべきである」という言葉に基づき，1993年に「コクラン共同計画」が設立され，医療介入の有効性を判断するのに役立つ系統的レビューが作成されている(コクラン・ライブラリー)．

### 医学的証拠

#### ▶ 日本の症例研究

PubMedで「surgery drain Japan」と検索すると4,652件がヒットする(2014年11月11日現在，以下同様)．「Publication dates」で「5 years」を選択すると1,286件に絞られる．

結腸切除患者(N＝260)をドレーン留置の有無で分けると，術後合併症や腹腔内膿瘍の頻度は差がなく，結論は「結腸切除は予防的ドレーンが不要である」[1]．

肝切除患者(N＝316)のドレーン排液を調べると，術後3日目のビリルビン高値(≧3 mg/dL)が細菌培養陽性の危険因子であり，結論は「肝切除のドレーン抜去の基準は術後3日目の排液ビリルビン値である」[2]．

肝切除患者(N＝167)のドレーン排液を調べ

ると，胆汁量は術後2～3日目がピークであり，細菌培養陽性は4日目までが3％，5日目からが32％であり，結論は「肝切除はドレーンの適切な管理が術後合併症の制御に重要である」[3].

膵頭十二指腸切除患者(N=151)のドレーン排液を調べると，術後3日目のアミラーゼ再上昇と膵液漏は関連があり，炎症反応遷延と腹腔内膿瘍も関連があり，結論は「膵頭十二指腸切除ではドレーン排液アミラーゼと炎症反応が術後合併症の早期発見に役立つ」[4].

膵頭十二指腸切除患者(N=200)のドレーン排液を調べると，術後4日目の性状とCRP値は膵液漏と関連があり，非漿液性かCRP≧15.6 mg/dLの患者は膵液漏とドレナージ処置が多く，結論は「術後4日目のドレーン性状とCRP値はドレーン管理の重要な指標である」[5].

膵頭十二指腸切除患者(N=104)のドレーン抜去を早期(4日目)と晩期(8日目)に分けると，膵液漏や腹腔内感染は晩期のほうが多く，結論は「膵頭十二指腸切除の膵液漏や腹腔内感染はドレーン留置期間と関連がある」[6].

## ● 外国の臨床試験

PubMedで「drain」と検索すると102,211件がヒットし，「randomized controlled trial」で3,073件に絞られ，「core clinical journals」で909件が残る．

直腸切除患者(N=494)をドレーン留置の有無で割りつけると，死亡・再手術・吻合不全・腹腔内合併症・全身性合併症には差がなく，結論は「**直腸切除の骨盤ドレーンは術後合併症の頻度や術後経過に影響しない**」[7].

胆嚢摘出患者(N=284)をドレーン留置の有無で割りつけると，死亡・術後合併症・入院期間には差がなく，疼痛はドレーン留置のほうが強く，結論は「待機的な腹腔鏡下胆嚢摘出ではドレーンを置く意味はない」[8].

肝切除患者(N=120)をドレーン留置の有無で割りつけると，症状がある腹水と胸水の頻度や入院期間には差がないが，創合併症は28％と3％で差があり，結論は「肝切除ではドレーンは不要である」[9].

肝切除患者(N=104)をドレーン留置の有無で割りつけると，死亡6％と2％，術後合併症73％と38％，創合併症62％と21％，敗血症33％と17％，入院期間19日と13日で差があり，結論は「慢性肝炎患者の肝切除ではドレーンは禁忌である」[10].

膵切除患者(N=114)のドレーン抜去を早期(3日目)と晩期(5日目以降)に割りつけると，膵液漏・腹腔内合併症・肺合併症・入院期間・入院費用は晩期のほうが多く，結論は「膵切除ではドレーンの長期留置が術後合併症や入院費用の増加に関与する」[11].

膵頭十二指腸切除患者(N=137)をドレーン留置の有無で割りつけると，術後合併症(≧Grade 2)は52％と68％，腹腔内膿瘍は10％と25％，90日死亡は3％と12％で差があり，結論は「**膵頭十二指腸切除ではドレーンを留置しないと術後合併症が増える**」[12].

## ● 臨床試験のメタ分析

PubMedで「drain」と検索すると102,211件がヒットし，「systematic review」で1,411件に絞られ，「core clinical journals」で179件が残る．

4つの臨床試験のメタ分析(N=414)では，大腸切除患者をドレーン留置の有無で分けると，死亡・創感染・吻合不全・術後合併症は差がなく，結論は「大腸切除ではドレーンに吻合不全や術後合併症を減らすメリットはない」[13].

30の臨床試験のメタ分析では，消化器手術患者をドレーン留置の有無で分けると，大腸切除(N=1,390)では，死亡・吻合不全・創感染・肺合併症は差がなく，虫垂切除(N=412)では，腹膜炎や腹腔内膿瘍は差がなく，肝切除(N=304)では，死亡・胆汁漏・腹腔内膿瘍・肺合併症には差がなく，結論は「**多くの消化器手術はドレーンがなくても問題ない**」[14].

## ドレーンのコクランレビュー

PubMedで「cochrane drain」と検索すると366件がヒットする.

4つの胃切除の臨床試験(N=438)をドレーン留置の有無で分けると,死亡・再手術・肺炎・吻合不全・腹腔内膿瘍・創感染には差がなく,入院期間はドレーン留置のほうが長く,結論は「胃切除ではルーチンのドレーン留置を支持する証拠はない」[15].

6つの大腸切除の臨床試験(N=1,140)をドレーン留置の有無で分けると,死亡・再手術・吻合不全・創感染・全身合併症は差がなく,結論は「大腸切除ではルーチンのドレーン留置が吻合不全や術後合併症を防ぐ証拠は不十分である」[16].

5つの肝切除の臨床試験(N=465)をドレーン留置の有無で分けると,死亡・再手術・腹腔内膿瘍・腹水漏・創感染・入院期間は差がなく,結論は「肝切除ではルーチンのドレーンを支持する証拠はない」[17].

12の腹腔鏡下胆嚢摘出の臨床試験(N=1,831)をドレーンの有無で分けると,死亡・重症合併症・入院期間・社会復帰は差がなく,結論は「腹腔鏡下胆嚢摘出ではルーチンのドレーンを支持する証拠はない」[18].

## 補足事項

呼吸器外科で胸腔ドレーンは空気漏の予防に無効であり[19],胸腔鏡下肺生検で空気漏がなければドレーンは不要である[20]. 冠動脈バイパスで静脈採取部ドレーンは血腫の予防に有効であるが[21],下肢血行再建のドレーンは血腫やリンパ嚢腫の予防に無効である[22].

乳腺外科で腋窩ドレーンは漿液腫の予防に有効であるが[23],2日目に抜去すると漿液腫が多く[24],圧迫パッドのほうが有効であり[25],乳房減量術のドレーンは不要である[26].

整形外科でドレーンは血腫・創感染・創離開の予防に無効であり[27],股関節置換はドレーンを置くと輸血が多い[28]. 帝王切開の皮下ドレーンは創感染の予防に無効であり[29],肥満女性(皮下脂肪≧4cm)の皮下ドレーンも漿液腫や創離開の予防に無効である[30].

## 筆者の意見

頻度が低い事象を検出するには3倍の患者が必要であり,100人に1人の頻度なら300人である. 頻度の差を検定するには多数の患者が必要であり,10%の差(例えば10%と20%)なら400人である. 頻度が低いイベントや頻度の差が小さいイベントは,100人規模の臨床試験や1,000人程度のメタ分析では差を検出できず,鼠径ヘルニアや胆石症の手術の予防的抗菌薬や消化器手術の予防的ドレーンは否定的な結果になりやすい.

私が研修医のときに初めて第一助手をした胃切除は術後出血で再手術になったが,夕方にドレーン排液の血性に気づいて無事に対処できた. 私が指導医として初めて第一助手を初心者にさせた結腸切除は吻合不全で再手術になったが,翌日にドレーン排液の便臭に気づいて無事に対処できた. 術後合併症がなくても,術後は頻脈と発熱があり,患者は腹痛を訴える. ドレーンがないと外科医は患者から離れられず,夜も心配で眠れない(図Ⅱ-5).

コクランレビューは「ルーチンのドレーン」に疑問を投げかけており,出血や吻合不全の危険性が高い手術のドレーンを否定しているのではない. 昔から「It is better to have it and not need than to need it and not have it」という言葉があり,「When in doubt, drain!」という格言もある. 手術は安全第一であり,万が一に備えるのが外科医である.「私は失敗しない」と言うドクターXでない限り,ドレーンを置いたほうが無難である.

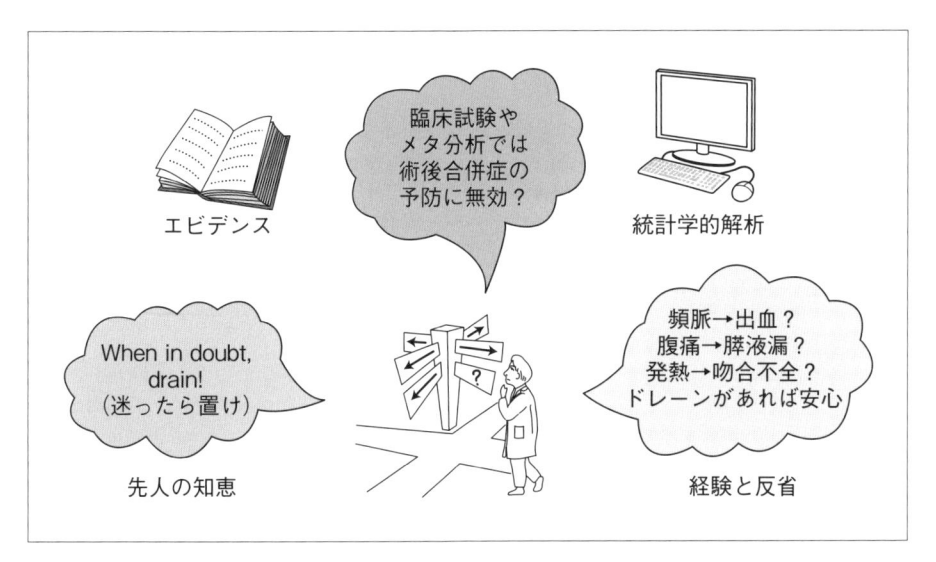

図Ⅱ-5　消化器手術のドレーン

## A　疑問の解決

「手術でドレーンは必要か」という問いには，「直腸切除や肝切除のメタ分析ではルーチンのドレーンを支持する証拠はない」と答えられ，「膵頭十二指腸切除の臨床試験ではドレーンを留置しないと術後合併症が多い」とも答えられるが，「ドレーンは術後合併症の発見に役立つので，普通の外科医はドレーンを置くのが無難である」と答えてもよい．

### 文献

1) Yamaguchi S (Japan). Prophylactic and informational abdominal drainage is not necessary after colectomy and suprapromontory anastomosis. Int Surg 2013 ; 98 : 307-10.
2) Yamazaki S (Japan). Criteria for drain removal following liver resection. Br J Surg 2012 ; 99 : 1584-90.
3) Tanaka K (Japan). The effectiveness and appropriate management of abdominal drains in patients undergoing elective liver resection : a retrospective analysis and prospective case series. Surg Today 2013 ; 43 : 372-80.
4) Kurahara H (Japan). Indicators of complications and drain removal after pancreatoduodenectomy. J Surg Res 2011 ; 170 : 211-6.
5) Uemura K (Japan). Indicators for proper management of surgical drains following pancreaticoduodenectomy. J Surg Oncol 2014 ; 109 : 702-7.
6) Kawai M (Japan). Early removal of prophylactic drains reduces the risk of intra-abdominal infections in patients with pancreatic head resection : prospective study for 104 consecutive patients. Ann Surg 2006 ; 244 : 1-7.
7) Merad F (France). Is prophylactic pelvic drainage useful after elective rectal or anal anastomosis? A multicenter controlled randomized trial. Surgery 1999 ; 125 : 529-35.
8) Tzovaras G (Greece). Is there a role for drain use in elective laparoscopic cholecystectomy? A controlled randomized trial. Am J Surg 2009 ; 197 : 759-63.
9) Sun HC (China). Randomized clinical trial of the effects of abdominal drainage after elective hepatectomy using the crushing clamp method. Br J Surg 2006 ; 93 : 422-6.
10) Liu CL (Hong Kong). Abdominal drainage after hepatic resection is contraindicated in patients with chronic liver diseases. Ann Surg 2004 ; 239 : 194-201.
11) Bassi C (Italy). Early versus late drain removal after standard pancreatic resections : results of a prospective randomized trial. Ann Surg 2010 ; 252 : 207-14.
12) Van Buren G (USA). A randomized prospective multicenter trial of pancreaticoduodenectomy with and without routine intraperitoneal drainage. Ann Surg 2014 ; 259 : 605-12.
13) Urbach DR (Canada). Colon and rectal anastomo-

ses do not require routine drainage: a systematic review and meta-analysis. Ann Surg 1999 ; 229 : 174-80.
14) Petrowsky H (Switzerland). Evidence-based value of prophylactic drainage in gastrointestinal surgery: a systematic review and meta-analyses. Ann Surg 2004 ; 240 : 1074-84.
15) Wang Z (China). Abdominal drainage versus no drainage post gastrectomy for gastric cancer. Cochrane Database Syst Rev 2011 ; 8 : CD008788.
16) Jesus EC (Brazil). Prophylactic anastomotic drainage for colorectal surgery. Cochrane Database Syst Rev 2004 ; 4 : CD002100.
17) Gurusamy KS (UK). Routine abdominal drainage for uncomplicated liver resection. Cochrane Database Syst Rev 2007 ; 3 : CD006232.
18) Gurusamy KS (UK). Routine abdominal drainage versus no abdominal drainage for uncomplicated laparoscopic cholecystectomy. Cochrane Database Syst Rev 2013 ; 9 : CD006004.
19) Deng B (China). Suction or non-suction to the underwater seal drains following pulmonary operation: meta-analysis of randomised controlled trials. Eur J Cardiovasc Surg 2010 ; 38 : 210-5.
20) Luckraz H (UK). Is an intercostal chest drain necessary after video-assisted thoracoscopic (VATS) lung biopsy? Ann Thorac Surg 2007 ; 84 : 237-9.
21) Krishnamoorthy B (UK). Closed suction drainage improves clinical outcome in patients undergoing endoscopic vein harvesting for coronary artery bypass grafting. Ann Thorac Surg 2012 ; 93 : 1201-5.
22) Karthikesalingam A (UK). Efficacy of closed suction drainage in lower limb arterial surgery: a meta-analysis of published clinical trials. Vasc Endovasc Surg 2008 ; 42 : 243-8.
23) Thomson DR (UK). Wound drainage after axillary dissection for carcinoma of the breast. Cochrane Database Syst Rev 2013 ; 10 : CD006823.
24) Barton A (Canada). Early removal of postmastectomy drains is not beneficial: results from a halted randomized controlled trial. Am J Surg 2006 ; 191 : 652-6.
25) Classe JM (France). Randomized clinical trial comparing axillary padding with closed suction drainage for the axillary wound after lymphadenectomy for breast cancer. Br J Surg 2006 ; 93 : 820-4.
26) Stojkovic CA (Netherlands). Wound drainage after plastic and reconstructive surgery of the breast. Cochrane Database Syst Rev 2013 ; 3 : CD007258.
27) Parker MJ (UK). Closed suction surgical wound drainage after orthopaedic surgery. Cochrane Database Syst Rev 2007 ; 3 : CD001825.
28) Zhou XD (China). Do we really need closed-suction drainage in total hip arthroplasty? A meta-analysis. Int Orthop 2013 ; 37 : 2109-18.
29) Gates S (UK). Wound drainage for caesarean section. Cochrane Database Syst Rev 2013 ; 12 : CD004549.
30) Hellums EK (USA). Prophylactic subcutaneous drainage for prevention of wound complications after cesarean delivery: a meta-analysis. Am J Obstet Gynecol 2007 ; 197 : 229-35.

## 3つのポイント―循環血液量減少の徴候

### ①起立性変化　②頻脈　③低血圧

循環血液量減少の徴候は，最初は起立性頻脈（臥位→立位で20回/分以上増加），次に起立性低血圧（臥位→立位で20 mmHg以上減少），そして頻脈（≧100回/分），さらに低血圧（≦90 mmHg），最後にショックです．臥位で血圧が90 mmHg以上でも出血性ショックを否定してはいけません．

## イグ・ノーベル賞

バナナの皮を踏んだときの皮と靴の摩擦と皮と床の摩擦を比較（2014年，物理学賞）
Mabuchi K (Japan). Frictional coefficient under banana skin. Tribology Online 2012 ; 7 : 147-151.

## 番外編 治療成績の性差
## 男と女で経過がちがうか

人からうつらないようにするためのマスクの効果はわかっていません．マスクをつけなければならないほどせきをしている人が外に出ること自体が問題であり，せきをしている人は外出しないことのほうが大切なのです．「自分が休むと仕事が滞る」と言っている人は，「自分が会社に行ったら新型インフルエンザが会社に蔓延する」と置きなおしてみてください．

木村盛世　『厚労省と新型インフルエンザ』　講談社現代新書

### Q 素朴な疑問

患者情報の中で年齢と性別は診断や治療に欠かせない．外科医も治療方針を決めるときや治療法を選ぶときは年齢を考慮するが，性ホルモンと関連した病気でなければ，男性と女性で治療法を変えることはない．同じ病気でも男性と女性で治療経過や治療成績が異なることがあるのだろうか．がん患者の生存率や外傷患者の死亡率は男女で差があるのだろうか．

### 基本事項

外科の病棟では，男性は出血や感染に弱く，手術を受けると術後合併症を起こしやすく，術後合併症を起こすと重症化しやすい．男性はストレスに弱く，どの国でも自殺率は男性のほうが高い（中国だけは例外）．男性はがんになる人やがんで死亡する人が多く，どの国でも平均寿命は女性のほうが6年ほど長い（日本人は男性80歳・女性87歳）．

エストロゲンには動脈硬化や炎症を抑制する作用があり，出血や感染による傷害から臓器を保護する働きがある．卵巣を摘出したメスやエストロゲン受容体をノックアウトしたメスを使った動物実験によると，エストロゲンは虚血再灌流による心筋細胞傷害を抑制したり，敗血症による肺動脈収縮を抑制したり，外傷性出血による肝細胞傷害を抑制したりする[1]．

### 医学的証拠

#### ▶ がんの患者

大腸がんの死亡率は女性のほうが低く，1996〜2003年のアメリカの大腸がん手術の解析（N=30,975）では，年齢や手術を調整すると，男性に比べた女性の死亡は，結腸がん患者が0.91倍，直腸がん患者が0.82倍である[2]．1995〜2002年のスウェーデンの直腸がん手術の解析（N=11,774）では，年齢やステージを調整すると，男性に比べた女性の局所再発のリスク比は0.89[0.71-1.12]，腫瘍死のリスク比は0.81[0.70-0.94]である[3]．

進行大腸がんの生存期間は女性のほうが長く，1988〜2004年のアメリカの大腸がん患者（ステージⅣ）の解析（N=52,882）では，若い患者（≦45歳）に限ると，50%生存期間は男性14か月・女性17か月，腫瘍特異的生存期間は男性16か月・女性18か月であり，男性に比べた

女性の死亡のリスク比は 0.87[0.79-0.96]である[4]．

肺がんの死亡率も女性のほうが低く，1991～1999 年のアメリカの肺がん患者(≧65 歳，ステージI/II)の解析(N=18,967)では，組織型やステージを調整すると，5 年生存率は男性 38%・女性 46%であり，男性に比べた女性の死亡のリスク比は，手術患者が 0.75[0.70-0.81]，照射や化学療法の患者が 0.88[0.81-0.96]，無治療の患者が 0.83[0.75-0.91]である[5]．

1985～1989 年のヨーロッパ 23 か国・26 種類のがんの解析(N=1,600,000)では，5 年生存率は男性 40%・女性 42%，男性に比べた女性の死亡のリスク比は 0.95[0.95-0.96]であり，55 歳以下に限ると 0.85[0.84-0.86]である[6]．女性は 18 のがんで死亡の頻度が低く，男性に比べた女性の死亡のリスク比は，食道がんが 0.95[0.93-0.97]，胃がんが 0.92[0.90-0.93]，大腸がんが 0.97[0.96-0.98]，膵臓がんが 0.97[0.95-0.99]，肺がんが 0.95[0.94-0.96]，頭頸部がんが 0.73[0.71-0.75]，甲状腺がんが 0.69[0.63-0.75]，黒色腫が 0.49[0.47-0.52]，骨髄腫が 0.94[0.92-0.96]，リンパ腫が 0.87[0.85-0.89]であり(表II-2)，結論は「がん患者の死亡率は女性のほうが 5%低く，男女差は若いときほど大きい」．

### ▶ 外傷や敗血症の患者

外傷の死亡率は女性のほうが低く，2002～2006 年のアメリカの外傷の解析(N=681,730)では，死亡率は男性 3.2%・女性 2.8%であり，男性に比べた女性の死亡のリスク比は 0.79[0.76-0.83]であるが，合併症の頻度も男女差があり，男性に比べた女性の合併症のリスク比は，腹腔内膿瘍が 0.67[0.51-0.87]，ARDS が 0.69[0.64-0.75]，肺炎が 0.62[0.60-0.65]，肺塞栓が 0.68[0.61-0.76]，創感染が 0.78[0.71-0.85]であり[7]，結論は「外傷による入院で女性は合併症が少なく，重篤な合併症も少ないので死亡率が低い」．

表II-2 がんや心臓血管疾患における治療成績の性差

| 年 | 国・地域 | 疾患 | 患者数 | 男性に比べた女性の死亡のリスク比 |
|---|---|---|---|---|
| 1996～2003[2] | アメリカ | 大腸がん | 30,975 | 0.91(結腸がん)，0.82(直腸がん) |
| 1995～2002[3] | スウェーデン | 直腸がん | 11,774 | 0.81 |
| 1988～2004[4] | アメリカ | 大腸がん(転移) | 52,882 | 0.87(<45 歳) |
| 1991～1999[5] | アメリカ | 肺がん | 18,967 | 0.75(手術)，0.88(照射化学療法)，0.83(無治療) |
| 1985～1989[6] | ヨーロッパ | 26 種類のがん | 1,600,000 | 0.85(<55 歳)，0.97(≧55 歳) |
| 2002～2006[7] | アメリカ | 外傷 | 681,730 | 0.79(ARDS は 0.69，腹腔内膿瘍は 0.67) |
| 1996～2006[8] | アメリカ | 鈍的外傷 | 36,610 | 1.04(合併症は 0.68) |
| 2000～2005[9] | アメリカ | 頭部外傷 | 72,294 | 0.82(合併症は 0.88) |
| 1997～2005[10] | フランス | 敗血症 | 1,692 | 0.75 |
| 1995～2000[11] | オランダ | 外科重症 | 1,822 | 0.79(長期経過) |
| 1995～2009[12] | (メタ分析) | 腹部大動脈瘤 | 516,118 | 1.41(緊急手術)，1.60(待機手術)，2.51(EVAR) |
| 1987～2002[13] | スウェーデン | 腹部大動脈瘤 | 12,917 | 1.02(年齢や破裂を調整) |
| 1998～2002[14] | イギリス | 腹部大動脈瘤(破裂) | 10,078 | 1.36(手術患者は 1.01) |
| 2003～2004[15] | アメリカ | 冠動脈疾患(CABG) | 278,169 | 1.52 |
| 1995～2000[16] | カナダ | 冠動脈疾患 | 37,401 | 2.22(CABG)，1.70(PCI)，1.40(無治療) |
| 1992～1998[18] | ドイツ | 冠動脈疾患(PCI) | 4,264 | 1.70(1 年死亡は 1.04) |
| 1994～2006[19] | アメリカ | 心筋梗塞 | 916,380 | 1.34(<55 歳)，1.17(55～64 歳，p=0.08) |
| 1994～2006[20] | アメリカ | 心筋梗塞(胸痛なし) | 1,143,513 | 1.30(≦45 歳)，1.26(45～54 歳)，1.24(55～64 歳) |
| 2000～2002[21] | アメリカ | 心筋梗塞・狭心症 | 450,329 | 1.24(急性冠症候群)，1.25(安定狭心症) |
| 1993～2006[22] | アメリカ | 急性冠症候群 | 136,247 | 1.91 |
| 2002[23] | ヨーロッパ | 狭心症 | 3,779 | 2.07 |
| 2002～2005[24] | アメリカ | 僧帽弁疾患(手術) | 24,977 | 2.57(40～49 歳)，1.95(50～59 歳) |

ARDS：acute respiratory distress syndrome，CABG：coronary artery bypass grafting，EVAR：endovascular aneurysm repair，PCI：percutaneous coronary intervention

1996～2006年のアメリカの鈍的外傷の解析(N＝36,010)では、死亡率は男性5.2%・女性4.6%であり、男性に比べた女性の死亡のリスク比は1.04[0.91-1.20]であるが、合併症のリスク比は0.68[0.60-0.78]である[8]。

2000～2005年のアメリカの頭部外傷の解析(N＝72,294)では、死亡率は男性9.2%・女性9.4%であるが、年齢や重症度を調整すると、男性に比べた女性の死亡のリスク比は0.82[0.77-0.88]であり、合併症のリスク比は0.88[0.84-0.93]である[9]。

敗血症の死亡率も女性のほうが低く、1997～2005年のフランスの敗血症の解析(N＝1,692)では、男性に比べた女性の死亡のリスク比は0.75[0.58-0.98]、在院死亡のリスク比は0.75[0.57-0.97]であり[10]、1995～2000年のオランダの外科ICUの解析(N＝1,822)では、6～11年・平均8.4年の追跡で死亡率は51%であり、男性に比べた女性の死亡のリスク比は0.79[0.67-0.94]である[11]。

### ▶ 腹部大動脈瘤の患者

腹部大動脈瘤の死亡率は女性のほうが高く、1995～2009年の腹部大動脈瘤の臨床研究のメタ分析(N＝516,118)では、緊急手術の死亡率は男性42%・女性62%、待機的修復手術の死亡率は男性5.1%・女性7.6%、待機的血管内治療(endovascular aneurysm repair：EVAR)の死亡率は男性1.5%・女性2.9%であり、男性に比べた女性の死亡のリスク比は、緊急手術が1.41[1.22-1.63]、待機的修復手術が1.60[1.33-1.69]、待機的血管内治療が2.51[1.72-3.69]であり[12]、結論は「**腹部大動脈瘤の死亡率は、待機的な修復手術や血管内治療でも女性のほうが高い**」。

1987～2002年のスウェーデンの腹部大動脈瘤の解析(N＝12,917)では、破裂手術の死亡率は男性41%・女性45%、手術成功後50%生存期間は男性7.8年・女性6.2年であり、非破裂手術の死亡率は男性8%・女性8%、手術成功後50%生存期間は男性8.2年・女性8.1年であるが、年齢や破裂を調整すると、男性に比べた女性の死亡のリスク比は1.02[0.94-1.10]である[13]。

1998～2002年のイギリスの腹部大動脈瘤破裂の解析(N＝10,078)では、破裂患者の死亡率は男性62%・女性76%であり、男性に比べた女性の死亡のリスク比は1.36[1.22-1.52]であるが、大動脈修復手術を受けた患者の死亡率は男性48%・女性53%であり、男性に比べた女性の死亡のリスク比は1.01[0.88-1.17]である[14]。

### ▶ 冠動脈治療の患者

冠動脈バイパス手術(coronary artery bypass grafting：CABG)の死亡率は女性のほうが高く、2003～2004年のアメリカのCABGの解析(N＝278,169)では、手術死亡率は男性3.1%・女性4.7%であり、女性に比べた男性の死亡のリスク比は0.66[0.62-0.70]であるが、手術死亡率が低い病院の男女差は0.7%、手術死亡率が高い病院の男女差は2.7%である[15]。

経皮的冠動脈形成術(percutaneous coronary intervention：PCI)の死亡率も女性のほうが高く、1995～2000年のカナダの冠動脈疾患の解析(N＝37,401)では、男性に比べた女性の30日死亡のリスク比は、CABGが2.22[1.52-3.24]、PCIが1.70[1.21-2.38]、無治療が1.40[1.09-1.81]であり、男性に比べた女性の1年死亡のリスク比は、CABGが1.42[1.10-1.83]、PCIが1.36[1.08-1.71]、無治療が1.10[0.94-1.28]であり[16]、結論は「**冠動脈疾患で女性の死亡率が高いのは、初期の心臓治療に男女差があったからだろう**」。

最近は男女の差が小さくなっており、1979～2004年のアメリカのPCIの解析(N＝18,885)では、1979～1995年の30日死亡率は男性2.8%・女性4.4%、5年生存率は男性83%・女性79%であるが、1996～2004年の30日死亡率は男性2.2%・女性2.9%、5年生存率は男性83%・女性81%である[17]。

1992〜1998年のドイツのPCIの解析(N＝4,264)では，30日死亡率は男性1.8%・女性3.1%であり，男性に比べた女性の30日死亡のリスク比は1.70［1.10-2.62］であるが，1年死亡率は男性5.8%・女性6.0%であり，男性に比べた女性の1年死亡のリスク比は1.04［0.78-1.40］である[18]．

### ▶心筋梗塞や狭心症の患者

心筋梗塞の死亡率は女性のほうが高く，1994〜2006年のアメリカの心筋梗塞の解析(N＝916,380)では，2004〜2006年の患者でも75歳以下の女性は男性に比べて在院死亡率が高く，男性に比べた女性の在院死亡のリスク比は，55歳以下が1.34［1.07-1.67］，55〜64歳が1.17［0.99-1.36，P＝0.08］である[19]．

1994〜2006年のアメリカの心筋梗塞の解析(N＝1,143,513)では，胸痛がない患者の在院死亡率は男性11%・女性15%であり，男性に比べた女性の在院死亡のリスク比は，45歳以下が1.30［1.23-1.36］，45〜54歳が1.26［1.22-1.30］，55〜64歳が1.24［1.21-1.27］である[20]．

急性冠症候群(心筋梗塞と不安定狭心症)の死亡率も女性のほうが高く，2000〜2002年のアメリカの冠動脈疾患の解析(N＝450,329)では，男性に比べた女性の死亡のリスク比は，急性冠症候群が1.24［1.17-1.31］，安定狭心症が1.25［1.14-1.39］であり[21]，結論は「冠動脈疾患による入院では，人種や性別によって死亡率に差がある」．

1993〜2006年のアメリカの急性冠症候群の解析(N＝136,247)では，30日死亡率は男性5.3%・女性9.6%であり，男性に比べた女性の30日死亡のリスク比は1.91［1.83-2.00］であるが，臨床因子を調整すると，男性に比べた女性の30日死亡のリスク比は，1.06［0.99-1.15］である[22]．

狭心症の死亡率も女性のほうが高く，2002年のヨーロッパの狭心症の解析(N＝3,779)では，12〜15か月の追跡で死亡率は男性1.4%・女性2.0%であり，男性に比べた女性の死亡のリスク比は2.07［1.16-3.72］である[23]．

### ▶心疾患や脳卒中の患者

2002〜2005年のアメリカの僧帽弁手術の解析(N＝24,977)では，手術死亡率は男性2.4%・女性3.9%であり，男性に比べた女性の手術死亡のリスク比は，40〜49歳が2.57［1.31-5.01］，50〜59歳が1.95［1.32-2.89］であるが[24]，2002〜2010年のアメリカの肺がん切除の解析(N＝34,188)では，手術死亡率は男性3.0%・女性1.5%であり，男性に比べた女性の手術死亡のリスク比は0.56［0.44-0.71］である[25]．

2002〜2007年のオランダの成人先天性心疾患の解析(N＝7,414)では，男性に比べた女性の死亡のリスク比は0.79［0.57-1.09］であるが[26]，2001〜2002年のカナダの脳卒中の解析(N＝2,113)では，抗血栓療法を行わなかった患者の在院死亡率は男性5.0%・女性11.3%(P＝0.22)，6か月死亡率は男性4.4%・女性5.6%(P＝0.3)であり，神経学的転帰良好の頻度は男性70%・女性58%である[27]．

## 筆者の意見

傷病によっては治療成績に性差があり，がん・外傷・敗血症など消化器外科や呼吸器外科の領域では，女性のほうが予後はよいようであるが，腹部大動脈瘤・心筋梗塞・狭心症など血管外科や心臓外科の領域では，女性のほうが予後はわるいようである．

女性の寿命が長いのは女性ホルモンのおかげと考えられているが，閉経後の女性もがんの予後がよいのはなぜだろう．冠動脈疾患で女性の予後がわるいのは胸痛を生じにくいからと考えられているが，女性が胸痛を感じにくいのはなぜだろう．

アメリカの医療は性差が顕著であり，日本人に当てはまるかどうかはわからないが，外科病棟では女性部屋は雰囲気がよく，老人ホームで

も女性は明るい．飲食店や観光地で女性は元気であり，女性はしゃべって涙を流して立ち直る．病気の経過に男女差がないはずはない．

## A 疑問の解決

「男と女で経過がちがうか」という問いには，「消化器がんや肺がんの予後は女性のほうがよい」と答えられ，「外傷患者や敗血症患者の合併症は女性のほうが少なく，死亡も女性のほうが少ない」とも答えられるが，「腹部大動脈瘤や心筋梗塞の死亡率は女性のほうが高く，冠動脈治療（CABG，PCI）の死亡率も女性のほうが高い」と答えてもよい．

### ●文献

1) Kelley M (USA). Women rule. Surgery 2010；147：134-7.
2) Paulson EC (USA). Gender influences treatment and survival in colorectal cancer surgery. Dis Colon Rectum 2009；52：1982-91.
3) Martling A (Sweden). Gender differences in the treatment of rectal cancer：a population based study. Eur J Surg Oncol 2009；35：427-33.
4) Hendifar A (USA). Gender dispairities in metastatic colorectal cancer survival. Clin Cancer Res 2009；15：6391-7.
5) Wisnivesky JP (USA). Sex differences in lung cancer survival：do tumors behave differently in elderly women? J Clin Oncol 2007；25：1705-12.
6) Micheli A (Italy). The advantage of women in cancer survival：an analysis of EUROCARE-4 data. Eur J Cancer 2009；45：1017-27.
7) Haider AH (USA). Females have fewer complications and lower mortality following trauma than similarly injured males：a risk adjusted analysis of adults in the National Trauma Data Bank. Surgery 2009；146：308-15.
8) Magnotti L (USA). Impact of gender on outcomes after blunt injury：a definitive analysis of more than 36,000 trauma patients. J Am Coll Surg 2008；206：984-92.
9) Berry C (USA). The effect of gender on patients with moderate to severe head injuries. J Trauma 2009；67：950-3.
10) Adrie C (France). Influence of gender on the outcome of severe sepsis：a reappraisal. Chest 2007；132：1786-93.
11) Timmers TK (Netherlands). Long-term survival after surgical intensive care unit admission：fifty percent die within 10 years. Ann Surg 2011；253：151-7.
12) Grootenboer N (Netherlands). Systematic review and meta-analysis of sex differences in outcome after intervention for abdominal aortic aneurysm. Br J Surg 2010；97：1169-79.
13) Hultgren R (Sweden). Different disease profiles for women and men with abdominal aortic aneurysm. Eur J Vasc Endovasc Surg 2007；33：556-60.
14) Filipovic M (UK). Differences between women and men in surgical treatment and case fatality rates for ruptured aortic abdominal aneurysm in England. Br J Surg 2007；94：1096-9.
15) Culler SD (USA). Sex differences in hospital risk-adjusted mortality rates for Medicare beneficiaries undergoing CABG surgery. Arch Intern Med 2008；168：2317-22.
16) King KM (Canada). Sex differences in outcomes after cardiac catheterization：effect modification by treatment strategy and time. JAMA 2004；291：1220-5.
17) Singh M (USA). Mortality differences between men and women after percutaneous coronary interventions：12-year, single-center experience. J Am Coll Cardiol 2008；51：2313-20.
18) Mehilli J (Germany). Differences in prognostic factors and outcomes between women and men undergoing coronary artery stenting. JAMA 2000；284：1799-805.
19) Vaccarino V (USA). Sex differences in mortality after acute myocardial infarction：changes from 1994 to 2006. Arch Intern Med 2009；169：1767-74.
20) Canto JG (USA). Association of age and sex with myocardial infarction symptom presentation and in-hospital mortality. JAMA 2012；307：813-22.
21) Shaw LJ (USA). Impact of ethnicity and gender differences on angiographic coronary artery disease prevalence and in-hospital mortality in the American College of Cardiology：National Cardiovascular Data Registry. Circulation 2008；117：1787-801.
22) Berger JS (USA). Sex differences in mortality following acute coronary syndromes. JAMA 2009；302：874-82.
23) Daly C (UK). Gender differences in the management and clinical outcome of stable angina. Circulation 2006；113：490-8.
24) Song HK (USA). Gender differences in mortality after mitral valve operation：evidence for higher mortality in perimenopausal women. Ann Thorac Surg 2008；85：2040-5.

25) Tong BC(USA). Sex differences in early outcomes after lung cancer resection : analysis of the Society of Thoracic Surgeons' General Thoracic Database. J Thorac Cardiovasc Surg 2014 ; 148 : 13-8.
26) Verheugt CL(Netherlands). Gender and outcome in adult congenital heart disease. Circulation 2008 ; 118 : 26-32.
27) Shobba N(Canada). Differences in stroke outcome based on sex. Neurology 2010 ; 74 : 767-71.

## 3つのポイント ― 高齢者の発熱を見たら

①気道　②尿路　③胆道

高齢者の発熱では，肺炎（とくに誤嚥性肺炎）を考え，胸部X線写真を撮ります．肺炎がなければ，尿路感染（とくに腎盂腎炎）を考えて検尿します．意外と多いのが胆嚢炎や胆管炎で，腹痛を訴えないときは気づかず，超音波検査をしないと見落として敗血症になります．

## イグ・ノーベル賞

心臓移植後にオペラを聴く効果をマウスで評価（2013年，医学賞）
Uchiyama M(Japan). Auditory stimulation of opera music induced prolongation of murine cardiac allograft survival and maintained generation of regulatory CD4＋CD25＋cells. J Cardiothorac Surg 2012 ; 7 : 26.

# III

# 術後管理

1. 周術期の血糖管理 — インスリン療法は有用か
2. 循環血液量の維持 — アルブミン投与は有用か
3. 炎症反応の制御 — ステロイド投与は有用か
4. 手術の合併症 — 吻合不全は予後に影響するか
5. 貧血や出血の補正 — 輸血は予後に影響するか

番外編　スポーツ観戦 — サッカーは心臓にわるいか

# 1 周術期の血糖管理

## インスリン療法は有用か

　マクラウドは実験助手の候補として2人の成績優秀な学生，ベストとノーブルを紹介した．コインを投げて決めたところ，7月に夏休みを取りたいというベストが最初に仕事をすることになった．7月にはノーブルと交代する約束であったが，実験に慣れたベストがこの歴史的なイヌの実験を最後まで続けることになる．ベストの選択はベストの選択であった．

黒木登志夫　『健康・老化・寿命』　中公新書

### Q 素朴な疑問

　手術患者や重症患者は耐糖能が低下して高血糖を呈することが多い．高血糖は易感染性・創傷治癒阻害・炎症反応亢進を生じ，術後合併症や回復遅延の原因になるため，インスリンを投与して高血糖を修正するが，血糖の目標値やインスリン投与法はさまざまである．手術患者や重症患者の厳しい血糖管理は，術後合併症の減少や転帰の改善に役立つのだろうか．

### 基本事項

　インスリンは膵臓のβ細胞から分泌される蛋白質であり，血糖値を下げる唯一のホルモンである．1921年にインスリンを発見したのはカナダの整形外科医バンティングであるが，イヌの実験の助手は医学生のベストであり，1869年に顕微鏡で膵内分泌組織を発見したのも医学生のランゲルハンスである（図Ⅲ-1）．なお，2005年に外径0.2 mm（33 G）の無痛針を開発したのは町工場の岡野雅行である（販売はテルモ）．

　周術期の血糖管理は，以前は間欠的にインスリンを皮下注する「スライディング・スケール法」が主流であったが（例えば，6時間ごとの血糖測定で200〜250 mg/dLならインスリン4単位を皮下注する），現在はインスリンを持続静注する「シリンジポンプ法」が推奨されている（例えば，インスリン0.1単位/mLの溶液を10

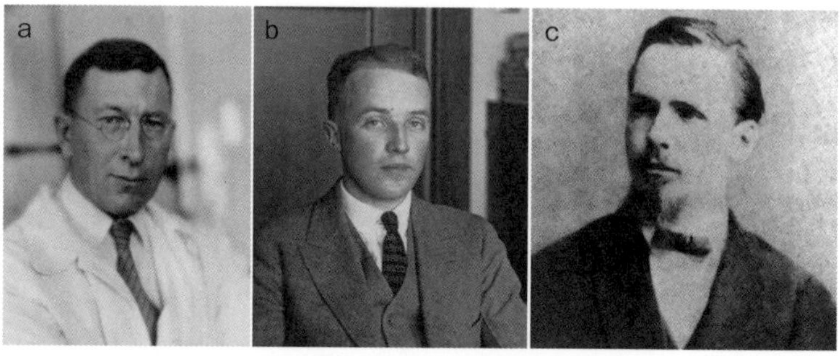

図Ⅲ-1　バンティング(a)，ベスト(b)，ランゲルハンス(c)

mL/時で持続静注し，6時間ごとの血糖測定で200 mg/dL以上なら5 mL/時だけ増量する)．

インスリン過剰投与による低血糖症状は交感神経刺激徴候(alarm symptoms，警告症状)と脳機能低下症状に分けられ，前者には空腹感・悪心・ふるえ・動悸・頻脈・冷汗・顔面蒼白があり，後者には倦怠感・集中力低下・眠気・視力障害・錯乱・昏睡・痙攣がある．糖尿病患者や手術患者は自律神経の障害や抑制があり，無自覚性低血糖を生じやすく，警告症状が出ないまま意識障害を起こすので注意しないといけない．

## 医学的証拠

### ● 手術患者や重症患者の臨床研究

スウェーデンの臨床研究(N=120)では，大腸手術患者は糖尿病があると術後合併症が多く(2.9倍)[1]，アメリカの臨床研究(N=647)では，糖尿病がある手術患者は血糖管理がよいと感染性合併症が少ない(0.5倍)[2]．

アメリカのデータベースの解析(N=38,989)では，手術患者は糖尿病があると術後合併症と死亡が多く(1.9倍，4.2倍)[3]，アメリカの臨床研究(N=3,554)では，冠動脈バイパス手術のインスリン投与は，間欠皮下注よりも持続静注のほうが手術死亡は少ない(0.5倍)[4]．

アメリカの臨床研究(N=10,456)では，重症外傷患者を前期(目標なし)・中期(≦130 mg/dL)・後期(≦110 mg/dL)に分けると，インスリン投与は22%・35%・47%，低血糖(≦65 mg/dL)は5%・11%・17%であり，ICU死亡は後期が最も多く(1.3倍)，とくに手術患者と外傷患者で多い(1.4倍，1.8倍)[5]．

### ● 手術患者の臨床試験とメタ分析

インスリンを積極的に投与して周術期の血糖値を100 mg/dL前後にコントロールする強化インスリン療法(強化法)が提唱され，従来法と比較した臨床試験が各国で行われている．

イギリスの臨床試験(N=280)では，冠動脈バイパス手術後の心拍出量減少・強心薬投与・心筋傷害はブドウ糖インスリン療法(GIK)のほうが少なく[6]，アメリカの臨床試験(N=236)では，血管手術後の心筋梗塞・心不全・死亡はインスリン持続静注のほうが少ない[7]．

アメリカの臨床試験(N=980)では，小児の心臓手術後の感染性合併症・臓器不全・死亡は，強化法と従来法で差がないが[8]，乳幼児(＞生後60日)の感染性合併症は2%と5%であり，新生児(＜生後60日)の感染性合併症は13%と4%である[9]．

アメリカの臨床試験(N=189)では，心臓周術期のインスリン投与を強化法(90～120 mg/dL)と従来法(120～180 mg/dL)に割りつけると，生存率や患者QOLは差がなく[10]，アメリカの別の臨床試験(N=400)では，心臓手術中のインスリン投与を持続静注(80～100 mg/dL)と間欠静注(≦200 mg/dL)に割りつけると，脳卒中は4%と1%，死亡は1%と0%(P=0.06)で持続静注のほうが多い[11]．

12の臨床試験のメタ分析(N=1,403)では，強化法による感染性合併症のリスク比は0.46[0.18-1.18]，腎不全のリスク比は0.61[0.34-1.08](P=0.09)，心血管イベントのリスク比は1.03[0.21-5.13]，死亡のリスク比は1.19[0.89-1.59]，低血糖のリスク比は6.92[2.04-23.4]であり，結論は「**糖尿病患者の手術で強化インスリン療法は低血糖が多く，術後合併症は従来法と差がなく，周術期の血糖値を厳しく管理することは勧められない**」[12]．

### ● 重症患者の臨床試験

集中治療室(ICU)の重症患者に対する血糖管理の有効性を調べた臨床試験が各国で行われ，初期には強化法を支持するものがあったが，最近ではすべて強化法を否定する結果である．

ベルギーの臨床試験(N=1,548)では，外科の重症患者を強化法(80～110 mg/dL)と従来法

(180～200 mg/dL)に割りつけると，敗血症は4%と8%，腎不全は5%と8%，ICU死亡は5%と8%，在院死亡は7%と11%で差があり，結論は「外科の重症患者は強化インスリン療法で合併症や死亡が減少する」[13]．

同じ病院の別の臨床試験(N=1,200)では，内科の重症患者を強化法と従来法に割りつけると，ICU死亡や在院死亡は差がないが，ICU滞在3日以上の患者に限ると，ICU死亡は31%と38%，在院死亡は43%と53%で強化法のほうが少ない[14]．

オーストラリアの大規模な臨床試験(N=6,104)では，重症患者を強化法(81～108 mg/dL)と従来法(≦180 mg/dL)に割りつけると，高度低血糖(≦40 mg/dL)は7%と1%，90日死亡は28%と25%で強化法のほうが多く(図III-2)，強化法による90日死亡のリスク比は1.14[1.02-1.28]，外科患者では1.31[1.07-1.61]であり，結論は「**重症患者は強化インスリン療法を行うと死亡が増える**」[15]．

ドイツの臨床試験(N=537)では，敗血症患者を強化法(80～110 mg/dL)と従来法(180～200 mg/dL)に割りつけると，高度低血糖(≦40 mg/dL)は17%と4%，重症有害事象は11%と5%で強化法のほうが多く[16]，フランスの臨床試験(N=509)では，多臓器不全による死亡は36%と26%で強化法のほうが多く，結論は「**敗血症患者は強化インスリン療法を行っても転帰は改善しない**」[17]．

イギリスの臨床試験(N=1,369)では，小児の重症患者を強化法(72～126 mg/dL)と従来法(<216 mg/dL)に割りつけると，低血糖(≦45 mg/dL)は16%と4%で強化法のほうが多く，敗血症・抗菌薬長期投与・ICU滞在日数・30日死亡率・30日無呼吸器生存率は差がなく，結論は「小児重症患者は強化インスリン療法を行っても転帰は改善しない」[18]．

### ● 重症患者のメタ分析

重症患者の血糖管理の有効性を検証した臨床試験のメタ分析でも，初期には強化法を肯定するものがあったが，最近ではすべて強化法を否定する結論である．

35の臨床試験のメタ分析(N=8,478)では，強化法による重症患者の死亡のリスク比は0.85[0.75-0.97]，外科の患者では0.58[0.22-0.62]，糖尿病の患者では0.73[0.58-0.90]であり，結論は「重症患者の強化インスリン療法は死亡の減少に有効である」[19]．

29の臨床試験のメタ分析(N=8,432)では，強化法による重症患者の敗血症のリスク比は0.76[0.59-0.97]であるが，在院死亡のリスク比は0.93[0.85-1.03]，高度低血糖(≦40 mg/dL)のリスク比は5.13[4.09-6.43]であり，結論は「**重症患者の強化インスリン療法は在院死亡の減少には寄与せず，低血糖の増加に関与する**」[20]．

26の臨床試験のメタ分析(N=13,567)では，強化法による重症患者の死亡のリスク比は0.93[0.83-1.04]，内科の患者では1.00[0.78-1.28]，外科の患者では0.63[0.44-0.91]，低血糖のリスク比は6.0[4.5-8.0]であり，結論は「重症患者の強化インスリン療法は外科の患者でなければ死亡は減少せず，低血糖の危険が増加する」[21]．

22の臨床試験のメタ分析(N=13,978)では，

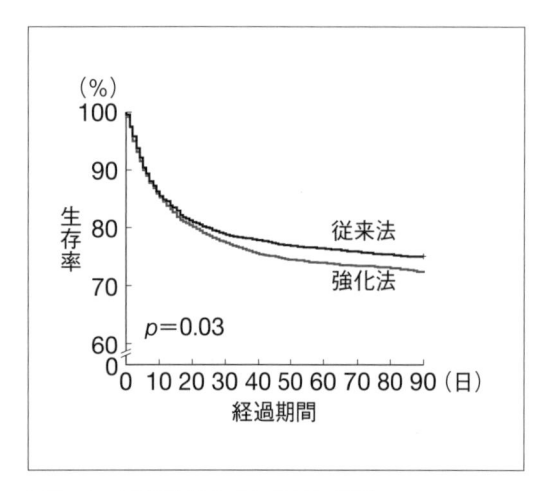

**図III-2 重症患者のインスリン療法**
重症患者は強化インスリン療法を行うと生存率が低下する．　　　　　　　　　（文献15をもとに作成）

強化法による重症患者の短期死亡のリスク比は1.02[0.95-1.10]，長期死亡のリスク比は1.06[0.99-1.13]（P＝0.08），低血糖のリスク比は5.01[3.45-7.28]であり，結論は「重症患者の強化インスリン療法は死亡が減少せず，低血糖が増加する」[22]．

## 補足事項

脳卒中患者の血糖管理の有効性を検証したメタ分析もあり，9つの臨床試験のメタ分析（N＝1,160）では，強化法による感染症のリスク比は0.76[0.58-0.98]であり[23]，9つの臨床試験の別のメタ分析（N＝1,459）では，強化法による感染症のリスク比は0.59[0.47-0.76]，神経学的転帰良好のオッズ比は1.72[1.36-2.16]であり，結論は「**脳手術患者や脳卒中患者の強化インスリン療法は感染症が減少し，神経学的転帰が改善する**」[24]．

膵切除患者の膵液管理の有効性を調べた臨床試験があり，アメリカの臨床試験（N＝300）では，膵切除患者を長時間作用型ソマトスタチンアナログ pasireotide（900μg×2回×14日）の有無で割りつけると，膵液漏は9%と21%，膵頭十二指腸切除が10%と21%，膵体尾部切除が7%と23%で差があり，結論は「**周術期のpasireotide投与で膵液漏が減少する**」[25]．

## 筆者の意見

手術患者や重症患者の強化インスリン療法は，理論的には合併症や死亡が減るはずだが，現実的には経過や転帰は改善せず，血糖管理がむずかしいことや生体反応が複雑であることを示している．手術患者や重症患者の血糖値が高いのは理由があるのだろう．医師は正常値を理想とするが，患者の状態や病態によっては，正常値が生理的ではないのかもしれない．

研修医のときは周術期の血糖管理を厳密に行ったが，指導医になって他人に任せるときはスライディング・スケールを甘くし，「少々いい加減でいいから低血糖にならないように」と言った．パルスオキシメーターのような非侵襲的な血糖モニターがなく，手術患者や重症患者は無自覚性低血糖が怖い．周術期の血糖管理は150～200 mg/dLくらいの高めがよいだろう．

## A 疑問の解決

「インスリン療法は有用か」という問いには，**手術患者は強化インスリン療法を行っても術後合併症や死亡は減少しない**」と答えられ，「**重症患者や敗血症患者は強化インスリン療法を行うと有害事象や死亡が増加する**」とも答えられるが，「**脳手術患者や脳卒中患者は強化インスリン療法を行うと感染症が減少し，神経学的転帰が改善する**」と答えてもよい．

### ○文献

1) Gustafsson UO(Sweden). Hemoglobin A1c as a predictor of postoperative hyperglycaemia and complications after major colorectal surgery. Br J Surg 2009；96：1358-64.
2) Dronge AS(USA). Long-term glycemic control and postoperative infectious complications. Arch Surg 2006；141：375-80.
3) Acott AA(USA). Long-term glucose control and risk of perioperative complications. Am J Surg 2009；198：596-9.
4) Furnary AP(USA). Continuous insulin infusion reduces mortality in patients with diabetes undergoing coronary artery bypass grafting. J Thorac Cardiovasc Surg 2003；125：1007-21.
5) Treggiari MM(USA). Intensive insulin therapy and mortality in critically ill patients. Crit Care 2008；12：R29.
6) Quinn DW(UK). Improved myocardial protection during coronary artery surgery with glucose-insulin-potassium：a randomized controlled trial. J Thorac Cardiovasc Surg 2006；131：34-42.
7) Subramaniam B(USA). Continuous perioperaive insulin infusion decreases major cardiovascular events in patients undergoing vascular surgery：a prospective, randomized trial. Anesthesiology 2009；110：970-7.
8) Agus MS(USA). Tight glycemic control versus standard care after pediatric cardiac surgery. N

Engl J Med 2012 ; 367 : 1208-19.
9) Agus MS(USA). Tight glycemic control after pediatric cardiac surgery in high-risk patient populations : a secondary analysis of the Safe Pediatric Euglycemia After Cardiac Surgery trial. Circulation 2014 ; 129 : 2297-304.
10) Pezzella AT(USA). Impact of perioperative glycemic control strategy on patient survival after coronary bypass surgery. Ann Thorac Surg 2014 ; 98 : 1281-5.
11) Gandhi GY(USA). Intensive intraoperative therapy versus conventional glucose management during cardiac surgery : a randomized trial. Ann Intern Med 207 ; 146 : 233-43.
12) **Buchleitner AM(Spain). Perioperative glycaemic control for diabetic patients undergoing surgery. Cochrane Database Syst Rev 2012 : CD007315.**
13) van den Berghe G(Belgium). Intensive insulin therapy in critically ill patients. N Engl J Med 2001 ; 345 : 1359-67.
14) van den Berghe G(Belgium). Intensive insulin therapy in the medical ICU. N Engl J Med 2006 ; 354 : 449-61.
15) **Finfer S(Australia). Intensive versus conventional glucose control in critically ill patients. N Engl J Med 2009 ; 360 : 1283-97.**
16) Brunkhorst FM(Germany). Intensive insulin therapy and pentastarch resuscitation in severe sepsis. N Engl J Med 2008 ; 358 : 125-39.
17) Annane D(France). Corticosteroid treatment and intensive insulin therapy for septic shock in adults : a randomized controlled trial. JAMA 2010 ; 303 : 341-8.
18) Macrae D(UK). A randomized trial of hyperglycemic control in pediatric intensive care. N Engl J Med 2014 ; 370 : 107-18.
19) Pitas AG(USA). Insulin therapy for critically ill hospitalized patients : a meta-analysis of randomized controlled trials. Arch Inern Med 2004 ; 164 : 2005-11.
20) **Wiener RS(USA). Benefits and risks of tight glucose control in critically ill adults : a meta-analysis. JAMA 2008 ; 300 : 933-44.**
21) Griesdale DE(Canada). Intensive insulin therapy and mortality among critically ill patients : a meta-analysis including NICE-SUGAR study data. CMAJ 2009 ; 180 : 821-7
22) Ling Y(China). Intensive versus conventional glucose control in critically ill patients : a meta-analysis of randomized controlled trials. Eur J Intern Med 2012 ; 23 : 564-74.
23) Zafar SN(Pakistan). Intensive insulin therapy in brain injury : a meta-analysis. J Neurotrauma 2011 ; 28 : 1307-17.
24) **Ooi YC(USA). Tight glycemic control redices infection and improves neurological outcome in critically ill neurosurgical and neurological patients. Neurosurgery 2012 ; 71 : 692-702.**
25) Allen PJ(USA). Pasireotide for postoperative pancreatic fistula. N Engl J Med 2014 ; 370 : 2014-22.

## 3つのポイント―避けられない術後合併症

①出血　②創感染　③吻合不全

手術は出血と感染との闘いの歴史でした．電気メスや超音波メスのおかげで出血は少なく，術後の出血はまれです．抗菌薬の適正使用で創感染も減りましたが，吻合不全はいつ起こるかわかりません．術後合併症は「神のみぞ知る」です．慢心や油断を神様は見逃しません．

## イグ・ノーベル賞

ハマグリにプロザックを投与してハマグリの幸せに貢献(1998年，生物学賞)
Fong PF(USA). Induction and potentiation of parturition in fingernail clams(Sphaerium striatinum) by selective serotonin re-uptake inhibitors(SSRIs). J Exp Zool 1998 ; 280 : 260-4.

## ② 循環血液量の維持
## アルブミン投与は有用か

　男性の喫煙率は1960年代を通じて80%前後を推移し，初めて70%を下回ったのは1983年のことである．高齢者と呼ばれる人たちの大半が，少なくとも過去には喫煙者であったことになる．日本人がタバコを吸っても長生きできることは統計上明らかであり，このことは「ジャパニーズ・パラドックス」と呼ばれ，世界中の禁煙推進者の頭を悩ませている．

　　　　　　　林　信吾，葛岡智恭『大日本「健康」帝国』平凡社新書

### Q 素朴な疑問

　手術患者や救急患者は低アルブミン血症を呈することが多い．血中アルブミンは栄養状態の指標であるだけでなく，膠質浸透圧の維持に重要であり，血液検査でアルブミン値が低いのを見ると，アルブミン製剤を投与して補正したくなる．手術患者や救急患者のアルブミン投与は，理論どおりに合併症や死亡を減らして転帰を改善させることができるのだろうか．

### 基本事項

　アルブミン製剤は，低温撹拌と遠心分離を6回繰り返すエタノール分画法で精製し，60℃・10時間で加熱処理して作られ，濃度4〜5%の「加熱ヒト血漿蛋白」，濃度20%か25%の「ヒト血清アルブミン」がある．容器のラベルには採血国と献血か否かが記載されており（アメリカは売血），1本あたりの価格は国内製品が7,000〜8,000円，輸入製品が5,000〜6,000円である．30℃以下の室温で保存し（冷蔵庫でもよいが凍結を避ける），使用期限は2年である．

　アルブミン製剤の適応は「膠質浸透圧の改善と循環血液量の是正」であり，使用指針には，

①出血性ショック（50%以上の大量出血），②重症熱傷（50%以上の広範囲熱傷），③肝硬変の難治性腹水（4L以上の大量穿刺），④循環血液量減少を伴う急性膵炎や腸閉塞，⑤循環動態不安定な血液透析や人工心肺，⑥難治性の浮腫や肺水腫を伴うネフローゼ症候群や術前術後があり，不適切な使用法として，蛋白源としての栄養補給，単なるアルブミン濃度の維持，脳虚血性障害防止のための投与，末期患者への投与がある．

### 医学的証拠

#### ▶ 手術患者や重症患者の臨床試験

　中国の臨床試験（N=127）では，術後に低アルブミン血症がある消化器手術患者をアルブミンと生理食塩水に割りつけると，アルブミン投与の患者は回復が遅く，術後合併症がやや多く（23% vs 13%，P=0.1），結論は「**消化器手術直後の低アルブミン血症でアルブミンを投与しても補正効果や臨床経過に利点はない**」[1]．

　ドイツの臨床試験（N=50）では，術前に低アルブミン血症がある心臓手術患者（≧80歳）をアルブミンと代用血漿（hydroxyethyl starch：

HES)に割りつけると，術後の炎症反応(IL-6, 10)・内皮活性(ICAM-1)・腎機能(Cr/GFR/GST-α/NGAL)には差がない[2]．

オーストラリアとニュージーランドの臨床試験(N＝6,997)では，集中治療室の重症患者をアルブミンと生理食塩水に割りつけると，呼吸器装着期間・ICU滞在期間・入院期間・死亡率は差がなく[3]，アルブミンによる死亡のリスク比はアルブミン値2.5g/dL以下の患者が0.87[0.73-1.05]，アルブミン値2.5g/dL以上の患者が1.09[0.92-1.28]である[4]．

フランスやベルギーなどの大規模な臨床試験(N＝2,857)では，循環血液量減少性ショック患者を膠質液(colloid，アルブミンや代用血漿)と晶質液(crystalloid，生理食塩水かRinger液)に割りつけると，血液透析・ICU滞在・ICU死亡・28日死亡・在院死亡は差がなく，結論は「**循環血液量減少性ショック患者は膠質液と晶質液で28日死亡率に差がない**」[5]．

低アルブミン血症に伴う肺傷害患者はアルブミンを投与すると呼吸動態が改善する可能性があり，アメリカの臨床試験(N＝40)では，低蛋白血症(＜6g/dL)による急性肺傷害で呼吸器管理を行っている患者をアルブミン投与の有無で割りつけると，酸素化指数($PaO_2/FiO_2$)は差がある(＋43 mmHg vs －24 mmHg/1日目，＋49 mmHg vs －13 mmHg/3日目)[6]．

▶ 重症患者のメタ分析

19の臨床試験のメタ分析(N＝1,315)では，重症患者を膠質液(アルブミン)と晶質液(生理食塩水)に分けると，死亡率は24％と20％であり，膠質液による死亡のリスク比は1.19[0.98-1.45]であり，結論は「循環血液量を維持する目的で重症患者に膠質液を使用するのは支持できない」[7]．

24の臨床試験のメタ分析(N＝1,204)では，重症患者を膠質液と晶質液に分けると，死亡率は16％と10％で差があり，膠質液による死亡のリスク比は1.68[1.26-2.23]であり，原因別の死亡率とリスク比は，熱傷が29％と10％で2.40[1.11-5.19]，低ナトリウム血症が16％と10％で1.69[1.07-2.67]，循環血液量減少が15％と8％で1.46[0.92-2.22]であり，結論は「**アルブミンが重症患者の死亡を減らすという証拠はなく，死亡を増やす可能性が高い**」[8]．

42の臨床試験のメタ分析(N＝2,958)では，重症患者を膠質液と晶質液に分けると，死亡率は19％と17％で差がなく，膠質液による死亡のリスク比は1.11[0.95-1.28]であり，原因別の死亡率とリスク比は，熱傷が25％と15％で1.76[0.97-3.17]，外傷・手術が13％と11％で1.12[0.85-1.46]，低アルブミン血症が15％と10％で1.59[0.91-2.78]であり，結論は「アルブミン投与が死亡率に影響することはなく，あったとしてもわずかである」[9]．

▶ 重症患者のコクランレビュー

Cochrane Injuries Group Spesialised Registerが行った32の臨床試験のメタ分析(N＝8,452)では，アルブミンによる重症患者の死亡のリスク比は1.04[0.95-1.13]であり，原因別には，循環血液量減少が1.01[0.92-1.10]，低ナトリウム血症が1.38[0.94-2.02]，熱傷が2.40[1.15-5.19]である[10]．

38の臨床試験のメタ分析(N＝10,842)では，アルブミンによる重症患者の死亡のリスク比は1.02[0.92-1.13]であり，原因別には，低ナトリウム血症が1.26[0.84-1.88]，熱傷が2.93[1.28-6.72]であり，結論は「重症患者ではアルブミンが生理食塩水に比べて死亡率が低いという証拠はない」[11]．

16の臨床試験のメタ分析(N＝4,190)では，アルブミンによる敗血症患者の死亡のリスク比は0.93[0.86-1.01，P＝0.07]であり，結論は「敗血症の重症患者はアルブミンを投与しても死亡率は減らないので使用は勧められない」[12]．

33の臨床試験のメタ分析(N＝5,484)では，アルブミンによる重症患者の死亡のリスク比は0.90[0.68-1.20]であり[13]，70の臨床試験のメタ

分析(N=22,390)では，アルブミンによる重症患者の死亡のリスク比は1.01[0.93-1.10]，代用血漿による重症患者の死亡のリスク比は1.10[1.02-1.19]であり，結論は「**膠質液の投与が外傷・熱傷・手術患者の死亡を減らすという証拠はなく，代用血漿の投与は死亡を増やす可能性がある**」[14]．

### ▶ 脳挫傷や脳梗塞の患者

オセアニアの臨床試験(N=460)では，脳挫傷患者をアルブミンと生理食塩水に割りつけると，2年死亡率は33%と20%で差があり，アルブミンによる死亡のリスク比は1.63[1.17-2.26]であり，とくに高度脳挫傷患者では1.88[1.31-2.70]であり，結論は「**脳挫傷患者のアルブミン投与は生理食塩水に比べて死亡率が高い**」[15]．

北アメリカの臨床試験(N=841)では，脳梗塞患者をアルブミンとプラセボに割りつけると，転帰良好(Rankin/NIHSS score)は44%と44%で差がなく，有症状脳内出血(≦24時間)は4%と2%，肺水腫は13%と1%でアルブミン投与のほうが多く，結論は「**脳梗塞患者にアルブミンを投与する臨床的なメリットはない**」[16]．

### ▶ 腹水穿刺の肝硬変患者

スペインの臨床試験(N=72)では，肝硬変患者の腹水穿刺をアルブミンと生理食塩水に割りつけると，循環不全は11%と33%で差があるが，排液量が少ない患者(≦6L)では6%と7%で差がない[17]．

17の臨床試験のメタ分析(N=1,225)では，肝硬変患者の大量腹水穿刺(5.5〜15.9L)をアルブミンと生理食塩水に分けると，循環不全は15%と31%，死亡は12%と14%で差があり，アルブミンによる循環不全のリスク比は0.39[0.27-0.55]，死亡のリスク比は0.64[0.41-0.98]であり，結論は「**肝硬変患者の大量腹水穿刺ではアルブミンを投与すると循環不全や死亡が減少する**」[18]．

## 補足事項

重症感染症や敗血症の患者に関する27の臨床試験のメタ分析(N=2,202)では，免疫グロブリンによる死亡のリスク比は0.79[0.69-0.90]であり[19]，厳選した20の臨床試験のメタ分析(N=2,621)では，死亡のリスク比は0.74[0.62-0.89]である[20]．

ポリクローナル抗体に限ると，14の臨床試験のメタ分析(N=1,450)では，免疫グロブリンによる死亡のリスク比は0.66[0.53-0.83]であるが，質の高い4つの臨床試験に限ると0.96[0.71-1.30]であり[21]，43の臨床試験のメタ分析でも，免疫グロブリンによる死亡のリスク比は0.81[0.70-0.93]であるが，質の高い5つの臨床試験に限ると1.01[0.93-1.09]である[22]．

## 筆者の意見

重症患者を対象にする臨床試験は，一定の基準を満たす均質な患者を多数確保することがむずかしく，患者や病気の因子の影響を受けるため，結果はばらつきが大きい．高価な薬剤や血液製剤の効果を評価する臨床試験は，製薬会社との癒着や資金提供のような利益相反(conflict of interest)があるため，有効性が証明されなかった研究は雑誌に投稿・掲載されにくく(出版バイアス)，重症患者に投与する血液製剤の有効性は過大評価されやすい．

日本はアルブミンの大量消費国であり，30年前は世界のアルブミンの1/3を消費していた．1986(昭和61)年に厚生省が「血液製剤の使用適正化基準」を発表するとアルブミン使用量は減少し(図Ⅲ-3)，現在はアメリカに次いで2位であるが，アルブミン自給率は今も低く(2011年，58%)，都道府県別の使用量は4倍以上の差がある(図Ⅲ-4)．医療は「論より証拠」(セオリーよりエビデンス)であり，高価な

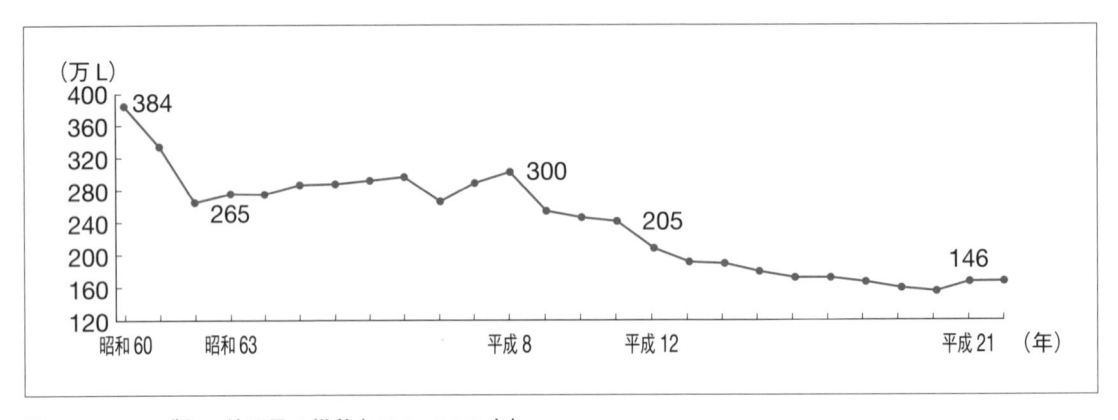

図Ⅲ-3　アルブミン使用量の推移（1985〜2010年）
（厚生労働省「血液製剤の用途と使用量」http://www.mhlw.go.jp/new-info/kobetu/iyaku/kenketsugo/2r/pdf/5-2.pdf より）

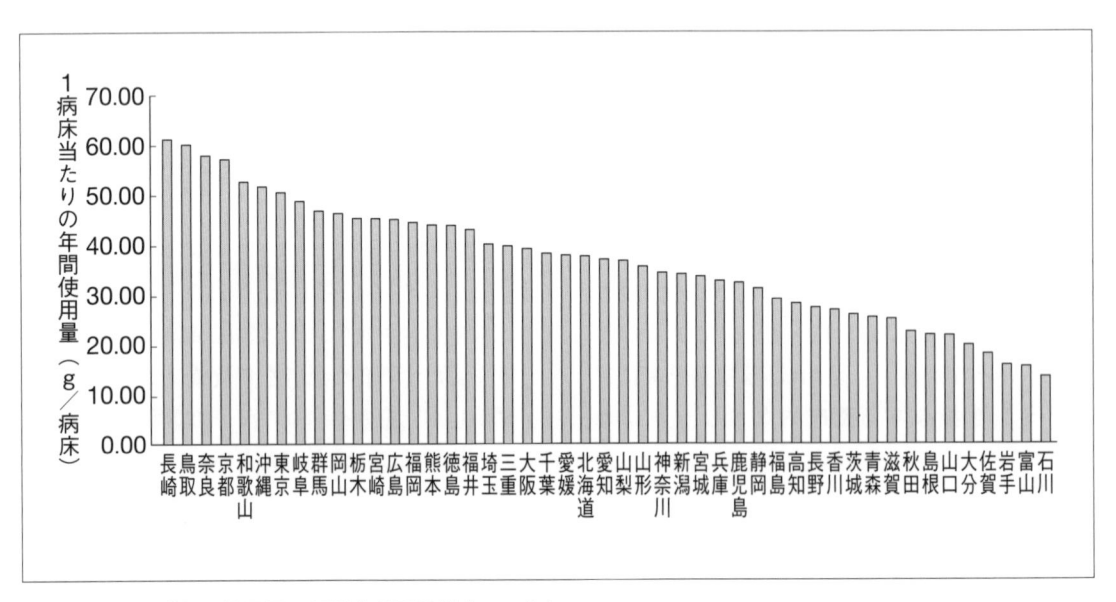

図Ⅲ-4　アルブミン使用量の都道府県別比較（2010年）
（厚生労働省「血液製剤の用途と使用量」http://www.mhlw.go.jp/new-info/kobetu/iyaku/kenketsugo/2r/pdf/5-2.pdf より）

アルブミンやグロブリンを安易に使用してはいけない．

## A　疑問の解決

「アルブミン投与は有用か」という問いには，「手術患者や重症患者にアルブミンを投与しても経過や転帰は改善しない」と答えられ，「脳挫傷や脳虚血の患者にアルブミンを投与すると合併症や死亡が増加する」とも答えられるが，「肝硬変患者の大量腹水穿刺ではアルブミンを投与すると循環不全や死亡が減少する」と答えてもよい．

○文献

1) Yuan XY (China). Is albumin administration bene-

ficial in early stage of postoperative hypoalbuminemia following gastrointestinal surgery? A prospective randomized controlled trial. Am J Surg 2008 ; 196 : 751-5.
2) Boldt J(Germany). Is albumin administration in hypoalbuminemic elderly cardiac surgery patients of benefit with regard to inflammation, endothelial activation, and long-term kidney function? Anesth Analg 2008 ; 107 : 1496-503.
3) Finfer S(Australia). A comparison of albumin and saline for fluid resuscitation in the intensive care unit. N Engl J Med 2004 ; 350 : 2247-56.
4) Finfer S(Australia). Effect of baseline serum albumin concentration on outcome of resuscitation with albumin or saline in patients in intensive care units : analysis of data from the saline versus albumin fluid evaluation(SAFE)study. BMJ 2006 ; 333 : 1044.
5) Annane D(France). Effects of fluid resuscitation with colloids vs crystalloids on mortality in critically ill patients presenting with hypovolemic shock : the CRISTAL randomized trial. JAMA 2013 ; 310 : 1809-17.
6) Martin GS(USA). A randomized, controlled trial of furosemide with or without albumin in hypoproteinemic patients with acute lung injury. Crit Care Med 2005 ; 33 : 1681-7.
7) Schierhaut G(UK). Fluid resuscitation with colloid or crystalloid solutions in critically ill patients : a systematic review of randomised trials. BMJ 1998 ; 316 : 961-4.
8) Cochrane Injuries Group Albumin Reviewers(UK). Human albumin administration in critically ill patients : systematic review of randomised controlled trials. BMJ 1998 ; 317 : 235-40.
9) Wilkes MM(USA). Patient survival after human albumin administration : a meta-analysis of randomized, controlled trials. Ann Intern Med 2001 ; 135 : 149-64.
10) Liberati A(Italy). Human albumin solution for resuscitation and volume expansion in critically ill patients. Intern Emerg Med 2006 ; 1 : 243-5.
11) Roberts I(UK). Human albumin solution for resuscitation and volume expansion in critically ill patients. Cochrane Database Syst Rev 2011 : CD001208.
12) Patel A(UK). Randomised trials of human albumin for adults with sepsis : systematic review and meta-analysis with trial sequential analysis of all-cause mortality. BMJ 2014 ; 349 : g4561.
13) Bunn F(UK). Colloid solutions for fluid resuscitation. Cochrane Database Syst Rev 2012 : CD001319.
14) Perel P(UK). Colloids versus crystalloids for fluid resuscitation in critically ill patients. Cochrane Database Syst Rev 2013 : CD000567.
15) Myburgh J(Australia). Saline or albumin for fluid resuscitation in patients with traumatic brain injury. N Engl J Med 2007 ; 357 : 874-84.
16) Ginsberg MD(USA). High-dose albumin treatment for acute ischaemic stroke(ALIAS)part 2 : a randomised, double-blind, phase 3, placebo-controlled trial. Lancet Neurol 2013 ; 12 : 1049-58.
17) Sola-Vera J(Spain). Randomized trial comparing albumin and saline in the prevention of paracentesis-induced circulatory dysfunction in cirrhotic patients with ascites. Hepatology 2003 ; 37 : 1147-53.
18) Bernardi M(Italy). Albumin infusion in patients undergoing large-volume paracentesis : a meta-analysis of randomized trials. Hepatology 2012 ; 55 : 1172-81.
19) Kreymann KG(Germany). Use of polyclonal immunoglobulins as adjunctive therapy for sepsis or septic shock. Crit Care Med 2007 ; 35 : 2677-85.
20) Turgeon AF(Canada). Meta-analysis : intravenous immunoglobulin in critically ill adult patients with sepsis. Ann Intern Med 2007 ; 146 : 193-203.
21) Laupland KB(Canada). Polyclonal intravenous immunoglobulin for the treatment of severe sepsis and septic shock in critically ill adults : a systematic review and meta-analysis. Crit Care Med 2007 ; 35 : 2686-92.
22) Alejandria MM(Philippines). Intravenous immunoglobulin for treating sepsis, severe sepsis and septic shock. Cochrane Database Syst Rev 2013 : CD001090.

### 3つのポイント — 鑑別診断を考えるとき

①日常的な病気　②専門的な病気　③致命的な病気

鑑別診断は3種類に分けます．最初に頻度が高い病気(common disease)を考えます(まれな病気の典型的な症状より普通の病気のまれな症状である)．次に専門医に治療を依頼するような重要な病気を考えます．最後にまれだけど見逃すと命を落とす重大な病気を考えます．

### イグ・ノーベル賞

高い偽薬は安い偽薬に比べて効果が大きいことを実証(2008年，医学賞)
Waber RL(Singapore). Commercial features of placebo and therapeutic efficacy. JAMA 2008 ; 299 : 1016-7.

# 3 炎症反応の制御
## ステロイド投与は有用か

　カテコラミンをはじめとする手術に対する侵襲反応は，やはりからだを危険から防衛するために起こっているのである．ただし，手術の侵害作用に正面から立ち向かうのではなく，からだを侵害作用の場から遠ざけることで安全を図ろうという戦略である．神様は私たちの浅慮をこえた単純明快な方法でからだを防衛している，といえよう．

辻　秀男　『手術とからだ』　中公新書

## Q 素朴な疑問

　生体にとって手術は「傷害（injury）」であり，生体は自律神経・ホルモン・サイトカインを総動員して手術に耐え，手術から回復しようとする．手術侵襲が大きいほど生体の反応やダメージは大きく，回復に時間がかかる．ステロイドを使って炎症反応を制御すると，術後の回復は早いのだろうか．周術期にステロイドを投与すると，術後合併症が減るのだろうか．

## 基本事項

　生体がストレスを受けると，副腎髄質からはアドレナリンとノルアドレナリン，副腎皮質からはコルチゾール（糖質コルチコイド）とアルドステロン（鉱質コルチコイド）が分泌され，交感神経緊張状態と同じように「闘争か逃走か」（fight or flight）の状態になり，循環器と呼吸器が活発に働き，新陳代謝（異化作用）が亢進し，炎症反応や免疫機能に抑制がかかる．

　合成ステロイド薬は3種類に大別され，速効型のコルチゾンやヒドロコルチゾンは半減期1時間で鉱質コルチコイド作用（ナトリウム蓄積）が強く，遅効型のデキサメタゾンやベタメタゾンは半減期5時間で糖質コルチコイド作用（炎症反応抑制）が強く，中間型のプレドニゾロンやメチルプレドニゾロンは半減期3時間で速効型と遅効型の中間的な作用を示す．

## 医学的証拠

### ▶ 手術侵襲とステロイド

　消化器手術でステロイドを投与すると術後合併症が減少し，食道切除の臨床試験（N=66）では，ステロイド（メチルプレドニゾロン 10 mg/kg）を投与したほうが臓器不全は少ないが（33% vs 61%）[1]，食道切除の別の臨床試験（N=40）では，ステロイド（メチルプレドニゾロン 500 mg）を投与しても術後合併症の頻度は差がない[2]．

　大腸切除の臨床試験（N=52）では，ステロイド（メチルプレドニゾロン 30 mg/kg）の有無で術後合併症は差がなく[3]，肝切除の臨床試験（N=33）でも，ステロイド（メチルプレドニゾロン 500 mg）の有無で術後合併症は差がなく[4]，肝切除の別の臨床試験（N=20）でも，ステロイド（メチルプレドニゾロン 30 mg/kg）の有無で術後合併症は差がない[5]．

食道切除のメタ分析(N=146)では，ステロイドによる呼吸器合併症のリスク比は0.23[0.08-0.65]であり[6]，肝切除のメタ分析(N=396)では，ステロイドによる術後合併症のリスク比は0.76[0.57-0.99]であり[7]，腹部手術のメタ分析(N=439)では，ステロイドによる術後合併症のリスク比は0.37[0.21-0.64]であり，結論は**「侵襲が大きい腹部手術では術前ステロイド投与で術後合併症が減少する」**[8]。

なお，腹腔鏡手術でステロイドを投与すると嘔気や嘔吐が減少し，腹腔鏡下胆嚢摘出のメタ分析(N=2,174)では，デキサメタゾンによる嘔気のリスク比は0.59[0.48-0.72]，嘔吐のリスク比は0.41[0.30-0.55]であり[9]，腹腔鏡下子宮卵巣手術のメタ分析(N=1,695)では，デキサメタゾンによる嘔気のリスク比は0.56[0.45-0.71]，嘔吐のリスク比は0.35[0.25-0.48]である[10]。

### ▶ 心房細動とステロイド

心臓手術でステロイドを投与すると心房細動が減少し，冠動脈バイパスの臨床試験(N=88)では，ステロイド(術前メチルプレドニゾロン1g，術後デキサメタゾン4mg×4回)を投与すると術後合併症は多いが(44% vs 19%)，心房細動は少なく(21% vs 51%)[11]，心臓手術の臨床試験(N=241)では，ステロイド(ヒドロコルチゾン100mg×10回/4日)を投与すると心房細動が少ない(30% vs 48%)[12]。

44の臨床試験のメタ分析(N=3,205)では，ステロイドによる心房細動のリスク比は0.71[0.59-0.87]，死亡のリスク比は0.73[0.45-1.18][13]であり，50の臨床試験のメタ分析(N=3,323)でも，ステロイドによる心房細動のリスク比は0.74[0.63-0.86]，死亡のリスク比は0.72[0.45-1.14]であり，結論は**「心臓手術では低用量ステロイドが心房細動の減少に有効である」**[14]。

なお，ステロイドを内服している人は心房細動を起こしやすく，オランダのコホート研究(N=7,893)では，ステロイドによる心房細動のリスク比は3.75[2.38-5.87]であり[15]，デンマークのコホート研究(N=20,221)では，ステロイドによる心房細動のリスク比は1.92[1.79-2.06]である[16]。

### ▶ 敗血症とステロイド

フランスの臨床試験(N=300)では，ステロイド(ヒドロコルチゾン50mg×4回×7日+フルドロコルチゾン50μg×1回×7日)を投与すると28日死亡率が低く(53% vs 63%)，結論は**「敗血症性ショックで副腎不全がある患者はステロイドで死亡が減少する」**[17]。

ただし，イスラエルの臨床試験(N=499)では，ステロイド(ヒドロコルチゾン50mg×4回×5日)の有無で28日死亡率は差がなく(32% vs 34%)[18]，サウジアラビアの臨床試験(N=75)では，ステロイド(ヒドロコルチゾン50mg×4回×8日)を投与すると重篤な合併症が多く(64% vs 39%)，28日死亡率がやや高い(85% vs 72%，P=0.1)[19]。

13の臨床試験のメタ分析(N=696)では，ステロイドによる死亡のリスク比は1.01[0.94-1.09]であり[20]，16の臨床試験のメタ分析(N=2,063)では，28日死亡のリスク比は0.92[0.75-1.14]であるが，ICU死亡のリスク比は0.83[0.70-0.97]である[21]。17の臨床試験のメタ分析(N=2,138)では，ステロイドによる28日死亡のリスク比は0.84[0.71-1.00](P=0.05)であり，低用量ステロイドに限ると0.84[0.72-0.97]であり，結論は**「敗血症患者では低用量ステロイドが死亡の減少に有効である」**[22]。

なお，急性呼吸促迫症候群(ARDS)の治療でステロイドを投与すると死亡が減少し，5つの臨床試験のメタ分析(N=571)では，ステロイドによる死亡のリスク比は0.62[0.23-1.26]であるが，ARDSの予防でステロイドを投与すると死亡が増加し，4つの臨床試験のメタ分析(N=502)では，ステロイドによる死亡のリスク比は1.55[0.58-4.05]である[23]。

### ▶ ステロイドカバー

　ステロイドを常用すると副腎皮質が萎縮し，手術侵襲に対する反応性分泌が起きないため，周術期はストレス量のステロイド投与が必須であるが，アメリカの臨床研究(N＝331)では，ステロイドカバーを行わずに副腎摘出を行うと(92％は腹腔鏡手術)，ステロイド常用者で急性副腎不全を起こしたのは57人中4人(7％)である[24]．

　2つの臨床試験(N＝37)と7つの臨床研究(N＝278)のメタ分析では，ルーチンのステロイドカバーは不要であり，日常量(生理量)の投与で十分であるが[25]，コクランレビューでは，「**臨床試験は患者数が少なく，ステロイドカバーを肯定する根拠も否定する根拠もない**」[26]．

## 補足事項

　慢性閉塞性肺疾患(COPD)は吸入ステロイドを使うと口腔カンジダ症・肺炎・結核が多いが[27,28]，急性咽頭炎はステロイドを使うと治癒が早い[29]．副鼻腔炎は鼻腔洗浄にステロイドを使うと症状の軽快がよく[30]，鼻茸はステロイドを局所投与すると縮小し，摘出後の再発が少ないが[31]，扁桃摘出はステロイドを使うと出血による再手術が多い(2.3倍)[32]．

　急性脊髄損傷はステロイドを使うと運動機能の回復がよいが[33]，外傷性視神経症はステロイドを使っても視力の回復はよくない[34]．片頭痛はステロイドを使うと再発が少なく(0.7倍)[35]，脊髄穿刺後頭痛はステロイドを使うと頭痛が軽いが[36]，脊髄穿刺で予防的にステロイドを使うと頭痛が多い[37]．

　顔面神経麻痺はステロイドを使うと回復不良が少なく(0.7倍)[38]，川崎病はアスピリンや免疫グロブリンにステロイドを併用すると冠動脈瘤の合併が少ないが(0.3倍)[39,40]，頭部外傷はステロイドを使うと死亡が増え[41,42]，減量手術や大腸手術は抗炎症性鎮痛薬(NSAIDs)を使うと吻合不全が増える(1.2倍)[43]．

## 筆者の意見

　傷害や侵襲を受けた生体は，内部環境を守り恒常性を維持するために防御反応を起こすが，人体にメスを入れて臓器を切除する手術は想定外の侵襲であり，過剰な生体反応が起こっても

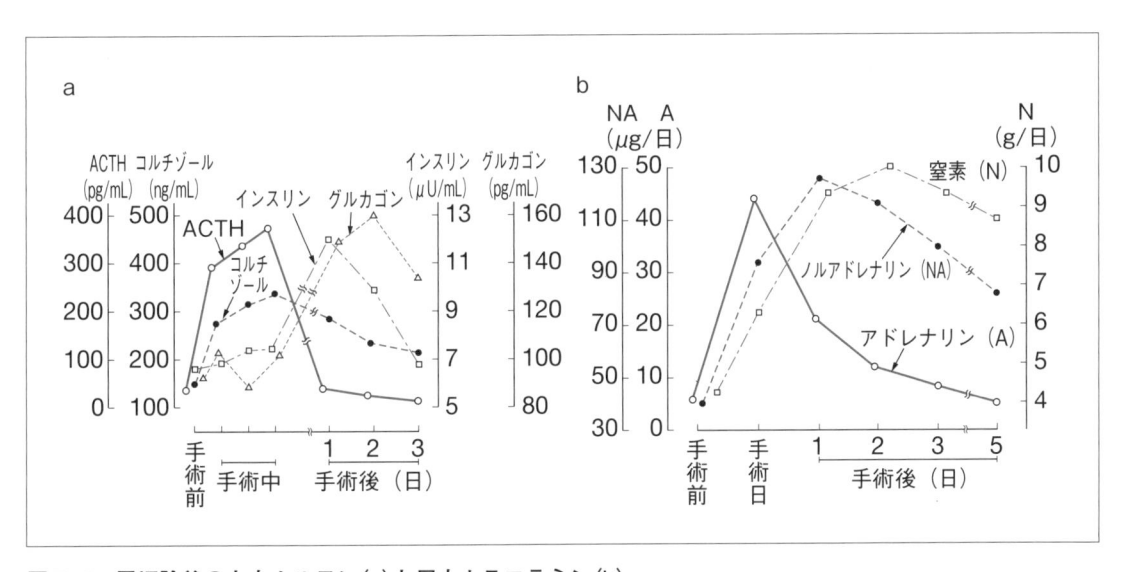

図Ⅲ-5　胃切除後の血中ホルモン(a)と尿中カテコラミン(b)
(辻 秀男：手術とからだ―神様は天の邪鬼．p61，中央公論社，1996より抜粋)

不思議ではない．過剰な生体反応を防ぐ手段には，麻薬による視床下部抑制や硬膜外麻酔による交感神経遮断があるが，ステロイドによる「偽装的炎症反応」が有効かもしれない．

辻秀男の名著『手術とからだ』(中公新書)は必読の書である．2人の生理学者キャノン(Walter Bradford Cannon,「闘争か逃走か」反応を提唱)とセリエ(Hans Selye，ストレス学説を提唱)に啓発されて副腎のホルモン分泌に興味を持ち，1959年にアメリカ留学して最先端の麻酔を学び，手術に対する生体反応の解明と制御を追究した外科医の洞察は感動的である(図III-5)．

ストレスに耐えて生体の恒常性を維持するコルチゾールはコレステロールから合成され，種を保存するための性ホルモンもコレステロールから合成され，細胞膜や髄鞘の主要成分もコレステロールである．生体の構成，生命の維持，種族の保存に不可欠なコレステロールを低下させるスタチンを避け，縁の下の力持ちである副腎と日常の適度なストレスを大切にしたい．

## A 疑問の解決

「ステロイド投与は有用か」という問いには，**「食道切除や肝切除では術前ステロイド投与が術後合併症の減少に有効である」**と答えられ，**「心臓手術では低用量ステロイドが心房細動の減少に有効である」**とも答えられるが，**「臨床試験は患者数が少なく，ステロイドカバーを肯定する根拠も否定する根拠もない」**と答えてもよい．

### ●文献

1) Sato N(Japan). Randomized study of the benefits of preoperative corticosteroid administration on the postoperative morbidity and cytokine response in patients undergoing surgery for esophageal cancer. Ann Surg 2002;236:184-90.
2) Yano M(Japan). Is preoperative methylprednisolone beneficial for patients undergoing esophagectomy? Hepatogastroenterology 2005;52:481-5.
3) Vignali A(Italy). Effect of prednisolone on local and systemic response in laparoscopic vs. open colonic surgery: a randomized, double-blind, placebo-controlled trial. Dis Colon Rectum 2009;52:1080-8.
4) Yamashita Y(Japan). Effects of preoperative steroid administration on surgical stress in hepatic resection: prospective randomized trial. Arch Surg 2001;136:328-33.
5) Schmidt SC(Germany). Preoperative high-dose steroid administration attenuates the surgical stress response following liver resection: results of a prospective randomized study. J Hepatobiliary Pancreat Surg 2007;14:484-92.
6) Raimondi AM(Brazil). Perioperative glucocorticoid administration for prevention of systemic organ failure in patients undergoing esophageal resection for esophageal carcinoma. Sao Paulo Med J 2006;124:112-5.
7) Orci LA(Switzerland). Systematic review and meta-analysis of the effect of perioperative steroids on ischaemia-reperfusion injury and surgical stress response in patients undergoing liver resection. Br J Surg 2013;100:600-9.
8) **Srinivasa S(New Zealand). Preoperative glucocorticoid use in major abdominal surgery: systematic review and meta-analysis of randomized trials. Ann Surg 2011;254:183-91.**
9) Karanicolas PJ(Canada). The impact of prophylactic dexamethasone on nausea and vomiting after laparoscopic cholecystectomy: a systematic review and meta-analysis. Ann Surg 2008;248:751-62.
10) Pham A(Canada). Dexamethasone for antiemesis in laparoscopic gynecologic surgery: a systematic review and meta-analysis. Obstet Gynecol 2012;120:1451-8.
11) Prasongsukarn K(Canada). The effects of steroids on the occurrence of postoperative atrial fibrillation after coronary artery bypass grafting surgery: a prospective randomized trial. J Thorac Cardiovasc Surg 2005;130:93-8.
12) Halonen J(Finland). Corticosteroids for the prevention of atrial fibrillation after cardiac Surgery: a randomized controlled trial. JAMA 2007;297:1562-7.
13) Whitlock RP(Canada). Clinical benefit of steroid use in patients undergoing cardiopulmonary bypass: a meta-analysis of randomized trials. Eur Heart J 2008;29:2592-600.
14) **Ho KM(Australia). Benefits and risks of corticosteroid prophylaxis in adult cardiac surgery: a dose-response meta-analysis. Circulation 2009;119:1853-66.**

15) van der Hooft CS(Netherlands). Corticosteroids and the risk of atrial fibrillation. Arch Intern Med 2006 ; 166 : 1016-20.
16) Christiansen CF(Denmark). Glucocorticoid use and risk of atrial fibrillation or flutter : a population-based, case-control study. Arch Intern Med 2009 ; 169 : 1677-83.
17) **Annane D(France). Effect of treatment with low doses of hydrocortisone and fludrocortisones on mortality in patients with septic shock. JAMA 2002 ; 288 : 862-71.**
18) Sprung CL(Israel). Hydrocortisone therapy for patients with septic shock. N Engl J Med 2008 ; 358 : 111-24.
19) Arabi YM(Saudi Arabia). Low-dose hydrocortisone in patients with cirrhosis and septic shock : a randomized controlled trial. CMAJ 2010 ; 182 : 1971-7.
20) Minneci PC(USA). Meta-analysis : the effect of steroids on survival and shock during sepsis depends on the dose. Ann Intern Med 2004 ; 141 : 47-56.
21) Annane D(France). Corticosteroids for severe sepsis and septic shock : a systematic review and meta-analysis. BMJ 2004 ; 329 : 480.
22) **Annane D(France). Corticostreoids in the treatment of severe sepsis and septic shock in adults : a systematic review. JAMA 2009 ; 301 : 2362-75.**
23) Peter JV(India). Corticosteroids in the prevention and treatment of acute respiratory distress syndrome(ARDS)in adults : meta-analysis. BMJ 2008 ; 336 : 1006-9.
24) Shen WT(USA). Selective use of steroid replacement after adrenalectomy : lessons from 331 consecutive cases. Arch Surg 2006 ; 141 : 771-4.
25) Marik PE(USA). Requirement of perioperative stress doses of corticosteroids : a systematic review of the literature. Arch Surg 2008 ; 143 : 1222-6.
26) **Yong SL(UK). Supplemental perioperative steroids for surgical patients with adrenal insufficiency. Cochrane Database Syst Rev 2012 : CD005367.**
27) Yang IA(Australia). Inhaled corticosteroids for stable chronic obstructive pulmonary disease. Cochrane Database Syst Rev 2012 : CD002991.
28) Dong YH(Taiwan). Use of inhaled corticosteroids in patients with chronic obstructive pulmonary disease and the risk of tuberculosis and influenza : a systematic review and meta-analysis of randomized controlled trials. Chest 2014 ; 145 : 1286-97.
29) Hayward G(Australia). Corticosteroids for pain relief in sore throat : systematic review and meta-analysis. BMJ 2009 ; 339 : b2976
30) Harvey R(UK). Nasal saline irrigations for the symptoms of chronic rhinosinusitis. Cochrane Database Syst Rev 2007 : CD006394.
31) Kalish L(Australia). Topical steroids for nasal polyps. Cochrane Database Syst Rev 2012 : CD006549.
32) Plante J(Canada). Effect of systemic steroids on post-tonsillectomy bleeding and reinterventios : systematic review and meta-analysis of randomised controlled trials. BMJ 2012 ; 345 : e5389.
33) Backen MB(USA). Steroids for acute spinal cord injury. Cochrane Database Syst Rev 2012 : CD001046.
34) Yu-Wai-Man P(UK). Steroids for traumatic optic neuropathy. Cochrane Database Syst Rev 2013 : CD006032.
35) Colman I(Canada). Parenteral dexamethasone for acute severe migraine headache : meta-analysis of randomised controlled trials for preventing recurrence. BMJ 2008 ; 336 : 1359-61.
36) Basurto OX(Spain). Drug therapy for treating post-dural puncture headache. Cochrane Database Syst Rev 2011 : CD007887.
37) Basurto OX(Spain). Drug therapy for preventing post-dural puncture headache. Cochrane Database Syst Rev 2013 : CD001792.
38) Salinas RA(Chile). Corticosteroids for Bell's palsy (idiopathic facial paralysis). Cochrane Database Syst Rev 2010 : CD001942.
39) Wooditch AC(USA). Effect of initial corticosteroid therapy on coronary artery aneurysm formation in Kawasaki disease : a meta-analysis of 862 children. Pediatrics 2005 ; 116 : 989-95.
40) Chen S(China). Intravenous immunoglobulin plus corticosteroid to prevent coronary artery abnormalities in Kawasaki disease : a meta-analysis. Heart 2013 ; 99 : 76-82.
41) Roberts I(UK). Effect of intravenous corticosteroids on death within 14 days in 10008 adults with clinically significant head injury(MRC CRASH trial) : randomised placebo-controlled trial. Lancet 2004 ; 364 : 1321-8.
42) Edwards P(UK). Final results of MRC CRASH, a randomised placebo-controlled trial of intravenous corticosteroid in adults with head injury : outcomes at 6 months. Lancet 2005 ; 365 : 1957-9.
43) Hakkarainen TW(USA). Nonsteroidal anti-inflammatory drugs and the risk for anastomotic failure : a report from Washington State Surgical Care and Outcome Assessment Program (SCOAP). JAMA Surg 2015[Epub ahead]

### 3つのポイント ― 見ればわかる医師の力

①カルテは診療力　②カンファは臨床力　③学会発表は教育力

カルテ(手術記録やサマリーも)を見れば，その医師の力量がわかります．カンファレンスに出れば，その診療科の底力がわかります．学会発表を見れば上級医の指導力がわかります．カルテや学会発表は，他人が見ていると意識して磨きあげないと恥ずかしい思いをします．

### イグ・ノーベル賞

ジェットコースターに乗ると喘息の症状が治ることを発見(2010年，医学賞)
Rietveld S(Netherlands). Rollercoaster asthma : when positive emotional stress interferes with dyspnea perception. Behav Res Ther 2006 ; 45 : 977-87.

# 4 手術の合併症
## 吻合不全は予後に影響するか

　事故を繰り返さないためには，原因や背景要因を徹底的に分析し，再発防止のための教訓を引き出す営みが必要だ．不幸な事故が起きたとき，一部の関係者に制裁を加えて一件落着という風潮がこれまでは強かった．しかし，原因の解明をおろそかにすれば，再び同じことが繰り返される．いま必要なのは「検証の文化」を育み，社会に根付かせることではないか．

出河雅彦　『ルポ医療事故』　朝日新書

### Q 素朴な疑問

　がんの手術は臓器切除やリンパ節郭清が必要であり，合併症や後遺症を覚悟しないといけない．消化管の手術で吻合不全を起こすと絶飲食になり，腹膜炎や腹腔内膿瘍を併発すると再手術が必要になる．術後合併症を起こすと患者は体力や免疫力が落ちるが，がんの手術で術後合併症は予後に影響するのだろうか．吻合不全を起こすと再発が増えるのだろうか．

### 基本事項

　吻合不全は「漏れ leak(age)」であり，限局して膿瘍になればドレナージで対処できるが，拡大して腹膜炎や敗血症になれば外瘻やストーマが必要になり，吻合部が狭窄すればブジーや再手術が必要になる．漏れの程度は「臨床的漏れ (clinical)」と「画像的漏れ (radiological)」，または「Grade A」(処置不要)・「Grade B」(処置必要)・「Grade C」(再手術) に分ける．

　吻合不全を創傷治癒不全と考えると，原因は腫瘍因子・治療因子・患者因子に分けられる．腫瘍因子には占居部位や進行度があり，治療因子には手術時間・出血量・輸血・吻合部緊張・下腸間膜動脈(IMA)高位結紮・腸管処置・保護ストーマがあり，患者因子には高齢・男性・喫煙・低酸素・貧血・低栄養・肥満・糖尿病・肝硬変・腎不全・ステロイド・鎮痛薬(NSAIDs)・抗腫瘍薬・術前照射がある (図Ⅲ-6)．

### 医学的証拠

#### ▶ 下部消化管の吻合不全

　直腸がん手術については，イギリスの臨床研究 (N=633) では，吻合不全を起こした患者は起こしていない患者と比べ局所再発が多く (25% vs 10%)，5年生存率が低く (53% vs 64%)[1]，ドイツの臨床研究 (N=1,741) でも，吻合不全を起こした患者は起こしていない患者と比べ局所再発が多く (18% vs 10%)，5年生存率が低く (71% vs 75%)[2]．オランダの臨床研究 (N=2,726) では，吻合不全を起こした患者は長期死亡が多い (1.3倍)[3]．

　大腸がん手術については，イギリスの臨床研究 (N=2,235) では，吻合不全を起こした患者は長期死亡が多く (2.0倍)[4]，フランスの臨床研究 (N=300) では，骨盤内膿瘍を生じた患者は

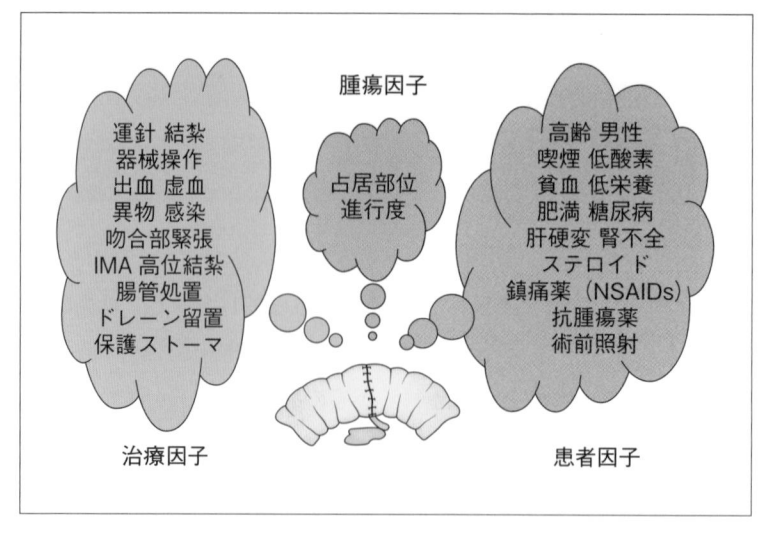

```
                    腫瘍因子
   運針 結紮              高齢 男性
   器械操作     占居部位   喫煙 低酸素
   出血 虚血    進行度    貧血 低栄養
   異物 感染             肥満 糖尿病
   吻合部緊張            肝硬変 腎不全
   IMA高位結紮           ステロイド
   腸管処置              鎮痛薬（NSAIDs）
   ドレーン留置           抗腫瘍薬
   保護ストーマ           術前照射

   治療因子                患者因子
```

図Ⅲ-6 吻合不全の危険因子

長期死亡が多く（2.2倍）[5]，香港の臨床研究（N=1,580）では，吻合不全を起こした患者は遠隔再発と長期死亡が多く（1.9倍，1.6倍），術後合併症を起こした患者は再発と長期死亡が多い（1.3倍，1.2倍）[6,7]．

アメリカの直腸がんの症例対照研究（N=97 vs N=194）では，吻合不全を起こした患者は局所再発が多く（11% vs 5%），腫瘍死が多く（29% vs 18%）[8]，21の臨床研究のメタ分析（N=21,902）では，直腸がん手術の吻合不全による局所再発のリスク比は2.05[1.51-2.80]，大腸がん手術の吻合不全による遠隔再発のリスク比は1.38[0.96-1.99, P=0.08]，腫瘍死のリスク比は1.75[1.47-2.10]であり，結論は「**直腸がん手術の吻合不全は局所再発が増え，大腸がん手術の吻合不全は腫瘍死が増える**」[9]．

その後，イギリスの大腸がんの臨床研究（N=423）やアメリカの直腸がんの臨床研究（N=1,127）では，吻合不全と腫瘍死は関連がないが[10,11]，短期死亡（≦4か月）を除いたデンマークの結腸がんの全国集計（N=9,333）では，吻合不全を起こした患者は遠隔再発が多く（26% vs 18%），吻合不全による遠隔再発のリスク比は1.42[1.13-1.78]，死亡のリスク比は1.20[1.01-1.44]であり，13の臨床研究のメタ分析（N=17,596）では，大腸がん手術の吻合不全による遠隔再発のリスク比は1.38[1.05-1.81]であり，結論は「**吻合不全は遠隔再発や長期死亡と関連がある**」[12]．

なお，22の臨床研究のメタ分析（N=10,343）では，低位前方切除の吻合不全の頻度は9%[3-28%]，手術死亡率は2%[0-8%]であり，手術死亡の33%は吻合不全と関連があり[13]，マウスの動物実験（N=70）では，盲腸がん切除後に細菌を注入して腹腔内感染を起こすと再発が多い（100% vs 65%）[14]．

## ▶ 上部消化管の吻合不全

胃がん手術については，ポーランドの臨床研究（N=690）では，胃全摘で吻合不全を起こした患者は50%生存期間が短く（11か月 vs 19か月）[15]，日本の臨床研究（N=400）では，腹腔鏡下胃切除で吻合不全を起こした患者は5年生存率が低い（81% vs 94%）[16]．中国の臨床研究（N=432）では，術後合併症を起こした患者は長期死亡が多く（2.5倍）[17]，日本の臨床研究（N=765）では，腹腔内感染を起こした患者は長期死亡が多く（2.5倍），結論は「**胃がんの手術で吻合**

不全は再発率や生存率に悪影響を及ぼす」[18]．

食道がん手術については，アメリカの臨床研究(N=285)では，術後合併症を起こした患者は50%生存期間が短く[19]，ベルギーの臨床研究(N=136)では，術後合併症を起こした患者は早期再発が多く(4.5倍)[20]，オランダの臨床研究(N=351)では，術後合併症を起こした患者は再発後の生存期間が短いが[21]，イタリアの臨床研究(N=522)とオーストラリアの臨床研究(N=618)では，術後合併症と再発や長期死亡は関連がない[22,23]．

### ● 肝肺切除の術後合併症

大腸がん肝転移の手術については，アメリカの臨床研究(N=251)では，術後合併症を起こした患者は再発が多く(2.4倍)[24]，アメリカの別の臨床研究(N=1,067)では，術後合併症を起こした患者は長期死亡が多く(1.5倍)[25]，イギリスの臨床研究(N=705)では，感染性合併症を起こした患者は再発と長期死亡が多く(1.4倍，1.8倍)，結論は「**大腸がん肝転移の手術で術後合併症は長期成績に影響する**」[26]．

アメリカの肺がん手術の全国集計(N=3,996)では，術後合併症による長期死亡のリスク比は1.38[1.17-1.64]であり[27]，腎臓がん手術の全国集計(N=12,618)では，術後合併症による長期死亡のリスク比は1.24[1.16-1.33]である[28]．

### ● 腹腔鏡手術の開腹移行

アメリカの腹腔鏡下大腸切除の全国集計(N=85,712)では，開腹移行の患者は術後合併症が多く(18% vs 7%)[29]，入院患者の全国集計(N=261,238)では，吻合不全と感染性合併症が多く(1.3倍，1.6倍)[30]，別の全国集計(N=121,910)では，吻合不全(1.6倍)・腸閉塞(1.5倍)・創感染(2.6倍)が多い[31]．

イギリスの腹腔鏡下大腸切除の全国集計(N=2,341)では，男性(2.7倍)・ASA Ⅲ/Ⅳ(1.6倍)・開腹歴(2.1倍)・肥満(2.3倍)・左側結腸切除(2.4倍)・低位前方切除(2.8倍)が開腹移行の危険因子であり，開腹移行の患者は吻合不全が多く[32]，日本の腹腔鏡下直腸切除の臨床研究(N=1,073)でも，開腹移行は術後合併症が多いが(2.1倍)[33]，最近の欧米の臨床研究では，腹腔鏡下大腸手術の開腹移行は術後合併症・再発・腫瘍死と関連がない[34-37]．

### ● 静脈血栓塞栓と予後

静脈血栓塞栓(VTE)はまれであるが，アメリカのがん専門病院の臨床研究(N=23,541)では，がんの手術でVTEを起こした患者は5年生存率が低く(44% vs 61%)，がんの種類や進行度をマッチングした症例対照研究(N=205 vs N=2,050)でも5年生存率が低く(68% vs 80%)，結論は「**がんの治癒切除では静脈血栓塞栓を起こした患者は予後不良である**」[38]．

## 補足事項

アメリカの全国集計(N=7,595)では，食道切除の吻合不全は，頸部吻合(1.4倍)・高血圧(1.3倍)・心不全(2.8倍)・腎不全(3.2倍)に多く[39]，オランダの全国集計(N=15,667)では，結腸切除の吻合不全は，男性(1.4倍)・ASA Ⅲ/Ⅳ(1.3倍)・緊急手術(1.3倍)・合併切除(1.4倍)・左側切除(1.7倍)・亜全摘(2.3倍)に多い[40]．

125の臨床試験のメタ分析(N=9,044)では，硬膜外麻酔の患者は，低血圧(4.9倍)が多く，肺炎(0.4倍)・呼吸不全(0.6倍)・深部静脈血栓(0.6倍)・心房細動(0.6倍)・心筋梗塞(0.7倍)・死亡(0.6倍)が少なく，吻合不全がやや多いが(リスク比1.36[0.72-2.57])[41]，19の観察研究のメタ分析(N=14,344)では，修練中の外科医の大腸手術は，吻合不全(0.7倍)・創感染(0.4倍)が少なく，骨盤内膿瘍・心筋梗塞・肺塞栓・手術死亡・腫瘍死は差がない[42]．

### 筆者の意見

吻合不全は屈辱である．外科医は一針一針に注意を払って縫合の技術を磨いたが，腹腔鏡手術や器械吻合では患者の体型や器械の不具合に責任を転嫁し，手技の未熟や失敗には目をつむってしまう（「自分の手術ができなかった」と言い訳する？）．吻合不全は予後にも影響することを知り，「縫合手技や器械操作に不手際はなかったか」と反省しないといけない．

先人は「成功には運や偶然もあるが，失敗には必ず原因がある」と言い，野球の野村克也監督は「負けに不思議の負けなし．最大の敵は鈍感」と言った．吻合不全を平気で器械や患者のせいにする外科医はメスを持つ資格がない．患者ごとにリスクを評価し，手技や操作に細心の注意を払い，吻合不全には「原因は何か」と振り返り，責任を感じて対応しないといけない．

## A 疑問の解決

「吻合不全は予後に影響するか」という問いには，「大腸がんの手術で吻合不全を起こした患者は局所再発と遠隔再発が多く長期死亡も多い」と答えられ，「胃がんの手術で吻合不全を起こした患者は再発と死亡が多い」とも答えられるが，「大腸がん肝転移の手術で術後合併症を起こした患者は再発が多い」と答えてもよい．

### 文献

1) Branagan G(UK). Prognosis after anastomotic leakage in colorectal surgery. Dis Colon Rectum 2005；48：1021-6.
2) Ptok H(Germany). Impact of anastomotic leakage on oncologic outcome after colorectal cancer resection. Br J Surg 2007；94：1548-54.
3) den Dulk M(Netherlands). Multicentre analysis of oncological and survival outcomes following anastomotic leakage after rectal cancer surger. Br J Surg 2009；96：1066-75.
4) McArdle C(UK). Impact of anastomotic leakage on long-term survival of patients undergoing curative resection for colorectal cancer. Br J Surg 2005；92：1150-4.
5) Laurent C(France). Efforts to improve local control in rectal cancer compromise survival by potential morbidity of optimal mesorectal excision. J Am Coll Surg 2006；203：684-91.
6) Law WL(Hong Kong). Anastomotic leakage is associated with poor long-term outcome in patients after curative colorectal resection for malignancy. J Gastrointest Surg 2007；11：8-15.
7) Law WL(Hong Kong). The impact of postoperative complications on long-term outcomes following curative resection for colorectal cancer. Ann Surg Oncol 2007；14：2559-66.
8) Eberhardt JM(USA). The impact of anastomotic leak and intra-abdominal abscess on cancer-related outcomes after resection for colorectal cancer：a case control study. Dis Colon Rectum 2009；52：380-6.
9) **Mirnezami A(UK). Increased local recurrence and reduced survival from colorectal cancer following anastomotic leak：systematic review and meta-analysis. Ann Surg 2011；253：890-9.**
10) Richards CH(UK). The impact of perioperative risk, tumor pathology and surgical complications on disease recurrence following potentially curative resection of colorectal cancer. Ann Surg 2011；254：83-9.
11) Smith JD(USA). Anastomotic leak is not associated with oncologic outcome in patients undergoing low anterior resection for rectal cancer. Ann Surg 2012；256：1034-8.
12) **Krarup PM(Denmark). Anastomotic leak increases distant recurrence and long-term mortality after curative resection for colonic cancer：a nationwide cohort study. Ann Surg 2014；259：930-8.**
13) Snijders HS(Netherlands). Meta-analysis of the risk for anastomotic leakage, the postoperative mortality caused by leakage in relation to the overall postoperative mortality. Eur J Surg Oncol 2012；38：1013-9.
14) Bohle B(Spain). Postoperative intra-abdominal infection increases angiogenesis and tumor recurrence after surgical excision of colon cancer in mice. Surgery 2010；147：120-6.
15) Sierzega M(Poland). Impact of anastomotic leakage on long-term survival after total gastrectomy for carcinoma of the stomach. Br J Surg 2010；97：1035-42.
16) Nagasako Y(Japan). Impact of anastomotic complications on outcome after laparoscopic gastrectomy for early gastric cancer. Br J Surg 2012；99：849-54.
17) Li QS(China). Impact of postoperative complications on long-term survival after radical resection

for gastric cancer. World J Gastroenterol 2013 ; 19 : 4060-5.
18) **Tokunaga M(Japan). Poor survival rate in patients with postoperative intra-abdominal infectious complications following curative gastrectomy for gastric cancer. Ann Surg Oncol 2013 ; 20 : 1575-83.**
19) Carrott PW(USA). Accordion severity grading system : assessment of relationship between costs, length of hospital stay, and survival in patients with complications after esophagectomy for cancer. J Am Coll Surg 2012 ; 215 : 331-6.
20) Lerut T(Belgium). Postoperative complications after transthoracic esophagectomy for cancer of the esophagus and gastroesophageal junction are correlated with early cancer recurrence : role of systematic grading of complications using the modified Clavien classification. Ann Surg 2009 ; 250 : 798-807.
21) Lagarde SM(Netherlands). Postoperative complications after esophagectomy for adenocarcinoma of the esophagus are related to timing of death due to recurrence. Ann Surg 2008 ; 247 : 71-6.
22) Ancona E(Italy). Surgical complications do not affect longterm survival after esophagectomy for carcinoma of the thoracic esophagus and cardia. J Am Coll Surg 2006 ; 203 : 661-9.
23) Hii MW(Australia). Impact of postoperative morbidity on long-term survival after oesophagectomy. Br J Surg 2013 ; 100 : 95-104.
24) Mavros MN(USA). Impact of complications on long-term survival after resection of colorectal liver metastases. Br J Surg 2013 ; 100 : 711-8.
25) Ito H(USA). Effect of postoperative morbidity on long-term survival after hepatic resection for metastatic colorectal cancer. Ann Surg 2008 ; 247 : 994-1002.
26) **Farid SG(UK). Correlation between postoperative infective complications and long-term outcomes after hepatic resection for colorectal liver metastasis. Ann Surg 2010 ; 251 : 91-100.**
27) Rurth NM(USA). The long-term impact of surgical complications after resection of stage I non-small cell lung cancer : a population-based survival analysis. Ann Surg 2011 ; 254 : 368-74.
28) Tan HJ(USA). Postoperative complications and long-term survival among patients treated surgically for renal cell carcinoma. J Urol 2012 ; 187 : 60-6.
29) Simorov A(USA). Laparoscopic colon resection trends in utilization and rate of conversion to open procedure : a national database review of academic medical centers. Ann Surg 2012 ; 256 : 462-8.
30) Lu KC(USA). Laparoscopic converted to open colectomy : predictors and outcomes from the Nationwide Inpatient Sample. Am J Surg 2011 ; 201 : 634-9.
31) Kang CY(USA). Outcomes of laparoscopic colorectal surgery : data from the Nationwide Inpatient Sample 2009. Am J Surg 2012 ; 204 : 952-7.
32) Mackenzie H(UK). Risk prediction score in laparoscopic colorectal surgery training : experience from the English National Training Program. Ann Surg 2015 ; 261 : 338-44.
33) Yamamoto S(Japan). Impact of conversion on surgical outcomes after laparoscopic operation for rectal carcinoma. J Am Coll Surg 2009 ; 208 : 383-9.
34) Aytac E(USA). Factors affecting morbidity after conversion of laparoscopic colorectal resections. Br J Surg 2013 ; 100 : 1641-8.
35) Rottoli M(USA). Laparoscopic colorectal resection for cancer : effects of conversion on long-term oncologic outcomes. Surg Endosc 2012 ; 26 : 1971-6.
36) Allaix ME(Italy). Does conversion affect short-term and oncologic outcomes after laparoscopy for colorectal cancer? Surg Endosc 2013 ; 27 : 4596-607.
37) Rickert A(Germany). Influence of conversion on the postoperative and oncologic outcomes of laparoscopic resection for rectal cancer compared with primarily open resection. Surg Endosc 2013 ; 27 : 4675-83.
38) **Auer RA(Canada). Postoperative venous thromboembolism predicts survival in cancer patients. Ann Surg 2012 ; 255 : 963-70.**
39) Kassis ES(USA). Predictors of anastomotic leak after esophagectomy : an analysis of the Society of Thoracic Surgeons general thoracic database. Ann Thorac Surg 2013 ; 96 : 1919-26.
40) Bakker IS(Netherlands). Risk factors for anastomotic leakage and leak-related mortality after colonic cancer surgery in a nationwide audit. Br J Surg 2014 ; 101 : 424-32.
41) Popping DM(Switzerland). Impact of epidural analgesia on mortality and morbidity after surgery : systematic review and meta-analysis of randomized controlled trial. Ann Surg 2014 ; 259 : 1056-67.
42) Kelly M(UK). Systematic review and meta-analysis of trainee-versus expert surgeon-performed colorectal resection. Br J Surg 2014 ; 101 : 750-9.

### 3つのポイント ― 医師をダメにするもの

①ガイドライン　②クリニカルパス　③パンフレット

「治療方針は？」と聞くと，「ガイドラインに従って決めます」と答える内科医．「食事はいつ始める？」と聞くと，「パスに準じて始めます」と答える外科医．「その薬がベスト？」と聞くと，「パンフレットに書いてありました」と答える腫瘍医．ちょっと心配になります．

### イグ・ノーベル賞

著者の数が論文のページ数の100倍もある医学論文を発表（1993年，文学賞）
The GUSTO investigators (976 authors in 15 countries). An international randomized trial comparing four thrombolytic strategies for acute myocardial infarction. N Engl J Med 1993 ; 329 : 673-82.

# 5 貧血や出血の補正
## 輸血は予後に影響するか

「大丈夫」という言葉は，どのように使えばいいのでしょうか．まず大事なことは「○○すれば大丈夫」といった，条件付きの「大丈夫」だということです．「こういうことをしておけばきっと大丈夫だよ」というように，具体的に語ることです．その内容は，自分自身がかつて苦いときに経験し，そこで得た知識に基づいた言葉こそ，力を持ちます．

玄田有史　『希望のつくり方』　岩波新書

### Q 素朴な疑問

貧血や低栄養がある患者は創離開や吻合不全を起こしやすく，周術期の輸血と栄養補給が重要であるが，輸血を受けた患者は感染防御能や腫瘍免疫力が低下することが知られている．がんの手術が順調に経過するには，貧血や出血を輸血で補正しないといけないが，がん患者に輸血を行うと，感染性合併症や手術死亡が増えたり再発や転移が増えたりするのだろうか．

### 基本事項

以前は「10/30」ルールがあり，「ヘモグロビン(Hb)＜10 g/dL」「ヘマトクリット(Ht)＜30%」が輸血の適用基準であったが，最近は患者ごとに評価して輸血を最小限にとどめるべきであり，厚生労働省のガイドラインには，「輸血療法には一定のリスクを伴うことから，リスクを上回る効果が期待されるかどうかを十分に考慮し，適応を決める」と書かれている．

周術期輸血は貧血・併存疾患・術式・出血量・がん進行度などと関連があり，周術期輸血が治療成績や予後に及ぼす影響を調べるには，背景因子を揃える多変量解析が欠かせない．輸血の功罪を検証するには臨床試験が望ましいが，患者を輸血ありと輸血なしに割りつけることは不可能であり，対照群として自己血や白血球除去血を使う臨床試験が行われてきた．

### 医学的証拠

#### ▶ 大腸がん切除の臨床研究

大腸がん切除(N＝1,051)では(輸血率42%)，輸血は死亡の危険因子であるが(1.3倍)，再発の危険因子ではない[1]．直腸がん切除(N＝597)では(輸血率79%)，輸血は再発や死亡の危険因子ではなく[2]，別の直腸がん切除(N＝597)でも(輸血率54%)，輸血は再発や死亡の危険因子ではないが[3]，結腸がん切除(N＝531)では(輸血率25%)，輸血は術後合併症や手術死亡の危険因子である(2.4倍)[4]．

大腸がん切除(N＝368)では，輸血削減方針の導入前と導入後に分けると，輸血時Hb値は8.4 g/dLと7.3 g/dL，周術期輸血は28%と15%，術中輸血は12%と3%，輸血量は2単位と1単位であり，術後合併症や手術死亡は差がないが，4年生存率は差がある[5]．

### 大腸がん切除の臨床試験

　ドイツの臨床試験(N=120)では，大腸がん切除の輸血を通常血と自己血に割りつけると(輸血率52%)，中央値22か月の追跡で死亡率は差がないが，再発率は29%と17%で差があり，輸血による再発のリスク比は6.18[2.20-17.4]である[6]．

　オランダの臨床試験(N=475)では，大腸がん切除の輸血を通常血と自己血に割りつけると(輸血率56%)，中央値2.5年の追跡で再発率は34%と37%，死亡率は33%と38%で差がないが[7]，中央値20年の追跡で再発率は40%と52%，死亡率は72%と79%で差があり，自己血による再発のリスク比は1.39[1.05-1.83]，死亡のリスク比は1.24[1.00-1.54]であり，結論は「大腸がん手術で自己血は利点がなく，通常血に比べて再発と死亡が多い」[8]．

　オランダの別の臨床試験(N=697)では，大腸がん切除の輸血を通常血と白血球除去血に割りつけると(輸血率64%)，中央値36か月の追跡で再発率は差がなく[9]，中央値66か月の追跡で生存率も差がないが，輸血群と非輸血群の生存率は60%と73%で差がある[10]．

　デンマークの臨床試験(N=569)では，大腸がん切除の輸血を通常血と白血球除去血に割りつけると(輸血率44%)，通常血・白血球除去血・無輸血に分けられ，中央値84か月の追跡で生存率は37%・35%・52%で差があり，通常血による死亡のリスク比は1.36[1.02-1.83]，白血球除去血による死亡のリスク比は1.49[1.10-2.01]であり，結論は「大腸がん手術で輸血は生存率が下がり，通常血と白血球除去血は差がない」[11,12]．

　スウェーデンの臨床試験(N=642)では，大腸がん切除の輸血を通常血と白血球除去血に割りつけると(輸血率46%)，中央値100か月の追跡で50%生存期間は36か月と55か月(P=0.05)であり，輸血群と非輸血群の生存率は差があり，輸血による死亡のリスク比は1.4[1.1-1.8]である[13]．

　オランダの臨床試験(N=512)では，消化器がん切除の輸血を通常血と白血球除去血に割りつけると(輸血率47%)，中央値71か月の追跡で再発率や生存率は差がなく，別の臨床試験も含めた大腸がん切除(N=975)では(輸血率59%)，中央値74か月の追跡で再発率や生存率は差がないが，輸血群と非輸血群の再発率や生存率は差があり，輸血による再発のリスク比は1.32[1.04-1.67]，死亡のリスク比は1.48[1.14-1.91]である[14]．

### 大腸がん切除のメタ分析

　大腸がん治癒切除に関する36の研究のメタ分析(N=12,127)では，23の研究(64%)は輸血が有害であり，多変量解析を行った22の研究のうち14の研究は輸血と死亡は関連があり，臨床試験に限ると輸血による再発のリスク比は1.42[1.20-1.67]であり，結論は「大腸がん治癒切除の周術期輸血は再発の頻度が高い」[15]．

　大腸がん手術に関する55の研究のメタ分析(N=20,795)では，輸血と高齢・女性・直腸がん・Dukes B/C・貧血・出血量は関連があり，輸血によるリスク比は，死亡が1.72[1.55-1.91]，がん死亡が1.71[1.43-2.05]，再発・転移・死亡が1.66[1.41-1.97]，感染性合併症が3.27[2.05-5.20]，再手術が4.08[2.18-7.62]であり，結論は「大腸がん手術の周術期輸血は臨床経過に悪影響を及ぼし，再発や死亡が1.7倍になる」[16]．

### アメリカの大規模調査

　アメリカの手術成績改善計画の調査(National Surgical Quality Improvement Program：NSQIP)によると，大腸がん切除(N=27,120)では(輸血率14%)，輸血は術後合併症(2.4倍)・手術部位感染(1.5倍)・肺炎(2.7倍)・手術死亡(1.8倍)の危険因子であり，1~2単位よりも3単位以上のほうが術後合併症(1.5倍)・手術部位感染(1.6倍)・肺炎(2.5倍)は多い[17]．

がん手術（N＝38,926）では（輸血率14％），輸血は重症合併症や手術死亡の危険因子であり[18]．外科手術（N＝125,223）では（輸血率4％），輸血1単位あたり術後合併症1.2倍，手術死亡1.3倍であり[19]．非心臓手術（N＝10,100）では（輸血率21％），輸血は創合併症（1.9倍）・血栓塞栓症（1.8倍）・肺合併症（1.8倍）・敗血症（1.4倍）・手術死亡（1.3倍）が多い[20]．

高齢者の手術（N＝239,286）では（輸血率9％），輸血の影響は貧血の程度で異なり，輸血による手術死亡のリスク比は，Ht値24％以下が0.60[0.41-0.87]，24〜30％が1.04[0.91-1.20]，30〜36％が1.37[1.22-1.54]，36％以上が1.59[1.40-1.80]であり，結論は「高齢者手術の輸血は高度の貧血では死亡率が低いが，軽度の貧血では死亡率が高い」[21]．

### ▶肝膵肺がん切除の臨床研究

転移性大腸がんの肝切除（N＝1,351）では（輸血率46％），輸血は死亡の危険因子でないが[22]，3区域以上の肝切除（N＝517）では，輸血（＞3単位）は死亡の危険因子であり（2.6倍）[23]．膵頭十二指腸切除（N＝294）でも（輸血率48％），輸血は死亡の危険因子である（1.7倍）[24]．

ポーランドの肺がん切除（N＝493）では（輸血率38％），輸血は死亡の危険因子でなく[25]，ギリシャの肺がん切除（N＝331）でも（輸血率26％）輸血は死亡の危険因子でないが，貧血は死亡の危険因子であり，ステージⅠの患者は輸血が死亡の危険因子である（3.1倍）[26]．

### 補足事項

**輸血の適用基準は厳しいほうが臨床経過はよく**，上部消化管出血の臨床試験（N＝921）では，輸血の適用基準を厳格群（＜7 g/dLで輸血）と寛容群（＜9 g/dLで輸血）に割りつけると（輸血率は49％と85％），再出血率は10％と16％，6週生存率は95％と91％で差があるが[27]．心臓手術の臨床試験（N＝502）では，輸血の適用基準を厳格群（Ht＜24％）と寛容群（Ht＜30％）に割りつけても，重症合併症や手術死亡は差がない[28]．

血液の保存期間は短いほうが臨床経過はわるく，心臓手術や大腸手術では，輸血された血液の保存期間が短い患者は感染性合併症や手術死亡が多く[29-31]，大腸がん切除では，輸血された血液の保存期間が短い患者（＜21日）は再発が多く（1.5倍），生存期間が短い（0.7倍）[32]．

がん患者の血液中には30％の頻度でがん細胞が検出され，15 mLの血液に1〜27個のがん細胞があるが（V-1．「遊離がん細胞」の項，140頁参照），献血者（供血者）に潜在がんがあっても問題はなく，北欧の研究（N＝354,094）では，献血後5年以内にがんと診断された人の血液を輸血された人を中央値7年追跡すると，がん発症のリスク比は1.00[0.94-1.07]である[33]．

### 筆者の意見

輸血は1900年の血液型の発見（ラントシュタイナー）と1915年のクエン酸ナトリウムの利用で始まった．第二次世界大戦後には商品となって広まり，アメリカや中国では今でも売血が行われている．輸血で助けられた人は多いが，輸血で苦しんでいる人も多く，B型肝炎・C型肝炎・エイズ・ヤコブ病など，「新たな危険は必ず出現する」（ダグラス・スター『血液の物語』，河出書房新社）．

私が研修医のころは，貧血（Hb＜10 g/dL）があれば輸血し，低アルブミン血症（Alb＜3 g/dL）があればアルブミンを投与した（当時アルブミン製剤の35％を日本が消費していた）．肝切除の朝は患者と同じ血液型の親族や友人から新鮮血（全血）を集めて使った．時代とともに手術は増えているが，献血者が減っても（図Ⅲ-7）手術に支障がないのは，周術期輸血の頻度や使用量が減ったからであろう．

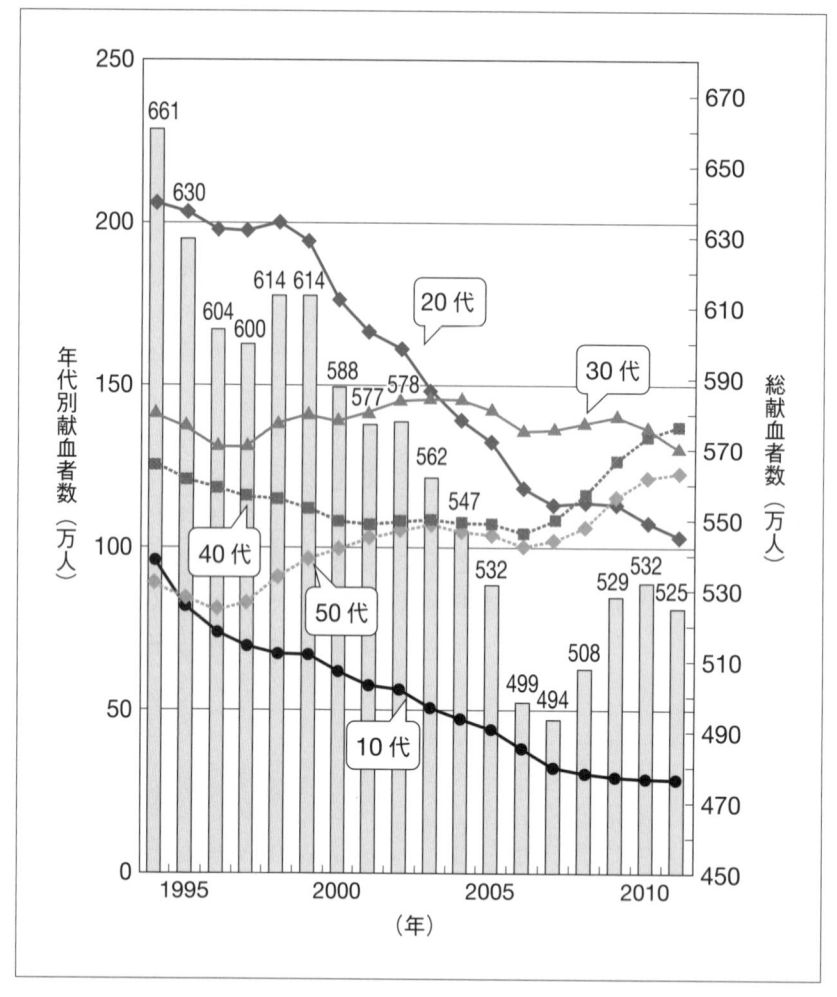

図Ⅲ-7 献血者数の推移
■ 総献血者, ●— 16〜19歳, ◆— 20〜29歳, ▲— 30〜39歳, ■-- 40〜49歳, ◆·· 50〜69歳
(厚生労働省「血液事業の現状」http://www.mhlw.go.jp/new-info/kobetu/iyaku/kenketsu go/1b.html をもとに作成)

## A 疑問の解決

「輸血は予後に影響するか」という問いには，**「臨床研究のメタ解析では大腸がん手術で輸血を受けると再発や死亡が1.7倍になる」**と答えられ，**「アメリカの大規模調査では手術で輸血を受けると術後合併症や手術死亡が増える」**とも答えられるが，**「輸血の影響は適用基準や貧血の程度によって異なり，安易な輸血は有害事象の頻度が高い」**と答えてもよい．

○文献

1) Donohue JH (USA). Perioperative blood transfusions do not affect disease recurrence of patients undergoing curative resection of colorectal carcinoma : a Mayo/North Central Cancer Treatment Group study. J Clin Oncol 1995 ; 13 : 1671-8.
2) Jagoditsch M (Austria). Impact of blood transfusions on recurrence and survival after rectal cancer surgery. Dis Colon Rectum 2006 ; 49 : 1116-30.
3) Warschkow R (Switzerland). Perioperative blood transfusions do not impact overall and disease-free survival after curative rectal cancer resection : a propensity score analysis. Ann Surg 2014 ; 259 :

4) Koch M (Germany). Leukocyte-depleted blood transfusion is an independent predictor of surgical morbidity in patients undergoing elective colon cancer surgery : a single-center analysis of 531 patients. Ann Surg Oncol 2011 ; 18 : 1404-11.
5) Froman JP (USA). The impact of an integrated transfusion reduction initiative in patients undergoing resection for colorectal cancer. Am J Surg 2012 ; 204 : 944-50.
6) Heiss MM (Germany). Blood transfusion-modulated tumor recurrence : first results of a randomized study of autologous versus allogeneic blood transfusion in colorectal cancer surgery. J Clin Oncol 1994 ; 12 : 1859-67.
7) Busch OR (Netherlands). Blood transfusions and prognosis in colorectal cancer. N Engl J Med 1993 ; 328 : 1372-6.
8) Harlaar JJ (Netherlands). Blood transfusions and prognosis in colorectal cancer : long-term results of a randomized controlled trial. Ann Surg 2012 ; 256 : 681-6.
9) Houbiers JG (Netherlands). Randomised controlled trial comparing transfusion of leukocyte-depleted or buffy-coat-depleted blood in suegery for colorectal cancer. Lancet 1994 ; 344 : 573-8.
10) van de Watering LM (Netherlands). Perioperative blood transfusions, with or without allogeneic leukocytes, related to survival, not to cancer recurrence. Br J Surg 2001 ; 88 : 267-72.
11) **Jensen LS (Denmark). Randomised comparison of leukocyte-depleted versus buffy-coat-poor transfusion and complications after colorectal surgery. Lancet 1996 ; 348 : 841-5.**
12) **Jensen LS (Denmark). Long-term survival after colorectal surgery associated with buffy-coat-poor and leukocyte-depleted blood transfusion : a follow-up study. Lancet 2005 ; 365 : 681-2.**
13) Skånberg J (Sweden). Effects of blood transfusion with leukocyte depletion on length of hospital stay, respiratory assistance and survival after curative surgery for colorectal cancer. Acta Oncol 2007 ; 46 : 1123-30.
14) Lange MM (Netherlands). Leukocyte depletion of perioperative blood transfusion does not affect long-term survival and recurrence in patients with gastrointestinal cancer. Br J Surg 2009 ; 96 : 734-40.
15) **Amato A (USA). Perioperative blood transfusion for the recurrence of colorectal cancer. Cochrane Database Syst Rev 2006 ; 1 : CD005033.**
16) **Acheson AG (UK). Effects of allogenic red blood cell transfusions on clinical outcomes in patients undergoing colorectal cancer surgery. Ann Surg 2012 ; 256 : 235-44.**
17) Halabi WJ (USA). Blood transfusions in colorectal cancer surgery : incidence, outcomes, and predictive factors : an American College of Surgeons National Surgical Quality Improvement Program analysis. Am J Surg 2013 ; 206 : 1024-32.
18) Al-Refaie WB (USA). Blood transfusion and cancer surgery outcomes : a continued reason for concern. Surgery 2012 ; 152 : 344-54.
19) Bernard AC (USA). Intraoperative transfusion of 1 U or 2 U packed red blood cells is associated with increased 30-day mortality, surgical-site infection, pneumonia, and sepsis in general surgery patients. J Am Coll Surg 2009 ; 208 : 931-7.
20) Glance LG (USA). Association between intraoperative blood transfusion and mortality and morbidity in patients undergoing noncardiac surgery. Anesthesiology 2011 ; 114 : 283-92.
21) Wu WC (USA). Operative blood loss, blood transfusion, and 30-day mortality in older patients after major noncardiac surgery. Ann Surg 2010 ; 252 : 11-7.
22) Kooby DA (USA). Influence of transfusions on perioperative and long-term outcome in patients following hepatic resection for colorectal metastases. Ann Surg 2003 ; 237 : 860-9.
23) Menon KV (UK). Outcomes after major hepatectomy in elderly patients. J Am Coll Surg 2006 ; 203 : 677-83.
24) Yeh JJ (USA). Effect of transfusion on outcome after pancreaticoduodenectomy for exocrine tumour of the pancreas. Br J Surg 2007 ; 94 : 466-72.
25) Rzyman W (Poland). The influence of blood transfusion on survival in operated non-small cell lung cancer patients. J Thorac Cardiovasc Surg 2003 ; 126 : 755-60.
26) Panagopoulos ND (Greece). Influence of blood transfusions and preoperative anemia on long-term survival in patients operated for non-small cell lung cancer. Lung Cancer 2008 ; 62 : 273-80.
27) **Villanueva C (Spain). Transfusion strategies for acute upper gastrointestinal bleeding. N Engl J Med 2013 ; 368 : 11-21.**
28) Hajjar LA (Brazil). Transfusion requirements after cardiac surgery : the TRACS randomized controlled trial. JAMA 2010 ; 304 : 1559-67.
29) Mynster T (Denmark). The impact of storage time of transfused blood on postoperative infectious complications in rectal cancer surgery : Danish RANX05 Colorectal Cancer Study Group. Scand J Gastroenterol 2000 ; 35 : 212-7.
30) Offner PJ (USA). Increased rate of infection associated with transfusion of old blood after severe injury. Arch Surg 2002 ; 137 : 711-6.

31) Leal-Noval SR (Spain). Influence of erythrocyte concentrate storage time on postsurgical morbidity in cardiac surgery patients. Anesthesiology 2003 ; 98 : 815-22.
32) Mynster T (Denmark). Storage time of transfused blood and disease recurrence after colorectal cancer surgery. Dis Colon Rectum 2001 ; 44 : 955-64.
33) Edgren G (Sweden). Risk of cancer after blood transfusion from donors with subclinical cancer : a retrospective cohort study. Lancet 2007 ; 369 : 1724-30.

## 3つのポイント ─ 医師のわるいクセ

①字がきたない　②時間を守らない　③他人にきびしい

医師は字が下手で，他人が読めるように書こうともしません（電子カルテで解決）．医師は仕事のペースを自分で決めるのに慣れており，平気で約束の時間に遅れます（そのくせ自分が待たされると怒ります）．自分のことは棚に上げ，昔のことは忘れているようです．

## イグ・ノーベル賞

塩漬けポークのタンポンによる止血困難な鼻出血の治療（2014年，医学賞）
Humphreys I (USA). Nasal packing with strips of cured pork as treatment for uncontrollable epistaxis in a patient with Glanzmann thrombasthenia. Ann Otol Rhinol Laryngol 2011 ; 120 : 732-6.

## 番外編 スポーツ観戦
# サッカーは心臓にわるいか

〔1950年の第4回ワールドカップで開催国ブラジルは，最終戦（観客20万人）の残り11分で逆転負けして初優勝を逃し，「マラカナンの悲劇」と呼ばれているが〕スタンドの観衆はもちろんのこと，ラジオで試合の中継を聞いていたブラジルの国民も泣きじゃくった．国中が敗戦に打ちひしがれ，ショック死する者，悲観の余り自殺する者が相次いだ．

沢田啓明　『情熱のブラジルサッカー』　平凡社新書

### Q 素朴な疑問

サッカーは1点を争う競技であり，0対0の試合や接戦は緊張感がある．代表やひいきのチームの試合は観戦にも力が入り，試合展開によっては血圧や脈拍が上がって心臓にわるい．自国の代表チームが戦う国際大会の重要な試合観戦は心臓にわるいのだろうか．負けられない試合がPK戦になったとき，心臓病がある人は死亡する危険性が高くなるのだろうか．

### 基本事項

心筋梗塞や重症不整脈の発生には，重労働・運動・入浴・性行為などの身体的活動が強く関与するが，不安・悲嘆・興奮・憤怒などの精神的なストレスやショックも大きく影響し，暴動・テロ・戦争・災害など集団や地域に起こった悲惨な事件やイベントも強く影響する．映画やスポーツは安全な場所で見物して興奮や感動を味わう人間特有の疑似体験である．

ヨーロッパと南米は熱狂的なサッカーファンが多く，4年に1度のFIFAワールドカップ（W杯）やUEFA欧州選手権（ユーロ）では，ファンが自国の代表チームの試合を会場で熱心に応援するだけでなく，飲食店や自宅でテレビ観戦し，勝ったときの興奮と負けたときの落胆が激しい．2014年にW杯が開催されたブラジル国民の熱狂ぶりは周知のとおりである．

### 医学的証拠

#### ▶ ユーロのオランダ

「ユーロ1996」はサッカー発祥の地たるイギリスで開催された．6月22日の準々決勝でオランダはフランスと対戦し，延長を含む120分間で得点はなく（nil-nil draw），PK戦（penalty shoot-out）に突入した．オランダでは国民1,550万人のうち980万人がテレビで観戦したが（視聴率60%），4人目がPKを外して準決勝に進出できなかった．

オランダ中央統計局のデータベースで当時の死亡者（≧45歳）を調べたところ，6月22日は男性の死亡者が多く，前後10日間に比べた男性の死亡のリスク比は1.15[0.98-1.35]，心筋梗塞と脳卒中の死亡のリスク比は1.51[1.08-2.09]であり（図Ⅲ-8），結論は「**重要なスポーツのイベントは心臓病や脳卒中を発症するのに十分なストレスを引き起こすかもしれない**」[1]．

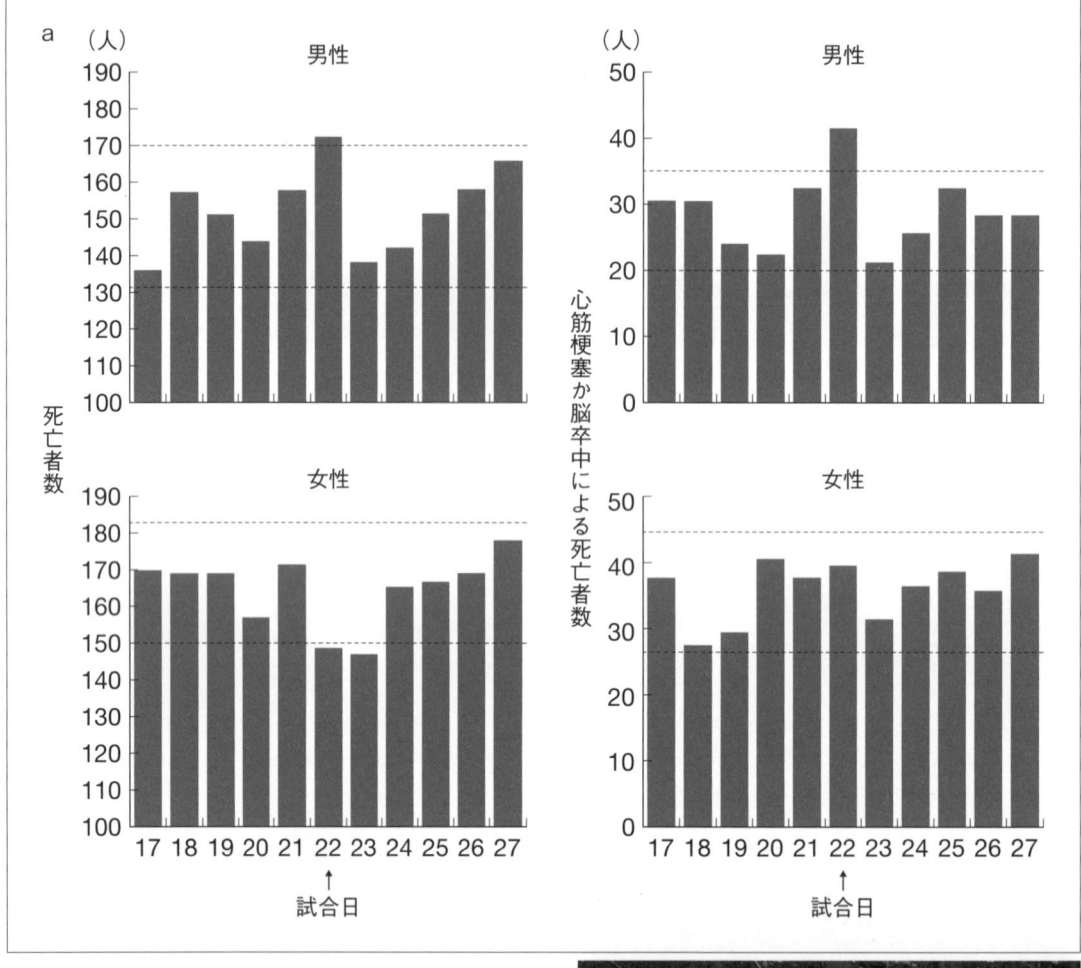

図Ⅲ-8 ユーロ1996のオランダ
a：準々決勝があった6月22日は男性の死亡が多く，とくに心筋梗塞や脳卒中による死亡が多い．
b：会場のサポーター　　　　　　　　（文献1をもとに作成）

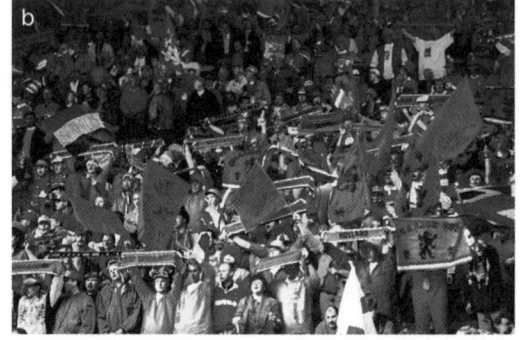

一方，準決勝に進出したフランス（視聴率8％）では6月22日の心筋梗塞か脳卒中による男性の死亡者が少なく，前後10日間に比べた死亡のリスク比は0.74[0.58-1.02]であり，男性の死亡者がオランダでは多かったのにフランスでは少なかったのは，偶然か「新たなフレンチ・パラドックス」であろうと批評されている（フランス人は飽和脂肪酸の摂取量が多いのに冠動脈疾患による死亡が少ないのはフレンチ・パラドックスと呼ばれ，フランス人が好むワインの血小板凝集抑制作用によるものとされている）[2]．

なお，1988〜1994年のW杯とユーロに出場したオランダのトーナメント最終戦5試合は，

いずれも試合日に死亡者の増加はなく，心筋梗塞や脳卒中による死亡者の増加もない[3]．ユーロ 1996 を開催したイギリスは 14 の救急病院の受診者を調べており，会場に近い 1 つの病院と会場から離れた 1 つの病院で受診者が増加したが，試合日によるちがいはない[4]．

### ▶ W 杯のイギリス

「W 杯 1998」はフランスで開催された．イングランドは 1986 年の W 杯メキシコ大会の準々決勝でアルゼンチンのマラドーナに「神の手」「5 人抜き」の屈辱を味わっており，6 月 30 日の決勝トーナメント 1 回戦でアルゼンチンと対戦することになった．前半 2 対 2 のあとは得点が入らず，延長で決着がつかず PK 戦になり，5 人目が外して準決勝に進出できなかった．

イギリス病院履歴統計（HES）のデータベースで病院の受診者（15〜64 歳）を調べると，6 月 30 日〜7 月 2 日は心筋梗塞の受診者が多く，試合がなかった日に比べた受診のリスク比は，心筋梗塞が 1.25[1.08-1.44]（男性は 1.27[1.08-1.49]），脳卒中が 1.00[0.82-1.23]，交通事故が 0.85[0.69-1.05] であり，結論は「**サッカーの重要な試合で自国のチームが負けるのを見るような精神的動揺は心筋梗塞を誘発するかもしれない**」[5]．

W 杯 1998 を開催して初優勝を遂げたフランスは決勝戦の視聴率が 40% であり，フランス死因統計システムのデータベースを調べると，優勝した 7 月 12 日は心筋梗塞による男性の死亡者が少なく，前後 10 日間に比べたリスク比は 0.74[0.58-1.02] であり，結論は「**勝利による多幸感は心筋梗塞の発症を減らすかもしれない**」[6]．

ただし，スイス心臓救急診療のデータベースを調べると，大会期間中はフランス語住民地区で院外心停止が多く，前後 2 か月間に比べた院外心停止は 2.0 倍，男性が 2.3 倍である[7]．

なお，イギリス国家統計局のデータベースを調べると，国内の試合で地元チームがホームで負けた日は心筋梗塞か脳卒中で死亡する男性が多く，ほかの試合日の 1.3 倍，試合がない日の 1.7 倍である[8]．

### ▶ W 杯のドイツ

「W 杯 2006」はドイツで開催された．ドイツは予選を 3 戦全勝で 1 位通過し，準々決勝はアルゼンチンに先制されても後半 35 分に追いつき，PK 戦は全員が決めて準決勝に進出．しかし準決勝はイタリアに 0 対 0 のまま 119 分（延長残り 1 分）に失点して決勝進出を逃した．

ミュンヘンの救急病院の受診者を調べると，ドイツの試合日は心臓イベント（心筋梗塞・不安定狭心症・重症不整脈・心停止）の受診者が多く，ふつうの日に比べた心臓イベントのリスク比は 2.66[2.33-3.04]，男女別では男性が 3.26[2.78-3.84]，女性が 1.82[1.44-2.31]，冠動脈疾患の有無別では冠動脈疾患のある人が 4.08[3.28-4.95]，冠動脈疾患のない人が 2.05[1.72-2.44] であり，心臓イベントの発生が最も多いのは試合開始から 0〜2 時間後，次に多いのは 2〜4 時間後，さらに 0〜2 時間前と 4〜6 時間後であり（図Ⅲ-9），結論は「**ストレスを感じるサッカー観戦は心臓イベントが 2 倍以上に増加するので，冠動脈疾患がある男性は予防手段が必要である**」[9]．

なお，ドイツは W 杯 2002 で決勝トーナメント 1 回戦・準々決勝・準決勝をすべて 1 対 0 で勝ち進み，決勝でブラジルと対戦して敗れたが，使用言語の 6 割がドイツ語であるスイスは大会期間中の心臓突然死が多く，男性は前年同時期の 1.8 倍，女性は 1.3 倍である[10]．

### 補足事項

2012 年にオリンピック（五輪）を開催したイギリスは，大規模スポーツ大会が国民の健康や経済に及ぼす影響をグラスゴー大学が系統的レビューを行って事前に調査した．16,048 の研究から 54 の研究を厳選すると健康への影響を調

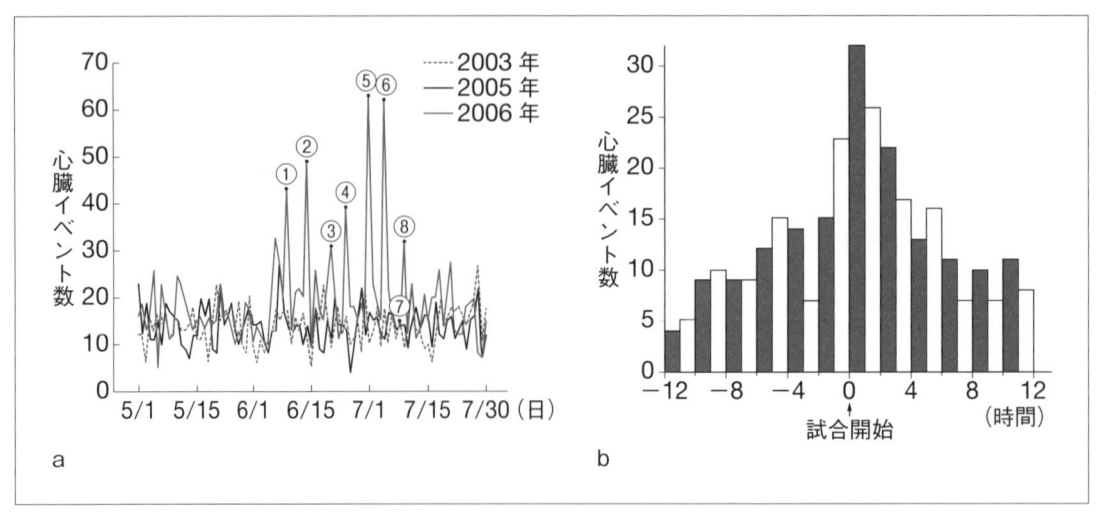

図Ⅲ-9　W杯2006のドイツ
a：ドイツの試合日（①〜⑦）や決勝戦（⑧）と心臓イベント．①（予選第1試合）4得点で大勝，②（予選第2試合）後半ロスタイムに得点して辛勝，③（予選第3試合）決勝トーナメント進出を決めていて楽勝，④（1回戦）2-0で快勝，⑤（準々決勝）後半35分に追いつきPK戦，⑥（準決勝）0-0のまま119分に失点して敗退，⑦（3位決定戦）3-1の友好ムード（主審は川上徹），⑧（決勝）PK戦でイタリアがフランスを破って優勝（フランスは地区予選から決勝まで17試合無敗，ジダンが頭突きで退場）．
b：心臓イベント発生が最も多いのは試合開始から0〜2時間後．
(文献9をもとに作成)

べた研究が5つあり，1988年のソウル五輪は自殺率に変化なく，2002年の釜山アジア大会は交通規制で小児気管支喘息の受診減少（0.7倍），1996年のアトランタ五輪は交通量減少（0.8倍）とオゾン濃度低下（0.7倍）による小児気管支喘息の入院減少（0.8〜0.9倍），1996年のアトランタ五輪は外国小児の受診増加，2000年のシドニー五輪は麻薬や覚醒剤の告発増加（3倍）がある[11]．

2010年にW杯を初めて開催した南アフリカには小児事故予防基金のデータベースがあり，ケープタウンの3つの公立病院と3つの個人病院の救急患者と3つの市の埋葬場を調べると，大会期間中の小児外傷の救急外来受診数は前後1か月間と比べて37%少なく，とくに試合開始1時間前から4時間後が少ないが，12時間後の受診は16%多く，大会期間中の小児の死亡率は例年と同じである[12]．

2011年にラグビーW杯を開催したニュージーランドは，国技がラグビーのラグビー王国であり，オールブラックスは過去7回のW杯で2回の優勝，1回の準優勝，3回のベスト4を誇る．2003年に準決勝で負けたときは，急性冠症候群と急性心不全の入院が多く（例年同時期の1.2倍と1.5倍），とくに女性の急性心不全の入院が多く（2.0倍），結論は「**女性の心不全による入院と大きなスポーツイベントは関連がある**」[13]．

2014年にW杯を開催したブラジルは，サッカー王国であり，ブラジルで行われた糖尿病患者の臨床試験（N=44）では，運動療法（サッカー40分間×3回×12週）を行った患者は，最大酸素摂取量が改善し，血糖値とコレステロール値が低下し，インスリン抵抗性が改善する[14]．ブラジルはデング熱王国でもあり，選手・観客・マスコミ関係者による流行を警告していた[15,16]．

### 筆者の意見

サッカー観戦が心臓に悪影響を及ぼすには，国民性と試合内容が重要であり，オランダ・イギリス・ドイツのようなサッカーに熱狂する国が決勝トーナメントの重要な試合（とくにPK戦）で負けたときは，精神的なショックが大きく，心筋梗塞を発症しやすい．心筋梗塞の発症には試合中の喫煙や暴飲暴食，大会期間中の睡眠不足や運動不足，試合会場に足を運ぶ身体的負荷や精神的興奮も関与するだろう（W杯2002の大分会場では決勝トーナメント1回戦を観戦に来た東京の若い男性がスタジアムを目前に心停止を起こした）．

女子W杯2011で開催国ドイツは優勝を目指して準決勝で日本に負けたが，男性と女性の心筋梗塞の頻度は高くなかったのだろうか．ユーロ2012でドイツはスペインとともに優勝候補に挙げられながら準決勝でイタリアに負けたが，男性の心筋梗塞の頻度は高くなかったのだろうか．

W杯2014はブラジルで開催され，ヨーロッパは4～5時間の時差があるが，深夜の観戦は心臓に悪影響を及ぼしたのだろうか．観戦で誘発される心筋梗塞や心臓死は，抗血小板薬やβブロッカーの服用で予防できたのだろうか．準決勝でブラジルはドイツに記録的・屈辱的な大敗（1対7）を喫したが（ミネイロンの悲劇），ブラジル国民の心臓に影響はなかったのだろうか．今後の報告を待ちたい．

### A 疑問の解決

「サッカーは心臓にわるいか」という問いには，「**国によってはW杯やユーロで重要な試合があった日は心筋梗塞や死亡の頻度が高い**」と答えられ，「**PK戦で負けると冠動脈疾患がある男性は精神的なショックで心筋梗塞を起こすかもしれない**」とも答えられるが，「**W杯で優勝すると心筋梗塞による男性の死亡が減る国もある**」と答えてもよい．

### 文献

1) Witte DR（Netherlands）. Cardiovascular mortality in Dutch men during 1996 European football championship：longitudinal population study. BMJ 2000；321：1552-4.
2) Toubiana L（France）. French cardiovascular mortality didi not increase during 1996 European football championship（letter）. BMJ 2001；322：1306.
3) Brunekreef B（Netherlands）. No association between major football games and cardiovascular mortality. Epidemiology 2002；13：491-2.
4) Cooke MW（UK）. A major sporting event does not necessarily mean an increased workload for accident and emergency departments. Br J Sports Med 1999；33：333-335.
5) Caroll D（UK）. Admissions for myocardial infarction and World Cup football：database survey. BMJ 2002；325：1439-42.
6) Berthier F（France）. Lower myocardial infarction mortality in French men the day France won the 1998 World Cup of football（letter）. Heart 2003；89：555-6.
7) Katz E（Switzerland）. Increase in out-of-hospital cardiac arrest in the male population of the French speaking provinces of Switzerland during the 1998 FIFA World Cup（letter）. Heart 2005；91：1096-7.
8) Kirkup W（UK）. A matter of life and death：population mortality and football results. J Epidemiol Community Health 2003；57：429-32.
9) Wilbert-Lampen U（Germany）. Cardiovascular events during World Cup soccer. N Engl J Med 2008；358：475-83.
10) Katz E（Switzerland）. Increase of sudden cardiac deaths in Switzerland during the 2002 FIFA World Cup. Int J Cardiol 2006；107：132-3.
11) McCartney G（UK）. The health and socioeconomic impacts of major multi-sport events：systematic review（1978-2008）. BMJ 2010；340：c2369.
12) Zroback C（Canada）. Impact of the 2010 FIFA（Federation Internationale de Football Association）World Cup on pediatric injury and mortality in Cape Town, South Africa. J Pediatr 2014；164：327-31.
13) Olsen P（New Zealand）. Winning or losing does matter：Acute cardiac administrations in New Zealand during Rugby World Cup tournaments. Eur J Prev Cardiol 2014［Epub ahead］
14) de Sousa MV（Brazil）. Positive effects of football on fitness, lipid profile, and insulin resistance in Brazilian patients with type 2 diabetes. Scand J

15) Lowe R(Spain). Dengue outlook for the World Cup in Brazil: an early warning model framework driven by real-time seasonal climate forecasts. Lancet Infect Dis 2014；14：619-26.
16) van Panhuis WG(USA). Risk of dengue for tourists and teams during the World Cup 2014 in Brazil. PLoS Negl Trop Dis 2014；8：e3063.

## 3つのポイント ― 医師に大切な人間性

**①協調性（チーム力）　②柔軟性（変わる力）　③積極性（責任感）**

ナースの話を聞くと，自分勝手で協調性がない医師に困っています．上級医の話を聞くと，頑固で柔軟性がない医師，消極的で指示待ちの医師，他力本願で無責任な医師は心配です．職場でうまくやっていくには，他人や時代に合わせて自分も変わらないといけません．

## イグ・ノーベル賞

尿意切迫下の決断はよいこともあればわるいこともあることを解明（2011年，医学賞）
Tuk MA(Netherlands). Inhibitory spillover: increased urination urgency facilitates impulse control in unrelated domains. Psychol Sci 2011；22：627-33.
Lewis MS(USA). The effect of acute increase in urge to void on cognitive function in healthy adults. Neurol Urodyn 2011；30：183-7.

# IV

# がん手術

1. 食道がん手術 — 鏡視下手術は利点があるか
2. 直腸がん手術 — ストーマはQOLがわるいか
3. 進行がん手術 — 閉塞症状にバイパスは有用か
4. 消化器がん手術 — リンパ節郭清で再発が減るか
5. がんの腹腔鏡手術 — 低侵襲手術は予後がよいか

番外編　日本の臨床試験 — 外科にエビデンスはあるか

# 1 食道がん手術
## 鏡視下手術は利点があるか

> ひとつハードルを飛び越えてホッとしていると，すぐ次のハードルがやってくる．病気になると病状と医療の二方向からも，余計に次々と乗り越えねばならない苦痛の種が押し寄せてくる．やはり，「術後世界」を生き抜くのは並大抵のことではなさそうだ．この「いつまでも続くハードル」というイメージは，わたしの生きる意欲を大幅に阻喪させる．
>
> 頼藤和寛 『わたし、ガンです ある精神科医の耐病記』 文春新書

## Q 素朴な疑問

食道がんの手術は開胸と開腹が必要で大がかりな手術であり，肺炎や吻合不全などの術後合併症が多い．肺がんの胸腔鏡手術や胃がんの腹腔鏡手術のように，食道がんにも胸腔鏡や腹腔鏡を利用できるが，食道切除を鏡視下手術で行うと術後合併症は減るだろうか．身体的負担が減って回復が早くなるだろうか．食道がんの根治性や長期成績は問題ないだろうか．

## 基本事項

食道がんは中部に扁平上皮がん，下部に腺がんが好発し，手術する患者は進行がんが多く予後不良である．開胸・開腹による食道亜全摘，頸部・胸部・腹部の3領域リンパ節郭清，後縦隔・胸骨後・胸壁前経路の胃管再建を行い，手術時間が長く侵襲が大きく，術後合併症としては，無気肺・胸水・肺炎・ARDS・不整脈・乳び漏・吻合不全・黄疸などがある．

腹腔鏡手術は，①疼痛が軽い，②回復が早い，③入院期間が短い，④社会復帰が早いという利点がある．鏡視下食道切除は「低侵襲食道切除(minimally invasive esophagectomy: MIE)」と呼ばれ，胸部食道がんは，胸腔鏡下食道亜全摘→腹腔鏡下胃管作成→頸部器械吻合が多く，下部食道がんは，腹腔鏡下胃管作成→胸腔鏡下食道切除→胸腔内器械吻合が多い(図Ⅳ-1)[1]．

## 医学的証拠

### ▶ 鏡視下食道手術の症例研究

新しい術式を開発するときや新しい技術を導入するときは，まず状態がよい適切な患者に連続して行って手技を確立させ，術後経過や治療成績で安全性を評価する．

カリフォルニア大学の低侵襲食道切除(N=104)は，開胸開腹移行3%，入院8日，術後合併症28%，吻合不全10%，吻合部狭窄26%，30日死亡2%であり，結論は「低侵襲食道切除は実行可能で開胸開腹移行率が低く，術後合併症は許容範囲で手術死亡率は低い」(図Ⅳ-2)[2]．

ピッツバーグ大学の低侵襲食道切除(N=1,011)は，頸部吻合(MIE-Neck，N=481)が，入院8日，術後合併症48%，吻合不全5%，30日死亡率3%，胸腔内吻合(MIE-Chest，N=530)が，入院7日，術後合併症52%，吻合不

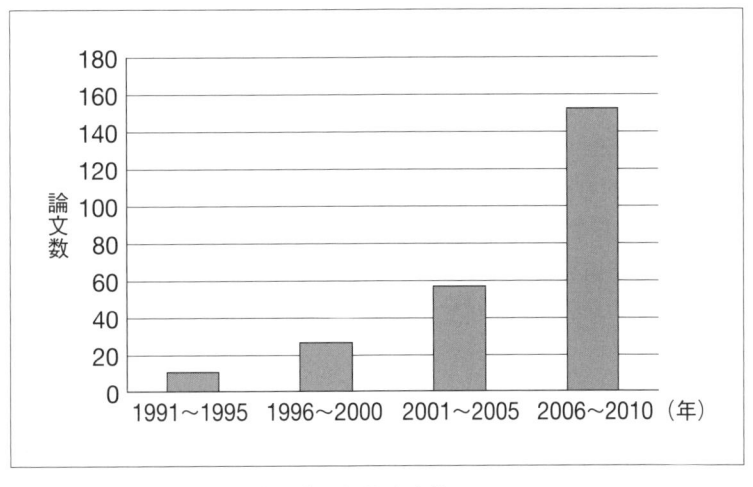

図Ⅳ-1 低侵襲食道切除(MIE)の掲載論文数

(文献1をもとに作成)

全4%，30日死亡1%であり，結論は「**経験豊富な施設の低侵襲食道切除は安全で成績がよい**」[1]．

### ▶ 鏡視下食道手術の症例対照研究

新しい術式の安全性が確立したら，次は術後経過や治療成績を従来の標準術式と比べるが，対照群(コントロール)は以前の患者のこともあれば同じ時期の患者のこともある．

クイーンズランド大学の食道がん切除を開胸開腹(N＝114)・胸腔鏡補助(N＝309)・完全鏡視下(N＝23)に分けると，術後合併症は67%・62%・61%，30日死亡は3%・2%・0%，3年生存率はステージⅠが67%・85%・100%，ステージⅡaが52%・45%・50%，ステージⅡbが32%・46%・25%，ステージⅢが22%・19%・9%ですべて差がなく，結論は「**低侵襲食道切除は安全で術後経過と生存率が従来の手術と同等である**」[3]．

補助療法未施行の食道がん切除を開胸開腹(N＝56)と胸腔鏡補助(N＝165)に分けると，再発は68%と58%(P＝0.10)，局所再発は23%と13%であり，結論は「**胸腔鏡補助手術は従来の手術に比べて局所再発が少ない**」[4]．

イギリスのデータベースの解析では，1996～

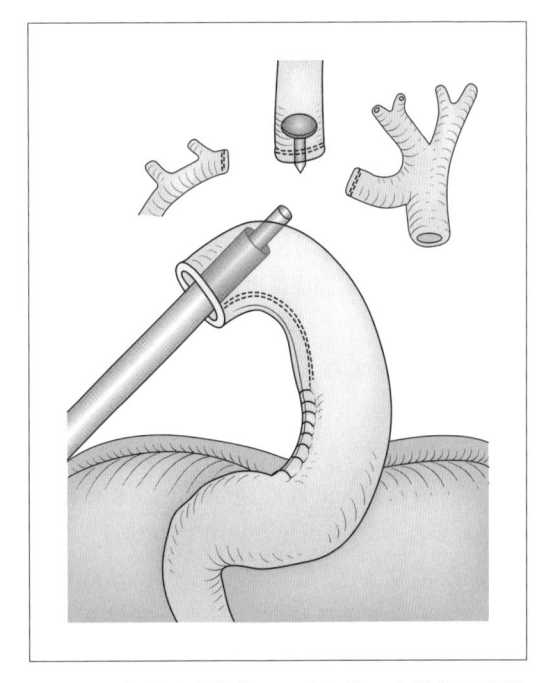

図Ⅳ-2 自動吻合器(25 mm)を使った鏡視下胸腔内胃管再建

(文献2をもとに作成)

2007年度の食道がん切除を開胸開腹法(N＝17,974)と低侵襲手術(N＝699)に分けると，入院は16日と15日，30日死亡は6%と4%，在院死は9%と7%であり，結論は「**低侵襲食道切除は入院期間と手術死亡が従来の手術と同等**

である」[5].

　2005～2009年度の食道がん切除を開胸開腹法（N＝6,347）と低侵襲手術（N＝1,155）に分けると，術後合併症は38％と39％，30日死亡は4％と4％であるが，外科的合併症は18％と21％，再手術は6％と9％であり，結論は「**低侵襲食道切除は術後合併症と手術死亡に関する利点がなく，従来の手術に比べて外科的合併症が多い**」[6].

### ● 鏡視下食道手術のメタ分析

　外科の症例対照研究は患者の状態や病気の重症度が異なるため選択バイアスが大きいが，複数の臨床研究をまとめると多変量解析ができるようになり，批判的吟味に耐えられる．

　8つの臨床研究のメタ分析では，開胸開腹法（N＝417）と低侵襲手術（N＝591）に分けると，術後合併症は開胸開腹法のほうが多いが（リスク比1.93［1.08-3.43］），吻合不全や心肺合併症は差がなく，吻合部狭窄は開胸開腹法のほうが少なく（リスク比0.11［0.04-0.31］），結論は「低侵襲食道切除の短期成績は従来の手術と同じである」[7].

　12の臨床研究のメタ分析では，開胸開腹法（N＝612）に比べて，胸腔鏡or腹腔鏡（N＝581）は肺合併症が少なく（リスク比0.68［0.48-0.96］），胸腔鏡and腹腔鏡（N＝192）も術後合併症が少なく（リスク比0.52［0.32-0.84］），とくに肺合併症が少なく（リスク比0.58［0.35-0.98］），入院が3日短く，結論は「**低侵襲食道切除は従来の手術に比べて術後合併症とくに肺合併症が少なく入院期間が短い**」[8].

　10の臨床研究のメタ分析では，開胸開腹法と低侵襲手術に分けると，術後合併症は60％と40％，肺合併症は23％と15％，入院は20日と15日であり，結論は「低侵襲食道切除は短期成績がよい傾向にあるが，臨床試験で確認する必要がある」[9].

　9つの臨床研究と1つの臨床試験のメタ分析（N＝1,061）では，開胸開腹法に比べて胸腔鏡は吻合不全が少ないが（リスク比0.51［0.28-0.95］），胸腔鏡and腹腔鏡は肺合併症・重症合併症・手術死亡率に差がなく，結論は「観察研究にはバイアスがあり，治療成績を評価するには臨床試験が必要である」[10].

### ● 鏡視下食道手術の臨床試験

　治療成績には患者因子・病気因子・治療因子が関与するので，治療の優劣を評価するには，一定の基準で選択した患者を無作為（ランダム）に割りつけて計画的に比較する方法がよい．

　低侵襲食道切除の臨床試験は2つの国で行われており，フランスでは開胸/腹腔鏡と胸腔鏡/腹腔鏡に割りつけているが[11]，オランダでは開胸（側臥位で片肺換気）/開腹と胸腔鏡（腹臥位8mmHg気胸で両肺換気）/腹腔鏡に割りつけている[12,13].

　オランダの臨床試験（N＝115）では，開胸/開腹と胸腔鏡/腹腔鏡の短期成績を比べると，一次評価項目の術後肺炎は29％と9％（リスク比0.30［0.12-0.76］），入院中の肺炎は34％と12％（リスク比0.35［0.16-0.79］）で差があり，二次評価項目の出血量は475mLと200mL，疼痛（VAS）は3/10と2/10，声帯麻痺は14％と2％，身体的QOL（SF 36）は36/100と42/100，包括的QOL（EORTC C30）は51/100と61/100，入院は14日と11日で差があり，結論は「**食道がん手術の短期成績は低侵襲食道切除のほうがよい**」[14].

## 補足事項

　食道切除で術後合併症が起こると，後遺症が残りやすく，QOLが低下する[15]．食道切除にはロボット手術も導入されており，欧米は左側臥位で行っているが[16,17]，韓国は腹臥位で行っており[18]，8～10mmHgの気胸下に両肺換気で行う鏡視下手術は，肺への影響が小さく無気肺や肺炎を生じにくい（日本でも腹臥位で鏡視下手術を行っている病院がある）．オランダでは

ロボット手術の臨床試験も行われている[19]．

心臓外科では人工心肺を使わず心拍動下に行う冠動脈バイパス手術（off-pump，OPCAB）が低侵襲手術として普及しているが，12の臨床試験のメタ分析（N＝3,894）では，off-pumpとon-pumpのグラフト閉塞は15％と11％（リスク比1.35[1.16-1.57]）[20]，10の臨床試験のメタ分析（N＝4,950）では，off-pumpとon-pumpの手術死亡は6.2％と4.6％（リスク比1.35[1.07-1.70]）であり[21]，最近の韓国の全国集計（N＝5,203）でも，中央値6.4年追跡の長期死亡率はoff-pumpのほうが多い（リスク比1.43[1.19-1.71]）[22]．

## 筆者の意見

食道の手術は開胸と開腹で侵襲が大きく，胸腔鏡や腹腔鏡を利用すると術後経過がかなりよくなると期待され，臨床試験における術後肺炎の頻度は従来の手術に比べて少ない（29％ vs 9％）．食道切除で術後肺炎を減少させるには，小開胸・小開腹・縮小切除・縮小郭清・硬膜外麻酔・ステロイド前投与・積極的鎮痛処置などの工夫も有効であろう．

予後不良の進行食道がんであるからこそ，開胸と開腹で徹底的に切除・郭清すべきという考えもあれば，鏡視下手術で侵襲を軽くしたいという思いもある．大規模臨床試験が行われないかぎり鏡視下手術が再発率や生存率に及ぼす影響は不明であり，徹底的にやるか低侵襲でいくかを明確にしないと，「二兎を追うものは一兎をも得ず」になりかねない．

### A 疑問の解決

「鏡視下手術は利点があるか」という問いには，「**複数の症例対照研究のメタ分析と1つの小規模臨床試験では術後合併症とくに肺炎が少ない**」と答えられ，「**肺合併症が多い病院や肺炎を起こしそうな患者には鏡視下手術が有用かもしれない**」とも答えられるが，「**熟練外科医が大勢の患者を手術しないと鏡視下手術の利点は少ないだろう**」と答えてもよい．

## ○文献

1) Luketich JD（USA）. Outcomes after minimally invasive esophagectomy：review of over 1000 patients. Ann Surg 2012；256：95-103.
2) Nguyen NT（USA）. Minimally invasive esophagectomy：lessons learned from 104 operations. Ann Surg 2008；248：1081-91.
3) Smithers BM（USA）. Comparison of the outcomes between open and minimally invasive esophagectomy. Ann Surg 2007；245：232-40.
4) Thomson IG（USA）. Thoracoscopic-assisted esophagectomy for esophageal cancer：analysis of patterns and prognostic factors for recurrence. Ann Surg 2010；252：281-91.
5) Lazzarino AI（UK）. Open versus minimally invasive esophagectomy：trends of utilization and associated outcomes in England. Ann Surg 2010；252：292-8.
6) Mamidanna R（UK）. Short-term outcomes following open versus minimally invasive esophagectomy for cancer in England：a population-based national study. Ann Surg 2012；255：197-203.
7) Sgourakis G（Germany）. Minimally invasive versus open esophagectomy：meta-analysis of outcomes. Dig Dis Sci 2010；55：3031-40.
8) Nagpal K（UK）. Is minimally invasive surgery beneficial in the management of esophageal cancer? A meta-analysis. Surg Endosc 2010；24：1621-9.
9) Verhage RJJ（Netherlands）. Minimally invasive compared to open procedures in esophagectomy for cancer：a systematic review of the literature. Minerva Chir 2009；64：135-46.
10) Biere SS（Netherlands）. Minimally invasive versus open esophagectomy for cancer：a systematic review and meta-analysis. Minerva Chir 2009；64：121-33.
11) Briez N（France）. Open versus laparoscopically-assisted oesophagectomy for cancer：a multicentre randomised controlled phase III trial-the MIRO trial. BMC Cancer 2011；11：310.
12) Biere SS（Netherlands）. Traditional invasive vs. minimally invasive esophagectomy：a multicenter, randomized trial（TIME trial）. BMC Surgery 2011；11：2.
13) Maas KW（Netherlands）. Immunological changes after minimally invasive or conventional esophageal resection for cancer：a randomized trial. World J Surg 2014；38：131-7.

14) Biere SS (Netherlands). Minimally invasive versus open oesophagectomy for patients with oesophageal cancer: a multicentre, open-label, randomised controlled trial. Lancet 2012; 379: 1887-92.
15) Derogar M (Sweden). Influence of major postoperative complications on health-related quality of life among long-term survivors of esophageal cancer surgery. J Clin Oncol 2012; 30: 1615-9.
16) Kernstine KH (USA). The first series of completely robotic esophagectomies with three-field lymphadenectomy: initial experience. Surg Endosc 2007; 21: 2285-92.
17) Boone J (Netherlands). Robot-assisted thoracoscopic oesophagectomy for cancer. Br J Surg 2009; 96: 878-85.
18) Kim DJ (Korea). Thoracoscopic esophagectomy for esophageal cancer: feasibility and safety of robotic assistance in the prone position. J Thorac Cardiovasc Surg 2010; 139: 53-9.
19) van der Sluis PC (Netherlands). Robot-assisted minimally invasive thpraco-laparoscopic esophagectomy versus open transthoracic esophagectomy for resectable esophageal cancer, a randomized controlled trial (ROBOT trial). Trials 2012; 13: 230.
20) Zhang B (Korea). Comparison of graft patency between off-pump and on-pump coronary artery bypass grafting: an updated meta-analysis. Ann Thorac Surg 2014; 97: 1335-41.
21) Møller CH (Denmark). Off-pump versus on-pump coronary artery bypass grafting for iscaemic heart disease. Cochrane Database Syst Rev 2012: CD007224.
22) Kim JB (Korea). Long-term survival following coronary artery bypass grafting: off-pump versus on-pump strategies. J Am Coll Cardiol 2014; 63: 2280-8.

## 3つのポイント — わかりやすい文章

①短い文　②句読点　③平易な表現

文は30字程度がよく，多くても40字であり，50字以上は読みづらい文です（この文は33字）．句点（．）はもちろん，読点（，）もきちんと打ち，文に区切りをつけます．ひらがなを増やし，動詞を簡単にしましょう（例えば，○○を施行する→○○する，○○を認める→○○がある）．

## イグ・ノーベル賞

「呑刀と副作用」という深く突き刺さる研究（2007年，医学賞）
Witcombe B (UK). Sword swallowing and its side effects. BMJ 2006; 333: 1285-7.

## ② 直腸がん手術
# ストーマはQOLがわるいか

　それにしても，現在のがん治療は患者に厳しい「選択と決断」を迫るものだと実感させられる．それだけに，医療の側は「適応と限界」の問題に謙虚であらなければならない．できるということと価値があるということは別だ，と常に自戒しながら治療法を選択することが，医師の最も大切な役割ではなかろうか．

額田　勲　『がんとどう向き合うか』　岩波新書

### Q 素朴な疑問

　直腸がんの手術で人工肛門(ストーマ)になると身体障害4級に相当する排便障害者となる．低位前方切除で肛門を残しても直腸は切除されており，自律神経機能の温存はむずかしく，排便困難・失禁(とくに夜間)・頻回便・便ガス識別能低下など，排便障害の程度によっては日常生活が制限される．直後切断はストーマになるが，本当に低位前方切除よりQOLが低いのだろうか．

### 基本事項

　大腸がんの40%を占める直腸がんの手術には，ストーマを造設する直腸切断(Miles手術，1908年)と肛門を温存する低位前方切除(Dixon手術，1939年，以下，前方切除)があるが，1980年代に器械吻合が導入され，1990年代に肛門側断端が短くてよいことが明らかになり，前方切除の割合が高くなった．それでも日本にはストーマ患者(オストメイト)が30万人いる．

　QOL調査票にはアメリカの「SF-36」とヨーロッパの「QLQ-C30」「QLQ-CR38」があり，「SF-36」(健康評価)は，全般的健康度・身体機能・社会機能・身体的役割・精神的役割・体の痛み・心の健康・活力など36項目，「QLQ-C30」(がん)は，全般的QOL・身体・役割・認知・情緒・社会・倦怠感・疼痛・不眠・食欲不振・便秘・下痢など30項目，「QLQ-CR38」(大腸がん)は，身体イメージ・性機能・性的悦楽・将来展望など8項目の機能と胃腸症状・排尿障害・排便障害・体重減少など30項目の症状を評価し，点数が高いほどQOLがよい(100点満点)．

### 医学的証拠

#### ▶ ストーマの後向き研究

　直腸がんの手術を受けた患者をある時点で選択・収集・調査するのが後向き研究であり，既存の記録を使って容易に行えるが，選択バイアスや想起バイアスが大きく信頼性が低い．

　イギリスの研究では，年齢や性別をマッチさせた直腸切断(N=53)と前方切除(N=53)の患者をSF-36・QLQ-C30・QLQ-CR38で比べると，身体イメージは55点と87点で直腸切断のほうがわるいが，便秘は93点と80点で前方切除のほうがわるく，全般的QOLは70点と70

点で差がなく，結論は「直腸切断は身体イメージがわるいが，ストーマケアのおかげで全体的なQOLは前方切除と同じである」[1]．

ノルウェーの研究では，直腸切断（N＝90）と前方切除（N＝229）の無再発患者をQLQ-C30とQLQ-CR38で比べると，胃腸症状は86点と73点，便秘は88点と73点で前方切除のほうがわるいが，全般的QOLは71点と75点で差がなく，身体イメージは71点と84点，性機能は20点と25点で直腸切断のほうがわるく，結論は「前方切除は排便障害があるが，直腸切断に比べてQOLがよい」[2]．

フランスの研究では，直腸切断（N＝41）と前方切除（N＝41）の無再発患者をQLQ-C30とQLQ-CR38で比べると，下痢は100点と67点，胃腸症状は87点と80点で前方切除のほうがわるく，身体イメージは67点と89点で直腸切断のほうがわるいが，全般的QOLは67点と67点で差がなく，結論は「**胃腸症状と身体イメージは手術によって優劣があるが，大部分のQOLは直腸切断と前方切除で差がない**」[3]．

### ▶ ストーマの前向き研究

直腸がんの手術を受ける患者を事前に決めておいた方法で計画的に評価して記録するのが前向き研究であり，年月がかかり効率がわるいが，後向き研究に比べて信頼性が高い．

ドイツの研究は3つあり，ベルリンの研究では，直腸切断（N＝50）と前方切除（N＝23）を6〜9か月後・12〜15か月後にQLQ-C30とQLQ-CR38で比べると，12〜15か月後の全般的QOLは74点と69点で差がなく，役割機能・社会機能・身体イメージ・将来展望・胃腸症状・便秘・下痢・不眠は低位前方切除のほうがわるく，結論は「**直腸切断のQOLは前方切除に比べてわるくなく，低位前方切除に比べるとよい**」[4]．

ミュンヘンの研究では，直腸切断（N＝54）・低位前方切除（N＝69）・高位前方切除（N＝176）を1・2・3・4年後にQLQ-C30とQLQ-CR38で比べると，2年後の便秘と下痢は前方切除のほうがわるいが，1・2・3年後の男性性機能，2・3年後の性機能，4年後の役割機能，4年後の身体機能・身体イメージ・排尿障害・疼痛は直腸切断のほうがわるく，結論は「前方切除は排便障害があるが，年月がたつと身体が適応して改善し，直腸切断に比べてQOLがよい」[5]．

キールの研究では，直腸切断（N＝46）・前方切除（N＝203）を退院時・3・6・12か月後にQLQ-C30と直腸がん専用調査票で比べると，3・12か月後の便秘と退院時・3・6・12か月後の便秘は前方切除のほうがわるいが，3か月後の会陰部痛，3・6・12か月後の性機能は直腸切断のほうがわるく，結論は「直腸切断は性機能障害が多いが，前方切除は排便障害が多く，直腸切断と前方切除のQOLは差がない」[6]．

イギリスの研究では，直腸切断（N＝30）・前方切除（N＝32）を1・2年後にQLQ-C30とQLQ-CR38で比べると，年齢は67歳と60歳，術前化学照射療法は63％と28％で差があり，1・2年後の性機能は直腸切断のほうがわるいが，1・2年後の下痢，1年後の便秘・不眠・認知機能・社会機能は前方切除のほうがわるく，全般的QOLは1年後が79点と71点，2年後が83点と75点で差がなく，結論は「**QOLを根拠に直腸切断が前方切除に比べて劣った手術であると考えてはいけない**」[7]．

### ▶ ストーマの系統的レビュー

2000〜2006年の11の研究のレビュー（N＝1,443）では，肛門から8cmまでの下部直腸がんで患者が100人以上の研究は3つ，自己管理方式で調べた研究は2つ，質が高い前向き研究は2つであり，身体機能・役割機能・活力は直腸切断のほうがわるいが，認知・情緒・睡眠・将来展望は前方切除のほうがわるく，全般的健康度は直腸切断と前方切除で差がなく，結論は「**直腸切断と前方切除で全体的なQOLは差がなく，QOLを理由に直腸切断を避けるのはよ**

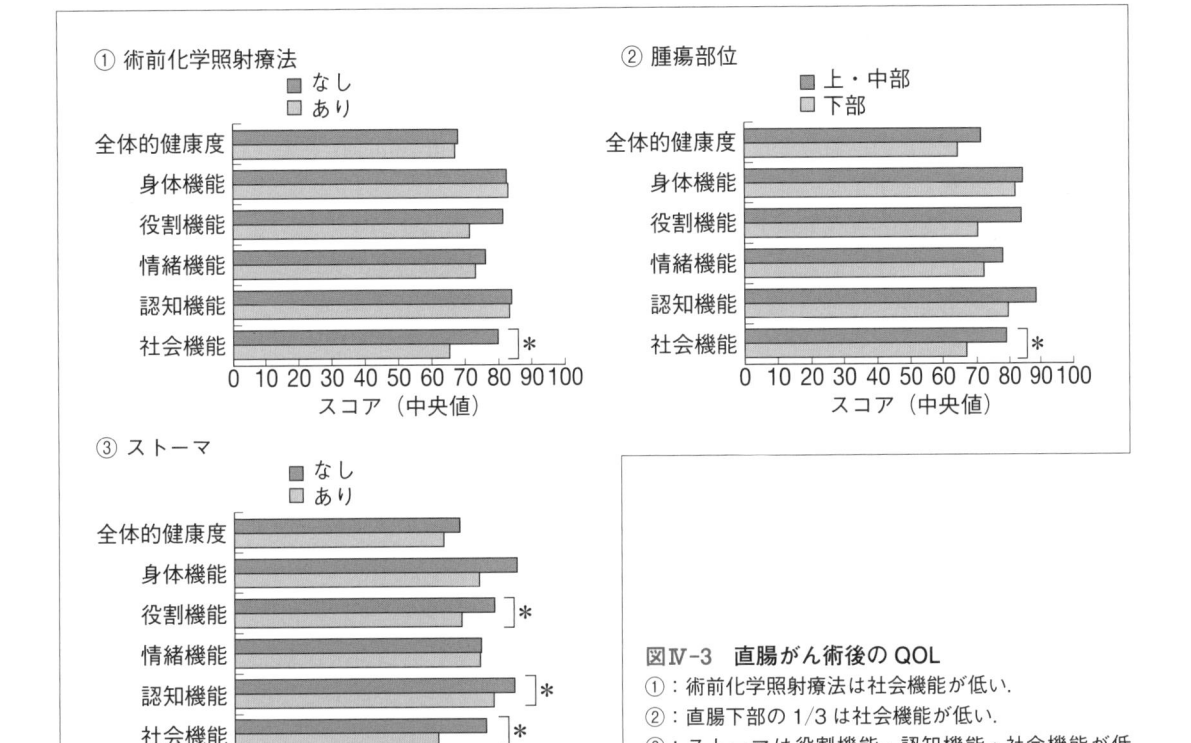

図Ⅳ-3 直腸がん術後のQOL
①：術前化学照射療法は社会機能が低い．
②：直腸下部の1/3は社会機能が低い．
③：ストーマは役割機能・認知機能・社会機能が低い．
＊：有意差あり．

(文献16をもとに作成)

くない」[8]．

世界中の医療技術を評価するイギリスのコクラン共同計画によると，2005年のレビュー（N＝1,412）では，6つが「直腸切断＝前方切除」，1つが「直腸切断≒前方切除」，4つが「直後切断＜前方切除」であるが，2010年のレビュー（N＝3,675）では，10の研究が「直腸切断＝前方切除」，16の研究が「直腸切断≒前方切除」，また2012年のレビュー（N＝5,127）では，35の研究が「直腸切断≒前方切除」であり，14の臨床試験では，直腸切断と前方切除のQOLは差がなく，結論は**「直腸切断のQOLよりも前方切除のほうがよいという結論は出せない」**[9]．

## 補足事項

直腸がん患者はストーマを避けたいと思っており[10]，気候や宗教によっては避けたほうがよく[11]，配偶者のためにも避けたほうがよいが[12]，前方切除の一次的保護ストーマはQOLが低く[13,14]，術後合併症を起こすとQOLがわるいので，無理な吻合で術後合併症を起こすよりも初めからストーマを造設したほうがよい[15]．手術前の化学照射療法はQOLに影響するが（図Ⅳ-3）[16]，手術後の再発はQOLに強く影響する[17]．

## 筆者の意見

直腸がんと診断された患者がまず心配するのは「人工肛門になるか」であり，器械吻合でストーマを避けられるのはありがたいことである．私が研修医のころ，同じような直腸がんが執刀医によって直腸切断にもなれば低位前方切

除にもなるのを見て，「器械吻合を上手に行える外科医になりたい」と思った[18].

せっかく肛門を残したのに，夜間の失禁で紙おむつをはいて寝る患者，おならと便の区別ができず外出するとまずトイレの場所を確認しないと何もできない患者，吻合不全でストーマを造設したあと治癒して閉鎖するころには局所再発と遠隔再発が判明した患者を見ると，「直腸切断がわるいと決めつけて無理に器械吻合するのはよくない」と思った．

「健康のバロメーター」と言ってピンク色のストーマを笑顔で見せてくれた患者，オストミー協会の仲間と行った温泉旅行をうれしそうに話してくれた患者，「ケアが上手」とETナースに褒められるのを楽しみに通院していた患者など，明るく前向きに生きるストーマ患者には何度も勇気づけられた．「ストーマはわるい」という考えはストーマ患者に失礼である．

肛門を残せると言われ安心して低位前方切除を受けたのに予想外の排便障害に苦しむ患者は，肛門があってもQOLは低いだろう．ストーマになると言われ覚悟して直腸切断を受けたあとストーマを上手に自己管理できるようになった患者は，肛門がなくてもQOLはよいだろう．外科医は直腸切断をネガティブに考えず，管理しやすい美しいストーマを作る責任がある．

## A 疑問の解決

「ストーマはQOLがわるいか」という問いには，「**直腸切断はストーマによる性機能障害と身体イメージ低下がある**」と答えられ，「**前方切除は排便障害によるQOL低下や社会活動制限がある**」とも答えられるが，「**全体的な健康度や全般的なQOLは直腸切断と前方切除で差がなく，QOLを理由に直腸切断を避けるのはよくない**」と答えてもよい．

### ●文献

1) Camilleri-Brennan (UK). Objective assessment of morbidity and quality of life after surgery for low rectal cancer. Colorectal Dis 2002；4：61-6.
2) Guren MG (Norway). Quality of life and functional outcome following anterior or abdominoperinealresection for rectal cancer. Eur J Surg Oncol 2005；31：735-42.
3) Sideris L (France). Quality of life of patients operated on for low rectal cancer：impact of the type of surgery and patients' characteristics. Dis Colon Rectum 2005；48：2180-91.
4) Grumann MM (Germany). Comparison of quality of life in patients undergoing abdominoperineal extirpation or anterior resection for rectal cancer. Ann Surg 2001；233：149-56.
5) Engel J (Germany). Quality of life in rectal cancer patients：a four-year prospective study. Ann Surg 2003；238：203-13.
6) Schmidt CE (Germany). Prospective evaluation of quality of life receiving either abdominoperineal resection or sphincter-preserving procedure for rectal cancer. Ann Surg Oncol 2005；12：117-23.
7) How P (UK). Comparative quality of life in patients following abdominoperineal excision and low anterior resection for low rectal cancer. Dis Colon Rectum 2012；55：400-6.
8) Cornish JA (USA). A meta-analysis of quality of life for abdominoperineal excision of rectum versus anterior resection for rectal cancer. Ann Surg Oncol 2007；14：2056-68.
9) Pachier J (Denmark). Quality of life after rectal resection for cancer, with or without permanent colostomy. Cochrane Database Syst Rev 2012；6：CD004323.
10) Bossema E (Netherlands). Patients' preferences for low rectal cancer surgery. Eur J Surg Oncol 2008；34：42-8.
11) Holzer B (Austria). Do geographic and educational factors influence the quality of life in rectal cancer patients with a permanent colostomy? Dis Colon Rectum 2005；48：2209-16.
12) Cakmak A (Turkey). Permanent stoma not only affects patients' quality of life but also that of their spouses. World J Surg 2010；34：2872-6.
13) Tsunoda A (Japan). Quality of life after low anterior resection and temporary loop ileostomy. Dis Colon Rectum 2008；51：218-22.
14) Yau T (UK). Longitudinal assessment of quality of life in rectal cancer patients with or without stomas following primary resection. Dis Colon Rectum 2009；52：669-77.
15) Bloemen JG (Netherlands). Long-term quality of life in patients with rectal cancer：association

with severe postoperative complications and presence of stoma. Dis Colon Rectum 2009；52：1251-8.
16) Hoerske C(Germany). Long-term outcomes and quality of life after rectal carcinoma surgery. Br J Surg 2010；97：1295-303.
17) Arndt V(Germany). Restrictions in quality of life in colorectal cancer patients over three years after diagnosis：a population based study. Eur J Cancer 2006；42：1848-57.
18) 安達洋祐：師との出会い．臨床外科 66：948, 2011

## 3つのポイント ― わかりやすいプレゼン

### ①文は箇条書き　②数値は表に　③データはグラフに

スライドやポスターは，文を箇条書きにするだけで読みやすくなります．学会発表や論文は，数値を表にまとめると理解しやすくなります．データはグラフにするとひと目でわかり，割合は円グラフ，比較は棒グラフ，推移は折れ線グラフにすると，情報が上手に伝わります．

## イグ・ノーベル賞

「用指的直腸マッサージによる難治性吃逆の治療」という症例報告（2006年，医学賞）
Fesmire FM(USA). Termination of intractable hiccups with digital rectal massage. Ann Emerg Med 1988；17：872. Odeh M(Israel). Termination of intractable hiccups with digital rectal massage. J Intern Med 1990；227：145-6.

# 3 進行がん手術
## 閉塞症状にバイパスは有用か

　余命を判断できるのは，あと1か月もつかどうかという段階．体力ががんに負けて足腰が立たなくなり，肺か肝臓をがん腫瘍が占めて呼吸や食事がつらくなったときです．病状は同じでも，命の持ち時間は人によって全く違う．余命宣告なんて，とてもできません．簡単に「余命3か月」と言う医師は，誠意がないか，知識がない．あるいはウソをついています．

　　　　　　　　　　　近藤　誠　『「余命3カ月」のウソ』　ベスト新書

## Q 素朴な疑問

　切除不能の胃がんや膵がんで胃や十二指腸が閉塞したときは，「食べられるようにする」という理由でバイパス手術を行うが，期待したほど食べられなかったり，腹膜播種で再入院したり，予想より早く死亡したりすることがある．胃十二指腸閉塞を生じた進行消化器がん患者のバイパス手術は本当に有用だろうか．ステント留置のほうがよいのだろうか．

## 基本事項

　がんを切除して病気を治すのが「根治手術(radical operation)」であり，外科医の本分であるが，がんを切除せずに患者の苦痛を軽減するのが「緩和手術(palliative operation)」であり，これもまた外科医の重要な仕事である．進行消化器がん患者は嘔気・嘔吐・腹痛など閉塞症状に苦しむことがあり，閉塞部を迂回するバイパス手術で症状を緩和できることがある．

　胃下部の進行がんで幽門狭窄(pyloric stenosis)があって切除できないときはバイパス手術の適応である．膵頭部・乳頭部・胆管下部の進行がんで十二指腸閉塞(gastric outlet obstruction)があるときもバイパス手術の適応である．胃十二指腸閉塞のバイパス手術は，胃空腸側側吻合が伝統的な術式であるが，最近は拡張型金属ステントを留置する方法もある．

## 医学的証拠

### ▶ 胃十二指腸閉塞の後向き研究

　後向き研究はカルテを調べる臨床研究であり，特定の治療法の安全性や効果がわかるが，がんや患者の状態はさまざまであり，異なる治療法を比較することはできない．

　日本の後向き研究(N＝39)では，十二指腸閉塞がある膵がんや胆嚢がんの患者をステントとバイパスに分けると，食事までの期間は1日と9日，入院期間は15日と30日，全身状態改善は65％と26％であるが，合併症は40％と32％，30日死亡率は25％と16％，50％生存期間は55日と79日である[1]．

　ニュージーランドの後向き研究(N＝46)では，胃十二指腸閉塞がある膵がんや胃がんの患者を，ステント・腹腔鏡バイパス・開腹バイパスに分けると，飲水までの期間は0日・4日・6日，食事までの期間は1日・5日・8日，入

院期間は2日・7日・10日,合併症は0%・43%・31%であるが,50%生存期間は59日・119日・120日である[2].

イタリアの後向き研究(N=47)では,胃十二指腸閉塞がある胃がんや膵がんの患者をステントとバイパスに分けると,臨床的成功率は92%と56%,入院期間は3日と24日,合併症は17%と61%,30日死亡率は0%と30%であり,退院後生存期間は93日と46日である[3].

オランダの後向き研究(N=95)では,胃十二指腸閉塞がある胃がんや膵がんの患者をステントとバイパスに分けると,退院時食事摂取は75%と59%,合併症は6%と10%であるが,30日死亡率は17%と7%,50%生存期間は70日と88日であり,ステントは迷入・閉塞・出血・穿孔・疼痛があり,晩期合併症は60%と22%,再治療は92%と40%である[4].

韓国の後向き研究(N=207)では,ステントを留置した胃十二指腸閉塞の患者を胃がんと膵がんに分けると,逸脱は11%と2%で胃がんが多いが,出血や穿孔は1%と7%で膵がんが多く,50%生存期間は153日と90日で膵がんが短い[5].

### ● 胃十二指腸閉塞の前向き研究

前向き研究は計画性がある臨床研究であり,選択基準や評価項目が決められているので,特定の治療法の利点と欠点がわかるが,異なる治療法の優劣を判断することはできない.

スウェーデンの前向き研究(N=36)では,胃十二指腸閉塞がある胃がんや膵がんの患者をステントとバイパスに分けると,入院期間は7日と15日,入院費用は7,215ドルと10,190ドル,1か月後の水分摂取率は100%と81%,固形食摂取率は73%と45%であるが,30日死亡率は29%と27%,50%生存期間は56日と77日である[6].

アメリカの前向き研究(N=50)では,胃十二指腸閉塞がある膵がんや胆管がんの患者を,ステント・バイパス・胃瘻/腸瘻(PEG/PEJ)に分けると,入院期間は3日・10日・9日,1か月後の固形食摂取率は39%・58%・20%,30日死亡率は4%・25%・29%,50%生存期間は94日・73日・49日であり,余命が短いためQOLの評価はむずかしい[7].

南アフリカの前向き研究(N=70)では,ステントを留置した胃十二指腸閉塞患者を胃がんと膵がんに分けると,成功率は95%と86%,入院期間は2日と2日,50%生存期間は54日と51日,迷入・閉塞・出血などの晩期合併症は5%と11%,再挿入は0%と5%である[8].

### ● 胃十二指腸閉塞の臨床試験

異なる治療法の優劣を評価するには介入研究が必要であるが,閉塞症状がある胃がん患者や膵がん患者は少なく,ステントとバイパスを比較する大規模な臨床試験はむずかしい.

イタリアの臨床試験(N=18)では,幽門狭窄の患者をステントとバイパスに割りつけると,摂食開始は3日目と6日目,入院期間は5日と10日,胃排泄良好(8日目)は90%と67%で差があり,生存期間は258日と283日で差がなく,結論は「幽門狭窄のがん患者はバイパスよりもステントのほうが有用である」[9,10].

イギリスの臨床試験(N=27)では,胃十二指腸閉塞の患者をステントと腹腔鏡下バイパスに割りつけると,治療成功率は83%と100%,合併症は0%と62%,死亡は0%と23%,入院期間は5日と11日,1か月目の身体的健康度は41と33であり,結論は「**胃十二指腸閉塞のがん患者は腹腔鏡下バイパスよりもステントのほうが安全で成績もよい**」[11].

オランダの臨床試験(N=39)では,胃十二指腸閉塞の患者をステントとバイパスに割りつけると,食事開始は5日目と8日目であるが,食事摂取期間は50日と72日,技術的合併症は24%と11%,再閉塞は24%と6%,再治療は33%と11%であり,結論は「**ステントは余命2か月以下の患者に行い,バイパスは余命2か月以上の患者に行うのがよい**」[12].

## ▶ 胃十二指腸閉塞のメタ分析

　症例数が少ないときや研究によって結論が異なるときはメタ分析が有用であるが，がんや患者の状態・治療手技・観察項目がちがうので，診療に適用するときには注意が必要である．

　34の症例研究のメタ分析（N＝672）では，幽門狭窄の患者にステント療法を行うと，技術的成功率94％，臨床的成功率83％，合併症は後向き研究20％，前向き研究39％，開存期間は後向き研究115日，前向き研究183日であり，結論は「ステントの合併症は意外と多い」[10]．

　32の症例研究のメタ分析（N＝606）では，胃十二指腸閉塞の患者にステント療法を行うと，技術的成功率97％，臨床的成功率89％，症状改善までの期間は3.7日，生存期間は3か月，閉塞/迷入28％であり，結論は「余命が短いがん患者はステントが安全かつ有効である」[13]．

　13の比較研究のメタ分析（N＝514）では，胃十二指腸閉塞の患者をステントとバイパスに分けると，経口摂取は82％と68％で差があり，ステントは経口摂取が早く入院期間も短いが，生存期間も短く，結論は「ステントは臨床的改善度が高いが，大規模な臨床試験でバイパスと比べないといけない」[14]．

　44の比較研究のメタ分析（N＝1,046）では，胃十二指腸閉塞の患者をステントとバイパスに分けると，臨床的成功率は89％と72％，入院期間は7日と13日，早期合併症は7％と4％，晩期合併症は18％と17％であるが，再治療は18％と1％，生存期間は105日と164日であり，結論は「**余命が短い患者はステントがよく，余命が長い患者はバイパスがよい**」[15]．

　2つの臨床試験のメタ分析（N＝152）では，切除できない十二指腸乳頭部がん患者を予防的胃空腸吻合の有無で分けると，手術死亡・術後合併症・入院期間・生存期間は差がないが，閉塞症状の再燃は3％と28％で差があり，結論は「**十二指腸乳頭部がんの手術で切除不能のときは予防的胃空腸吻合をルーチンに行うべきである**」[16]．

## 補足事項

　食事摂取量や体重を減らすために，肥満がある糖尿病患者に胃バイパス手術を行うことがあり（減量手術），血糖値や体重のコントロールに効果がある[17-19]．

　がんのボリュームを減らすために，肝転移や腹膜播種がある胃がん患者に胃切除や胃全摘を行うことがあるが（減量手術）[20,21]，症状の緩和や生存期間の延長には無効である[22]．膵浸潤と幽門狭窄がある胃がんの患者に胃空腸吻合を行ってもバイパスがうまく機能せず，胃排泄遅延や胃停滞に苦しむことがあり，余命が短い患者の胃空腸吻合は意義が乏しい[23]．

　胃空腸吻合の工夫に「Devine手術」があり，原法では胃を完全に離断して空腸と吻合するが（空置的胃空腸吻合）[24]，変法では胃を大彎から2/3ほど切離して空腸を吻合する（亜空置的胃空腸吻合）[25]．**Devine手術は胃十二指腸閉塞患者の症状緩和に有用であり**[26,27]，腹腔鏡手術も可能であり[28]，ステントに比べて成績がよいかもしれない[29]．

## 筆者の意見

　外科医はがんの根治手術を追究してきたが，進行がんの外科治療には限界がある．日本は高齢者が多く（65歳以上は24％），がん死亡が多く（死因の1位で30％），消化器がんが過半数を占めている．外科医は進行消化器がんで閉塞症状に苦しむ患者を正しく評価し，緩和手術を適用すべき患者を的確に選択し，安全で有効なバイパス手術を上手に行えないといけない．

　胃がんの幽門狭窄や膵がんの十二指腸閉塞にはステント留置が第一選択かもしれないが，挿入が困難なときにムリしてはいけない．再閉塞したときにバイパス手術を行っても余命は短く手遅れである．胃空腸吻合は吻合口を広くとってもムダであり，胃の大彎側に切れ込みを入れて切離端と空腸を吻合する亜空置的胃空腸吻合

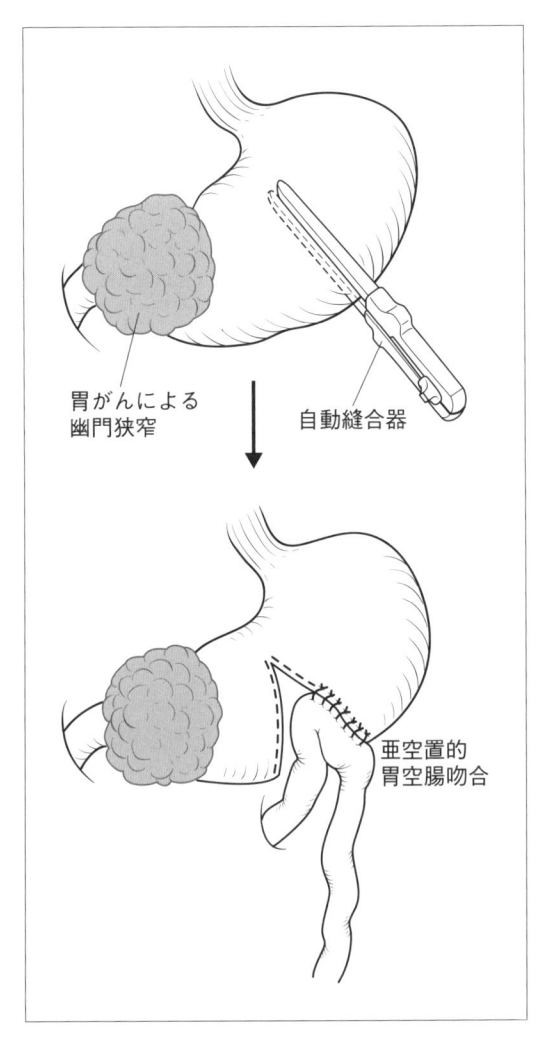

図Ⅳ-4 胃がんの幽門狭窄に対する亜空置的胃空腸吻合（Devine 変法）

(Devine 変法)が有用である(図Ⅳ-4).

## A 疑問の解決

「閉塞症状にバイパスは有用か」という問いには，「余命が短い患者はステントがよく，余命が長い患者はバイパスがよい」と答えられ，「十二指腸乳頭部がんの手術で切除不能のときは胃空腸吻合を行うのがよい」とも答えられるが，「腹膜播種がない幽門狭窄胃がんの手術で切除不能のときは Devine 手術を行うのがよい」と答えてもよい.

## ◯文献

1) Maetani I(Japan). Comparison of duodenal stent placement with surgical gastrojejunostomy for palliation in patients with duodenal obstructions caused by pancreaticobiliary malignancies. Endoscopy 2004；36：73-8.
2) Mittal A(New Zealand). Matched study of three methods for palliation of malignant pyloroduodenal obstruction. Br J Surg 2004；91：205-9.
3) Del Piano M(Italy). Endoscopy or surgery for malignant GI outlet obstruction. Gastrointest Endosc 2005；61：421-6.
4) Jeurnink SM(Netherlands). Gastrojejunostomy versus stent placement in patients with malignant gastric outlet obstruction：a comparison in 95 patients. J Surg Oncol 2007；96：389-96.
5) Kim JH(Korea). Metaallic stent placement in the palliative treatment of malignant gastric outlet obstructions：primary gastric carcinoma versus pancreatic carcinoma. Am J Roentgenol 2009；193：241-7.
6) Johnsson E(Sweden). Palliation of malignant gastroduodenal obstruction with open surgical bypass or endoscopic stenting：clinical outcome and health economic evaluation. World J Surg 2004；28：812-7.
7) Schmidt C(USA). A prospective observational study examining quality of life in patients with malignant gastric outlet obstruction. Am J Surg 2009；198：92-9.
8) Shaw JM(South Africa). Self-expanding metal stents as an alternative to surgical bypass for malignant gastric outlet obstruction. Br J Surg 2010；97：872-6.
9) Fiori E(Italy). Palliative management of malignant antro-pyloric strictures：gastrojejunostomy vs. endoscopic stenting. A randomized prospective trial. Anticancer Res 2004；24：269-71.
10) Fiori(Italy). Endoscopic stenting for gastric outlet obstruction in patients with unresectable antro-pyloric cancer：systematic review of the literature and final results of a prospective study. Am J Surg 2013；206：210-7.
11) Mehta S(UK). Prospective randomized trial of laparoscopic gastrojejunostomy versus duodenal stenting for malignant gastric outlet obstruction. Surg Endosc 2006；20：239-42.
12) Jeurnink SM(Netherlands). Surgical gastrojejunostomy or endoscopic stent placement for the palliation of malignant gastric outlet obstruction (SUSTENT study)：a multicenter randomized trial. Gastrointest Endosc 2010；71：490-9.
13) Dormann A(Germany). Self-expanding metal stents for gastroduodenal malignancies：systemat-

14) Ly J (New Zealand). A systematic review of methods to palliate malignant gastric outlet obstruction. Surg Endosc 2010 ; 24 : 290-7.
15) Jeurnink SM (Netherlands). Stent versus gastrojejunostomy for the palliation of gastric outlet obstruction : a systematic review. BMC Gastroenterol 2007 ; 7 : 18.
16) Gurusamy KS (UK). Prophylactic gastrojejunostomy for unresectable periampullary carcinoma. Cochrane Database Syst Rev 2013 ; 2 : CD008533.
17) Schauer PR (USA). Bariatric surgery versus intensive medical therapy for diabetes : 3-year outcomes. N Engl J Med 2014 ; 370 : 2002-13.
18) Courcoulas AP (USA). Surgical vs medical treatments for type 2 diabetes mellitus : a randomized clinical trial. JAMA Surg 2014 ; 149 : 707-15.
19) Halperin F (USA). Roux-en-Y gastric bypass surgery or lifestyle with intensive medical management in patients with type 2 diabetes : feasibility and 1-year results of a randomized clinical trial. JAMA Surg 2014 ; 149 : 716-26.
20) Sarela AI (UK). Gastric adenocarcinoma with distant metastasis : is gastrectomy necessary? Arch Surg 2007 ; 142 : 143-9.
21) Zhang JZ (China). Outcome of palliative total gastrectomy for stage IV proximal gastric cancer. Am J Surg 2011 ; 202 : 91-6.
22) 胃がんの減量手術は無効：日韓共同試験で判明．メディカルトリビューン 2014. 4. 10
23) Kikuchi S (Japan). Does gastrojejunostomy for unresectable cancer of the gastric antrum offer satisfactory palliation? Hepatogastroenterology 1999 ; 46 : 584-7.
24) Kwok SP (Hong Kong). Devine exclusion for unresectable carcinoma of the stomach. Br J Surg 1991 ; 78 : 684-5.
25) Kaminishi M (Japan). Stomach-partitioning gastrojejunostomy for unresectable gastric carcinoma. Arch Surg 1997 ; 132 : 184-7.
26) **Arciero CA (USA). Partial stomach-partitioning gastrojejunostomy for malignant duodenal obstruction. Am J Surg 2006 ; 191 : 428-32.**
27) Usuba T (Japan). Is modified Devine exclusion becessary for gastrojejunostomy in patients with unresectable pancreatobiliary cancer? Surg Today 2011 ; 41 : 97-100.
28) Suzuki O (Japan). Laparoscopic modified Devine exclusion gastrojejunostomy as a palliative surgery to relieve malignant pyloroduodenal obstruction by unresectable cancer. Am J Surg 2007 ; 194 : 416-8.
29) Kubota K (Japan). Stomach-partitioning gastrojejunostomy for gastroduodenal outlet obstruction. Arch Surg 2007 ; 142 : 607-11.

---

### 3つのポイント ― 医師のあいまいな言葉

①基本的に　②必要がある　③否定できない

医師が連発する「基本的に」は耳障りです．省いても全く問題ありません．雑誌や論文を読むと「…する必要がある」が目につきます．「…する」で十分でしょう．「…が示唆される」「…が否定できない」は少し無責任な感じがします．言葉づかいは意識して改めましょう．

---

### イグ・ノーベル賞

「ジッパーに挟まれたペニスの応急処置」という苦心の研究（1993年，医学賞）
Nolan JF (USA). Acute management of the zipper-entrapped penis. J Emerg Med 1990 ; 8 : 305-7.

# ④ 消化器がん手術

## リンパ節郭清で再発が減るか

20世紀は物理・化学の時代だったが，21世紀は医学・生命科学の時代である．物理・化学を中心とする科学技術については，プラス面とマイナス面の両面に目配りすることでなんとか対処してきたが，医学・生命科学は生命の尊厳とは何かという問題をとことんまで突き詰め，科学が介入していい分野はここまでという一線を引かなければならないのである．

柴田鉄治　『科学事件』　岩波新書

### Q 素朴な疑問

がんは浸潤してリンパ節や臓器に転移する．がん手術の原則は原発巣の完全切除とリンパ節の予防的摘出であり，リンパ節郭清は範囲が広く個数が多いほどよいと考えられてきた．拡大リンパ節郭清をリードした乳がん手術は腋窩郭清の縮小や省略に向かっている．消化器がん手術は今後どうなるのだろうか．リンパ節郭清を行わないと再発は増えるのだろうか．

### 基本事項

20世紀は外科医がメスでがんに挑戦した時代であり，ハルステッド手術を継承するアメリカは1960年代が拡大リンパ節郭清の絶頂期であった．1970年代に欧米で乳房温存療法の臨床試験が行われ，1980年代に乳房温存療法が導入されると，1990年代にはヨーロッパで行われた臨床試験によって胃がんのリンパ節郭清が否定された．日本の乳腺外科や消化器外科は1980年代がリンパ節郭清の全盛期であり（D3/D4），21世紀になって控えめになった（D2/D3）．

がんを完全に切除するには，がんの広がりを阻止しているリンパ節を摘出することが重要と考えられてきたが，21世紀になってがん細胞が遺伝子レベルで調べられるようになると，リンパ節や血液の微量がん細胞が高頻度に検出され，リンパ節のバリア機能が疑問視されている．がんには増殖や進行，再発や転移に重要な役割を果たすがん幹細胞があり，がん治療の目標は「全細胞壊滅（total cell kill）」より「幹細胞制御（stem cell control）」である．

### 医学的証拠

#### ▶ 胃がんのリンパ節郭清（表Ⅳ-1）

日本の専門医が指導したオランダの臨床試験（N＝996）では，D1郭清とD2郭清の術後合併症は25％と38％，再手術は8％と16％，手術死亡は6％と10％でD2郭清のほうが多く[1]，5年生存率は34％と33％[2]，11年生存率は30％と35％[3]，15年生存率は21％と29％で差がない[4]．

同時期のイギリスの臨床試験（N＝400）では，D1郭清とD2郭清の術後合併症は28％と46％，吻合不全は11％と26％，手術死亡は7％と13％でD2郭清のほうが多く[5]，5年生存率

は35%と33%で差がなく[6]、2つの臨床試験のメタ分析では、手術死亡はD2郭清のほうが多く（2.3倍）、生存率は差がない[7]。

最新のイタリアの臨床試験（N=267）では、D1郭清とD2郭清の術後合併症は12%と18%、手術死亡は3%と2%で差がないが、5年生存率も67%と64%で差がなく[8]、5つの臨床試験のメタ分析（N=1,642）では、再手術（2.2倍）と手術死亡（2.0倍）はD2郭清のほうが多く、5年生存率は差がない[9]。

6つの臨床試験のメタ分析（N=1,876）では、術後合併症（2.4倍）・再手術（3.0倍）・手術死亡（1.7倍）はD2郭清のほうが多く、5年生存率は差がなく[10]、8つの臨床試験のメタ分析（N=1,782）でも、術後合併症（2.0倍）と手術死亡（2.5倍）はD2郭清のほうが多く、5年生存率は差がなく[11]、**最新のメタ分析（N=2,044）でも、術後合併症（1.6倍）・手術死亡（1.7倍）はD2郭清のほうが多く、5年生存率は差がない**[12]。

傍大動脈リンパ節郭清（D4）については、日本の臨床試験（N=70）では、D3郭清とD4郭清の生存率は差がなく[13]、大規模な臨床試験（N=523）では、D2郭清とD4郭清の5年生存率は差がなく[14]、日本・韓国・台湾の臨床試験（N=269）でも、D2郭清とD4郭清の5年生存率は差がなく[15]、3つの臨床試験のメタ分析（N=1,067）でも、傍大動脈リンパ節郭清の有無で5年生存率は差がない[16]。

なお、胃がんのリンパ節郭清は腹膜播種を助長する可能性がある[17]。

### ▶ 大腸がんのリンパ節郭清（表Ⅳ-1）

下腸間膜動脈（IMA）根部のリンパ節郭清については、フランスの臨床試験（N=260）では、IMA切離（左半結腸切除）とIMA温存（区域結腸切除）の12年生存率は差がなく[18]、中国の臨床研究（N=1,409）では、IMA根部郭清の有無で5年生存率は差がなく[19]、4つの臨床研究のメタ分析（N=3,205）では、IMA高位結紮の有無で5年生存率は差がなく[20]、14の臨床研究のレビュー（N=5,977）でも、IMA高位結紮を支持する証拠はない[21]。

骨盤リンパ節郭清（側方郭清）については、日本とオランダの直腸切除の比較（N=324 vs N=379）では、側方郭清と直腸間膜切除の再発率は差がなく[22]、**20の臨床研究のメタ分析（N=5,502）では、拡大郭清は術後合併症（1.5倍）と排尿障害が多く（3.7倍）、再発率や生存率は差がない**[23]。

側方郭清の臨床試験は2つあり、術前照射を行った東京大学の臨床試験（N=45）では、側方郭清の有無で再発率や生存率は差がなく[24]、直腸間膜切除を行った日本全国の臨床試験（N=351）では、側方郭清の有無で手術時間や出血量には差があり、重症合併症は22%と16%（P=0.07）、再出血は4%と1%（P=0.09）である（再発率や生存率は結果待ち）[25]。

なお、子宮体がんの臨床試験（N=514）では、骨盤リンパ節郭清の有無で再発率や生存率には差がなく[26]、2つの臨床試験のメタ分析（N=1,945）では、骨盤リンパ節郭清の有無で再発率や生存率には差がない[27]。

### ▶ 食道がんのリンパ節郭清（表Ⅳ-1）

日本の胸部食道がんの臨床試験（N=62）では、標準郭清（中縦隔のみ）と拡大郭清（上縦隔や頸部まで）の5年生存率は48%と66%で差があるが[28]、オランダの下部食道・噴門がんの臨床試験（N=220）では、経胸的拡大郭清と経腹的縮小郭清の手術死亡は差がなく[29]、**52の臨床研究のメタ分析（N=5,905）では、拡大郭清は肺合併症や手術死亡が多く、5年生存率は差がない**[30]。

なお、肺がんの臨床試験（N=1,023）では、縦隔リンパ節生検が陰性の患者は縦隔リンパ節郭清の有無で再発率や死亡率に差はない[31]。

### ▶ 膵臓がんのリンパ節郭清（表Ⅳ-1）

イタリアの膵頭部がんの臨床試験（N=81）では、標準郭清と拡大郭清の平均生存期間は552

表Ⅳ-1　消化器がんリンパ節郭清の臨床試験

| 国/著者 | 期間 | 病院 | 患者(人) | 郭清 | 合併症 | 生存率 | 文献 |
|---|---|---|---|---|---|---|---|
| 胃がん | | | | | | | |
| 台湾 Wu | 1993.10〜1999.8 | 単施設 | 221 | D1 / D3 | 17% / 7% | 54% / 60% | — |
| イタリア Bozzetti | 1994.9〜1999.2 | 多施設(48) | 624 | 亜全摘 / 全摘 | 9% / 13% | 65% / 62% | — |
| 日本 Sasako | 1995.7〜2001.4 | 多施設(24) | 523 | D2 / D4 | 21% / 28% | 69% / 70% | 14 |
| 日韓台 Yonemura | 1995.4〜2002.12 | 多施設(8) | 269 | D2 / D4 | 22% / 38% | 53% / 55% | 15 |
| オランダ Bonenkamp | 1996.7〜2002.7 | 多施設(27) | 996 | D1 / D2 | 25% / 38% | 34% / 33% | 1,2 |
| イギリス Cuschieri | 1997.3〜2003.3 | 多施設(29) | 400 | D1 / D2 | 28% / 46% | 35% / 33% | 5,6 |
| イタリア Degiuli | 1998.6〜2006.12 | 多施設(5) | 267 | D1 / D2 | 12% / 18% | 67% / 64% | 8 |
| 大腸がん | | | | | | | |
| フランス Rouffet | 1980.1〜1985.1 | 単施設 | 260 | 区域 / 左半 | — / — | 54% / 47% | 18 |
| 日本 Nagawa | 1993.4〜1995.3 | 単施設 | 45 | D1 / D2 | 23% / 35% | 75% / 60% | 24 |
| 食道がん | | | | | | | |
| 日本 Nishihira | 1987.12〜1993.12 | 単施設 | 62 | 縮小 / 拡大 | 24% / 20% | 48% / 66% | 28 |
| 膵臓がん | | | | | | | |
| イタリア Pedrazzoli | 1991.3〜1994.3 | 単施設 | 81 | 標準 / 拡大 | — / — | 552日* / 589日* | 32 |
| アメリカ Farnell | 1997.5〜2003.7 | 単施設 | 79 | 標準 / 拡大 | — / — | 16% / 17% | 33 |
| アメリカ Riall | 1996.4〜2001.6 | 単施設 | 299 | 標準 / 拡大 | 29% / 43% | 25% / 31% | 34,35 |
| 韓国 Jang | 2006.6〜2009.11 | 多施設(18) | 244 | 標準 / 拡大 | 74% / 69% | 46% / 36% | 37 |

*平均生存期間

日と589日で差がなく[32]，アメリカの膵頭部がんの臨床試験(N＝79)でも，標準郭清と拡大郭清の5年生存率は16%と17%で差がない[33]．

アメリカの乳頭部がんの臨床試験(N＝299)では，標準郭清と拡大郭清の術後合併症は29%と43%で拡大郭清のほうが多く[34]，5年生存率は25%と31%で差がなく[35]，**3つの臨床試験のメタ分析(N＝424)でも，標準郭清と拡大郭清の生存率は差がない**[36]．

韓国の膵頭部がんの臨床試験(N＝244)では，標準郭清と拡大郭清の2年生存率は46%と36%で拡大郭清のほうが低く，再発率は74%と69%で差がないが，腹膜播種は8%と26%で拡大郭清のほうが多い[37]．

なお，膵臓がんの遠隔転移陰性率(6%)・治癒切除率(47%)・2群リンパ節転移頻度(11%)から計算すると，D2郭清の恩恵を受ける患者は0.3%である[38]．

## 補足事項

イタリアとアメリカにおいて，1970年代には乳房切除と乳房温存を比較する臨床試験が行われたが，2000年代には腋窩郭清と腋窩温存を比較する臨床試験が行われた．

イタリアの臨床試験（N＝219）では，乳房温存（非照射）の高齢者（T1/N0）は，腋窩郭清の有無で乳房内再発・遠隔転移・死亡率には差がなく[39,40]，4つの臨床試験のメタ分析でも，腋窩郭清の有無で乳房内再発・遠隔転移・死亡率には差がない[41]．

アメリカの臨床試験（N＝891）では，乳房温存（T1-2/N0）でセンチネル生検が陽性（≦2個）の患者は，腋窩郭清の有無で再発率や生存率には差がなく[42,43]，イタリアの臨床試験（N＝465）では，乳房切除か乳房温存（≦5 cm）でセンチネル生検が陽性（≦2 mm）の患者は，腋窩郭清の有無で再発率や生存率に差はない[44]．

## 筆者の意見

日本人はからだが丈夫でやせていて，外科医は手術がうまい．「ガラパゴス携帯」は世界標準から離れて日本独自の進化を遂げた携帯電話のことであり，日本人には使い勝手がよい．日本人には日本流の手術がよく，日本の外科医は外国の臨床試験の結果は気にせず，独自の手術手技を追究すればよい．

がんを徹底的に治療してほしい若い患者には，合併症や後遺症を覚悟して拡大郭清を行えばよいが，併存疾患が複数あり余力が少ない高齢者には，手術の安全性や術後のQOLに配慮して最低限のリンパ節郭清にとどめなければならず，ガイドラインを盲信して画一的に拡大郭清を行うのはよくない．

2014年で団塊の世代（1947～1949年生まれ）の約800万人が全員高齢者になった．がん患者は今後20年間で1.5倍に増えると考えられ，高齢者に合併症や後遺症なく上手に手術できる外科医が必要となる．「郭清しないと手術でない」という全体主義はやめて，手術の安全性や患者の安心感を誇れる外科医もいてほしい．

## A 疑問の解決

「リンパ節郭清で再発が減るか」という問いには，「**消化器がんのリンパ節郭清は海外の臨床試験で有効性が否定されている**」と答えられ，「**乳がんは腋窩転移が少数か微小ならばリンパ節郭清を省略できる**」とも答えられるが，「**日本の外科医はリンパ節郭清にこだわり独自の手術手技を追究すればよい**」と答えてもよい．

### ○文献

1) Bonenkamp JJ (Netherlands). Randomised comparison of morbidity after D1 and D2 dissection for gastric cancer in 996 Dutch patients. Lancet 1995；345：745-8.
2) Bonenkamp JJ (Netherlands). Extended lymph node dissection for gastric cancer. N Engl J Med 1999；340：908-14.
3) Hartgrink HH (Netherlands). Extended lymph node dissection for gastric cancer：who may benefit? Final results of the randomized Dutch gastric cancer group trial. J Clin Oncol 204；22：2069-77.
4) Songun I (Netherlands). Surgical treatment of gastric cancer：15-year follow-up results of the randomised nationwide Dutch D1D2 trial. Lancet Oncol 2010；11：439-49.
5) Cuschieri A (UK). Postoperative morbidity and mortality after D1 and D2 resections for gastric cancer：preliminary results of the MRC randomized controlled surgical trial. Lancet 1996；347：995-9.
6) Cuschieri A (UK). Patient survival after D1 and D2 resections for gastric cancer：long-term results of the MRC randomized surgical trial. Surgical Co-operative Group. Br J Cancer 1999；79：1522-30.
7) McColloch P (UK). Gastrectomy with extended lymphadenectomy for primary treatment of gastric cancer. Br J Surg 2005；92：5-13.
8) Degiuli M (Italy). Randomized clinical trial comparing survival after D1 or D2 gastrectomy for gastric cancer. Br J Surg 2014；101：23-31.
9) Seevaratnam R (Canada). A meta-analysis of D1 versus D2 lymph node dissection. Gastric Cancer 2012；15：S60-9.

10) Memon MA (Australia). Meta-analysis of D1 versus D2 gastrectomy for gastric adenocarcinoma. Ann Surg 2011 ; 253 : 900-11.
11) Yang SH (China). An evidence-based medicine : review of lymphadenectomy extent for gastric cancer. Am J Surg 2009 ; 197 : 246-51.
12) **Jiang L (China). Systematic review and meta-analysis of the effectiveness and safety of extended lymphadenectomy in patients with resectable gastric cancer. Br J Surg 2014 ; 101 : 595-604.**
13) Maeta M (Japan). A prospective pilot study of extended (D3) and superextended para-aortic lymphadenectomy (D4) in patients with T3 or T4 gastric cancer managed by total gastrectomy. Surgery 1999 ; 125 : 325-31.
14) Sasako M (Japan). D2 lymphadenectomy alone or with para-aortic nodal dissection for gastric cancer. N Engl J Med 2008 ; 359 : 453-62.
15) Yonemura Y (Japan). Randomized clinical trial of D2 and extended paraaortic lymphadenectomy in patients with gastric cancer. Int J Clin Oncol 2008 ; 13 : 132-7.
16) Chen XZ (China). Meta-analysis of effectiveness and safety of D2 plus para-aortic lymphadenectomy for resectable gastric cancer. J Am Coll Surg 2010 ; 210 : 100-5.
17) Marutsuka T (Japan). Mechanisms of peritoneal metastasis after operation for non-serosa-invasive gastric carcinoma : an ultrarapid detection system for intraperitoneal free cancer cells and a prophylactic strategy for peritoneal metastasis. Clin Cancer Res 2003 ; 9 : 678-85.
18) Rouffet F (France). Curative resection for left colonic carcinoma : hemicolectomy vs. segmental colectomy. A prospective, controlled, multicenter trial. Dis Colon Rectum 1994 ; 37 : 651-9.
19) Zong XY (China). An audit of outcomes in colorectal cancer in China. Br J Surg 2007 ; 33 : 169-73.
20) Cirocchi R (Italy). High tie versus low tie of the inferior mesenteric artety in colorectal cancer : a RCT is needed. Surg Oncol 2012 ; 21 : e111-123.
21) Lange MM (Netherlands). Level of arterial ligation in rectal cancer surgery : low tie preferred over high tie. A review. Dis Colon Rectum 2008 ; 51 : 1139-45.
22) Kusters M (Netherlands). A comparison between the treatment of low rectal cancer in Japan and the Netherlands, focusing on the patients of local recurrence. Ann Surg 2009 ; 249 : 229-35.
23) **Georgiou P (UK). Extended lymphadenectomy versus conventional surgery for rectal cancer : meta-analysis. Lancet Oncol 2009 ; 10 : 1053-62.**
24) Nagawa H (Japan). Randomized, controlled trial of lateral node dissection vs. nerve-preserving resection in patients with rectal cancer after preoperative radiotherapy. Dis Colon Rectum 2001 ; 44 : 1274-80.
25) Fujita S (Japan). Postoperative morbidity and mortality after mesorectal excision with and without lateral lymph node dissection for clinical stage II or stage III lower rectal cancer (JCOG0212) : results from a multicentre, randomised controlled, non-inferiority trial. Lancet Oncol 2012 ; 13 : 616-21.
26) Benedetti PP (Italy). Systematic pelvic lymphadenectomy vs. no lymphadenectomy in early-stage endometrial carcinoma : randomized clinical trial. J Natl Cancer Inst 2008 ; 100 : 1707-16.
27) May K (UK). Lymphadenectomy for the management of endometrial cancer. Cochrane Database Syst Rev 2010 : CD007585.
28) Nishihira T (Japan). A prospective randomized trial of extended cervical and superior mediastinal lymphadenectomy for carcinoma of the thoracic esophagus. Am J Surg 1998 ; 175 : 47-51.
29) Hulsher JB (Netherlands). Extended transthoracic resection compared with limited transhiatal resection for adenocarcinoma of the esophagus. N Engl J Med 2002 ; 347 : 1662-9.
30) **Boshier PR (UK). Transthoracic versus transhiatal esophagectomy for the treatment of esophagogastric cancer : a meta-analysis. Ann Surg 2011 ; 254 : 894-906.**
31) Darling GE (Canada). Randomized trial of mediastinal lymph node sampling versus complete lymphadenectomy during pulmonary resection in the patient with N0 or N1 (less than hilar) non-small cell carcinoma : results of the American College of Surgery Oncology Group Z0030 trial. J Thorac Cardiovasc Surg 2011 ; 14 : 662-70.
32) Pedrazzoli S (Italy). Standard versus extended lymphadenectomy associated with pancreatoduodenectomy in the surgical treatment of adenocarcinoma of the head of the pancreas : a multicenter, prospective, randomized study. Ann Surg 1998 ; 228 : 508-17.
33) Farnell MB (USA). A prospective randomized trial comparing standard pancreatoduodenectomy with pancreatoduodenectomy with extended lymphadenectomy in resectable pancreatic head adenocarcinoma. Surgery 2005 ; 138 : 618-28.
34) Yeo CJ (USA). Pancreaticoduodenectomy with or without distal gastrectomy and extended retroperitoneal lymphadenectomy for periampullary adenocarcinoma, part 2 : randomized controlled trial evaluating survival, morbidity, and mortality. Ann Surg 2002 ; 236 : 355-66.

35) Riall TS(USA). Pancreaticoduodenectomy with or without distal gastrectomy and extended retroperitoneal lymphadenectomy for periampullary adenocarcinoma, part 3 : update on 5-year survival. J Gastrointest Surg 2005 ; 9 : 1191-204.
36) **Michalski CW(Germany). Systematic review and meta-analysis of standard and extended lymphadenectomy in pancreaticoduodenectomy for pancreatic cancer. Br J Surg 2007 ; 94 : 265-73.**
37) Jang JY(Korea). A prospective randomized controlled study comparing outcomes of standard resection and extended resection, including dissection of the nerve plexus and various lymph nodes, in patients with pancreatic head cancer. Ann Surg 2014 ; 259 : 656-64.
38) Pawlik TM(USA). Feasibility of a randomized trial of extended lymphadenectomy for pancreatic cancer. Arch Surg 2005 ; 140 : 584-91.
39) Martelli G(Italy). A randomized trial comparing axillary dissection to no axillary dissection in older patients with T1N0 breast cancer : results after 5 years of follow-up. Ann Surg 2005 ; 242 : 1-6.
40) Martelli G(Italy). Axillary dissection versus no axillary dissection in older patients with T1N0 breast cancer : 15-year results of a randomized controlled trial. Ann Surg 2012 ; 256 : 920-4.
41) Sanghani M(USA). Impact of axillary lymph node dissection on breast cancer outcome in clinically node negative patients : a systematic review and meta-analysis. Cancer 2009 ; 115 : 1613-20.
42) Giuliano AE(USA). Locoregional recurrence after sentinel lymph node dissection with or without axillary dissection in patients with sentinel lymph node metastases : the American College of Surgeons Oncology Group Z0011 randomized trial. Ann Surg 2010 ; 252 : 426-32.
43) Giuliano AE(USA). Axillary dissection vs no axillary dissection in women with invasive breast cancer and sentinel lymph node metastasis : a randomized clinical trial. JAMA 2011 ; 305 : 569-75.
44) Galimberti V(Italy). Axillary dissection versus no axillary dissection in patients with sentinel-node micrometastases(IBCSG 23-01 : a phase 3 randomised controlled trial. Lancet Oncol 2013 ; 14 : 297-305.

## 3つのポイント ― 医療現場の業界用語

### ①適応　②頻回　③著明

医師が当たり前に使っているのに患者には理解できない言葉があり，「適応」は「適用」，「頻回」は「頻繁」，「著明」は「顕著」です．日本で最も売れている『新明解国語辞典』に「頻回」「著明」「抜去」は載っていません．「ちょめい」は「著名」に聞こえます．

## イグ・ノーベル賞

60年間毎日左指関節だけ鳴らして指関節炎の原因を追究した功績(2009年，医学賞)
Unger DL(USA). Does knuckle cracking lead to arthritis of the fingers? Arthritis Rheum 1998 ; 41 : 949-50.

## ⑤ がんの腹腔鏡手術
## 低侵襲手術は予後がよいか

> いい医者を選ぶことも重要です．庸医（凡庸な医者，ヤブ医者）にゆだねるわけにはいきません．医学に詳しく熱心で，たくさんの患者に接し，その経過を知っている人は良医です．医学と治療は別で学問は病気を治すのに不要だというような医者を俗医といいます．世事に慣れ，権力者や財産家に近づき，世間にもてはやされる医者を福医とか時医ともいいます．
>
> 工藤美代子（訳），貝原益軒『自由訳・養生訓』 新書y

### Q 素朴な疑問

がんの手術にも腹腔鏡手術が導入され，一般病院でも腹腔鏡下胃切除や腹腔鏡下大腸切除が行われている．腹腔鏡手術は侵襲が小さいため，術後の生体反応や炎症反応が軽く，がんと闘っている患者にとっては，生体防御機能や免疫力が低下せず，がんの手術として有利と考えられる．腹腔鏡手術は再発が少ないのだろうか．開腹手術より予後がよいのだろうか．

### 基本事項

腹腔鏡手術は歴史が浅い．消化器手術はビルロートの胃切除（1881年）から130年の実績があるが，腹腔鏡手術はムレーの胆嚢摘出（1987年）から30年足らずである．日本では1990年に腹腔鏡下胆嚢摘出が導入され，がんの手術は早期胃がんや早期大腸がんに行われたが，海外では早くから進行大腸がんに行われ，初期はポート部再発（創転移）が問題になった．

腹腔鏡手術の有用性は胆嚢摘出で実証され，現在では胆石症の治療は腹腔鏡下胆嚢摘出が第一選択である．腹腔鏡手術の特徴は「低侵襲 (less invasive)」であり，具体的には，①痛みが軽い (less pain)，②回復が速い (faster recovery)，③入院期間が短い (shorter hospital stay)，④社会復帰が早い (earlier return to normal life) という利点がある．

### 医学的証拠

#### ▶ 結腸がんの腹腔鏡手術（表Ⅳ-2）

結腸がんの臨床試験は香港・スペイン・アメリカ・イギリスなどで行われており[1-6]，腹腔鏡手術と開腹手術の長期成績は差がないが，スペインの臨床試験（N＝219）では，腹腔鏡手術のほうが再発（0.5倍）・死亡（0.6倍）・腫瘍死（0.4倍）が少ない[2]．

4つの臨床試験のメタ分析（N＝1,451）では，腹腔鏡手術と開腹手術の再発・死亡・腫瘍死は差がなく[7]，6つの初期の臨床試験のメタ分析（N＝823）では，腹腔鏡手術による再発のリスク比は0.90 [0.73-1.10]，腫瘍死のリスク比は0.80 [0.62-1.04]である[8]．

3つの大規模臨床試験（COST, COLOR, CLASICC）のメタ分析（N＝1,765）では，腹腔鏡手術による再発のリスク比は0.99 [0.80-1.22]，死亡のリスク比は1.07 [0.83-1.37]であり，結論

表IV-2 大腸がんの臨床試験の長期成績

| 国/団体 | 期間 | 部位 | 病院 | 患者(人) | DFS | OS | 文献 |
|---|---|---|---|---|---|---|---|
| 香港 HongKong | 1993.9〜2002.10 | 結腸(Rs) | 単施設 | 403 | 75%<br>78% | 76%<br>73% | 1 |
| スペイン Barcelona | 1993.11〜1998.7 | 結腸 | 単施設 | 219 | 82%<br>72% | 64%<br>51% | 2 |
| アメリカ COST | 1994.9〜1999.2 | 結腸 | 多施設(48) | 872 | 69%<br>68% | 76%<br>75% | 3 |
| イギリス CLASICC | 1996.7〜2002.7 | 結腸/直腸 | 多施設(27) | 794 | 55%<br>59% | 58%<br>58% | 4 |
| ヨーロッパ COLOR | 1997.3〜2003.3 | 結腸 | 多施設(29) | 1,248 | 74%<br>76% | 82%<br>84% | 5 |
| オセアニア ALCCaS | 1998.1〜2005.4 | 結腸 | 多施設(31) | 592 | 78%<br>76% | 73%<br>71% | 6 |
| 香港 HongKong | 1993.9〜2002.10 | 直腸(Ra) | 単施設 | 153 | 84%<br>78% | 64%<br>55% | 16 |
| イタリア Milan | 2000.2〜2003.12 | 直腸 | 単施設 | 168 | 記載なし | 記載なし | 17 |
| スペイン Murcia | 2002.1〜2007.2 | 直腸 | 単施設 | 204 | 85%<br>81% | 72%<br>75% | 18 |
| オランダ COLOR II | 2004.1〜2010.5 | 直腸 | 多施設 30 | 1,103 | 追跡中 | 追跡中 | 19 |
| 韓国 COREAN | 2006.4〜2009.8 | 直腸 | 多施設 3 | 340 | 79%<br>73% | 92%<br>90% | 20 |

DFS:5年無再発生存率,OS:5年生存率.DFSとOSの上段は腹腔鏡,下段は開腹.

は「結腸がんの腹腔鏡手術は腫瘍学的にも安全である」[9].

6つの臨床試験のメタ分析(N=1,747)では,腹腔鏡手術による無再発のオッズ比は1.01[0.95-1.07],生存のオッズ比は1.03[0.98-1.09]であり[10],10の臨床試験のメタ分析(N=2,474)では,腹腔鏡による再発のリスク比は0.93[0.71-1.21],局所再発のリスク比は0.80[0.50-1.29],遠隔再発のリスク比は0.90[0.62-1.29]である[11].

追跡期間5年以上の3つの臨床試験のメタ分析(N=2,147)では,腹腔鏡手術による再発のリスク比は0.96[0.78-1.19],死亡のリスク比は0.92[0.76-1.12]であり[12],5つの臨床試験のメタ分析(N=2,695)では,腹腔鏡手術による再発のリスク比は0.94[0.81-1.10],死亡のリスク比は0.94[0.82-1.09]であり,結論は「**結腸がんの腹腔鏡手術は開腹手術と同程度に有効かつ安全である**」[13].

最新の5つの臨床試験のメタ分析(N=2,390)では,腹腔鏡手術による無再発のオッズ比は0.97[0.90-1.04],生存のオッズ比は1.00[0.96-1.06]であり[14],別の5つの臨床試験のメタ分析(N=3,152)では,腹腔鏡手術による死亡のリスク比は0.93[0.80-1.07]であるが,ステージIIに限ると1.21[0.96-1.51,P=0.06]である[15].

### ▶ 直腸がんの腹腔鏡手術(表IV-2)

直腸がんの臨床試験は香港・イタリア・スペイン・オランダ・韓国で行われており[16-20],香港の臨床試験(N=278)では,中央値124か月の追跡で腹腔鏡手術と開腹手術の10年生存率は83%と78%,遠隔再発は18%と25%,局所再発は5%と9%で差がなく,ステージIIIに限ると26%と43%(P=0.08)であり,結論は「**直腸がんの腹腔鏡手術は長期経過後も腫瘍学的に**

表Ⅳ-3 胃がんの臨床試験の短期成績

| 国/著者 | 期間 | 患者(人) | 手術 | 時間(分) | 郭清(個) | 合併症 | 転帰 | 文献 |
|---|---|---|---|---|---|---|---|---|
| イタリア Huscher | 1992.11～1996.2 | 59 | D1/D2<br>B-Ⅱ | 196<br>168 | 30<br>33 | 27%<br>28% | 生存59%<br>生存56% | 26 |
| 日本 Kitano | 1998.10～2001.3 | 28 | D1+α<br>B-Ⅰ | 227<br>171 | 20<br>25 | 14%<br>29% | —<br>— | 27 |
| 日本 Hayashi | 1999.12～2001.11 | 28 | D1+α<br>B-Ⅰ | 378<br>235 | 28<br>27 | 29%<br>57% | 再発(−)<br>再発(−) | 28 |
| 韓国 Lee | 2001.11～2003.8 | 47 | D2<br>B-Ⅰ | 319<br>190 | 32<br>38 | 13%<br>43% | 再発(−)<br>再発(−) | 29 |
| 韓国 Kim YW | 2003.7～2005.11 | 164 | D1+β<br>B-Ⅰ | 253<br>171 | 39<br>45 | 0%<br>5% | 再発(−)<br>再発(−) | 30 |
| 日本 Takiguchi | 2003.7～2006.1 | 40 | D1+ | 185<br>120 | 33<br>32 | 0%<br>10% | 生存100%<br>生存100% | 31 |
| 日本 Sakuramoto | 2005.10～2008.2 | 64 | D1+<br>B-Ⅱ | 183<br>113 | 32<br>34 | 3%<br>16% | —<br>— | 32 |
| 韓国 Kim HH | 2006.1～2007.7 | 342 | D1+β<br>B-Ⅰ/Ⅱ | —<br>— | —<br>— | 12%<br>15% | —<br>— | 33 |
| 中国 Cai | 2008.3～2009.12 | 96 | D2<br>B-Ⅰ/Ⅱ | 268<br>182 | 23<br>23 | 12%<br>19% | 生存67%<br>生存54% | 34 |

時間・郭清・合併症・転帰の上段は腹腔鏡,下段は開腹.

安全である」[21].

4つの臨床試験のメタ分析(N=463)では,腹腔鏡手術による局所再発のリスク比は0.55[0.22-1.40],死亡のリスク比は0.76[0.54-1.07,P=0.1]であり[22],6つの臨床試験のメタ分析(N=1,051)では,腹腔鏡手術による局所再発のリスク比は0.76[0.44-1.31],遠隔再発のリスク比は0.92[0.61-1.40]である[23].

7つの臨床試験のメタ分析(N=1,166)では,腹腔鏡手術による局所再発のリスク比は0.83[0.52-1.31],遠隔再発のリスク比は0.89[0.63-1.27],死亡のリスク比は0.80[0.60-1.07]であり[24],最新の8つの臨床試験のメタ分析(N=2,659)では,腹腔鏡手術による局所再発のリスク比は0.63[0.21-1.89]であり,結論は「**直腸がんの腹腔鏡手術は開腹手術に匹敵する長期成績である**」[25].

### ▶ 胃がんの腹腔鏡手術(表Ⅳ-3)

胃がんの臨床試験はイタリア・日本・韓国・中国で行われており[26-34],日本と韓国の早期がんの臨床試験では,腹腔鏡手術と開腹手術の再発率は0%であり,イタリアと中国の進行がんを含む臨床試験では,腹腔鏡手術と開腹手術の再発率や生存率は差がない[26,34].

4つの臨床試験のメタ分析(N=162)では,腹腔鏡手術による再発のリスク比は1.08[0.42-2.79]であるが[35],5つの臨床試験のメタ分析(N=326)では,腹腔鏡手術による再発のリスク比は0.98[0.35-2.69]であり,5つの臨床試験と17の症例対照研究のメタ分析(N=2,802)でも,腹腔鏡手術と開腹手術の再発率や生存率は差がない[36].

D2郭清に関する10の臨床研究のメタ分析(N=1,039)では,腹腔鏡手術による生存のオッズ比は1.44[0.92-2.27,P=0.1]であり[37],8つの臨床研究のメタ分析(N=1,065)では,腹腔鏡手術による再発のリスク比は0.87[0.51-1.49],死亡のリスク比は0.64[0.19-2.13]であり,結論は「**D2郭清の腹腔鏡手術は臨床試験がなく,長期成績は不明である**」[38].

胃全摘に関する9つの臨床研究のメタ分析

(N=1,221)では，腹腔鏡手術と開腹手術の再発率や生存率は差がないが[39]，進行がんに関する7つの臨床研究のメタ分析(N=1,271)では，腹腔鏡手術による生存のオッズ比は1.21[0.92-1.60, P=0.2]である[40]．

## 補足事項

膵切除については，6つの臨床研究のメタ分析(N=542)では，膵頭十二指腸切除の腹腔鏡手術は術後合併症がやや少なく(0.7倍，P=0.2)[41]，18の臨床研究のメタ分析(N=1,814)では，膵体尾部切除の腹腔鏡手術は術後合併症が少なく(0.7倍)[42]，アメリカの臨床試験(N=62)では，膵体尾部切除の腹腔鏡手術と開腹手術は局所再発率や生存率に差がない[43]．

肝切除については，9つの臨床研究のメタ分析(N=227)では，腹腔鏡手術と開腹手術の再発率や生存率は差がなく[44]，10の臨床研究のメタ分析(N=494)では，腹腔鏡手術による無再発のオッズ比は1.17[0.71-1.91]，生存のオッズ比は1.44[0.85-2.41]である[45]．

食道切除については，12の臨床研究のメタ分析(N=672)では，低侵襲手術は術後合併症が少なく(0.5倍)[46]，16の臨床研究のメタ分析(N=1,212)では，低侵襲手術と従来の手術は生存率に差がない[47]．

結腸切除については，オランダの臨床試験(N=399)では，腹腔鏡手術は創ヘルニア(0.4倍)と腸閉塞(0.3倍)が少なく，再発率・生存率・QOLは開腹手術と差がない[48]．

## 筆者の意見

腹腔鏡手術が普及して明らかになったのは，「傷は小さいほうがよい」ということである．昔は「偉大な外科医は大きい傷」(big surgeon, big incision)であったが，今は「賢明な外科医は小さい傷」である(開腹手術でも傷は小さいほうがよい)．腹腔鏡手術は低侵襲であり，メタ分析のリスク比と信頼区間を見ると再発や死亡が少なく，予後が改善する可能性がある．

腹腔鏡手術は患者に優しいが，外科医には厳しい．手や指が使えない「間接手術」であり，①触覚がない(視覚に頼る)，②視野が狭い(全体が見えない)，③操作が点(面で扱えない)，④止血が苦手(出血すると続行不能)である．手間ひまがかかり，手取り足取り指導できず，術者は孤独，助手やナースは退屈である．開腹手術の時代の手術室の一体感が懐かしい．

サルが道具(棒)を使い始めて人類が誕生したが(映画「2001年宇宙の旅」)，人類は棒を使う腹腔鏡手術を開発した．内視鏡が直達鏡(筒)からカプセルに進化したように，低侵襲手術も筒からカプセルに進化するだろう．把持用や切開用の自走カプセルを遠隔操作できれば，ロボット手術より簡便で有用な「究極の低侵襲手術」も夢ではない(映画「ミクロの決死圏」)．

## A 疑問の解決

「低侵襲手術は予後がよいか」という問いには，「**大腸がんと早期胃がんの腹腔鏡手術は開腹手術と同等の予後が期待できる**」と答えられ，「**進行胃がんの腹腔鏡手術は臨床試験がなく，予後への影響は不明である**」とも答えられるが，「**腹腔鏡手術は低侵襲で生体反応が小さいので，予後が改善する可能性がある**」と答えてもよい．

（謝辞）
猪股雅史さん(大分大学教授)の親切な助言と論文提供に感謝する[49,50]．

## 文献

1) Leung KL(Hong Kong). Laparoscopic resection of rectosigmoid carcinoma : prospective randomised trial. Lancet 2004 ; 363 : 1187-92.
2) Lacy AM(Spain). The long-term results of a randomized clinical trial of laparoscopy-assisted versus open surgery for colon cancer. Ann Surg 2008 ; 248 : 1-7.
3) Fleshman J(USA). Laparoscopic colectomy for cancer is not inferior to open surgery based on

5-year data from the COST Study Group trial. Ann Surg 2007 ; 246 : 655-62.
4) Jayne DG(UK). Five-year follow-up of the Medical Research Council CLASICC trial of laparoscopically assisted versus open surgery for colorectal cancer. Br J Surg 2010 ; 97 : 1638-45.
5) Buunen M(Netherlands). Survival after laparoscopic surgery versus open surgery for colon cancer : long-term outcome of a randomised clinical trial. Lancet Oncol 2009 ; 10 : 44-52.
6) Bagshaw PF(New Zealand). Long-term outcomes of the Australian randomized clinical trial comparing laparoscopic and conventional open surgical treatments for colon cancer : the Australian Laparoscopic Colon Cancer Study trial. Ann Surg 2012 ; 256 : 915-9.
7) Reza MM(Spain). Systematic review of laparoscopic versus open surgery for colorectal cancer. Br J Surg 2006 ; 93 : 921-8.
8) Jackson TD(Canada). Laparoscopic versus open resection for colorectal cancer : a metaanalysis of oncologic outcomes. J Am Coll Surg 2007 ; 204 : 439-46.
9) **Bonjer HJ(Netherlands). Laparoscopically assisted vs open colectomy for colon cancer : a meta-analysis. Arch Surg 2007 ; 142 : 298-303.**
10) Lourenco T(UK). Laparoscopic surgery for colorectal cancer : safe and effective? A systematic review. Surg Endosc 2008 ; 22 : 1146-60.
11) Liang Y(China). Laparoscopic versus open colorectal resection for cancer : a meta-analysis of results of randomized controlled trials on recurrence. Eur J Surg Oncol 2008 ; 34 : 1217-24.
12) Bai HL(China). Five-year long-term outcomes of laparoscopic surgery for colon cancer. World J Gastroenterol 2010 ; 16 : 4992-7.
13) **Di B(China). Laparoscopic versus open surgery for colon cancer : a meta-analysis of 5-year follow-up outcomes. Surg Oncol 2013 ; 22 : e39-43.**
14) Wang CL(China). The short-and long-term outcomes of laparoscopic versus open surgery for colorectal cancer : a meta-analysis. Int J Colorectal Dis 2014 ; 29 : 309-20.
15) Theophilus M(Australia). Long-term survival following laparoscopic and open colectomy for colon cancer : a meta-analysis of randomized controlled trials. Colorectal Dis 2014 ; 16 : O75-81.
16) Ng SS(Hong Kong). Long-term morbidity and oncologic outcome of laparoscopic-assisted anterior resection for upper rectal cancer : ten-year results of a prospective, randomized trial. Dis Colon Rectum 2009 ; 52 : 558-66.
17) Braga M(Italy). Laparoscopic resection in rectal cancer patients : outcome and cost-benefit analysis. Dis Colon Rectum 2007 ; 50 : 464-71.
18) Lujan J(Spain). Randomized clinical trial comparing laparoscopic and open surgery in patients with rectal cancer. Br J Surg 2009 ; 96 : 982-9.
19) van der Pas MH(Netherlands). Laparocopic versus open surgery for rectal cancer(COLOR II) : short-term outcomes of a randomised, phase 3 trial. Lancet Oncol 2013 ; 14 : 210-8.
20) Jeong SY(Korea). Open versus laparoscopic surgery for mid or low rectal cancer after neoadjuvant chemoradiotherapy(COREAN trial) : survival outcomes of an open-label, non-inferiority, randomised controlled trial. Lancet Oncol 2014 ; 15 : 767-74.
21) **Ng SS(Hong Kong). Long-term oncologic outcomes of laparoscopic versus open surgery for rectal cancer : a pooled analysis of 3 randomized controlled trials. Ann Surg 2014 ; 259 : 139-47.**
22) Huang MJ(China). Laparoscopic-assisted versus open surgery for rectal cancer : a meta-analysis of randomized controlled trials on oncologic adequacy of resection and long-term oncologic outcomes. Int J Colorectal Dis 2011 ; 26 : 415-21.
23) Trastulli S(Italy). Laparoscopic vs open resection for rectal cancer : a meta-analysis of randomized clinical trials. Colorectal Dis 2012 ; 14 : e277-96.
24) Ohtani H(Japan). A meta-analysis of the short-and long-term results of randomized controlled trials that compared laparoscopy-assisted and conventional open surgery for rectal cancer. J Gastrointest Surg 2011 ; 15 : 1375-85.
25) **Arezzo A(Italy). Laparoscopy for rectal cancer is oncologically adequate : a systematic review and meta-analysis of the literature. Surg Endosc 2015 ; 29 : 334-48.**
26) Huscher CG(Italy). Laparoscopic versus open subtotal gastrectomy for distal gastric cancer : five-year results of a randomized prospective trial. Ann Surg 2005 ; 241 : 232-7.
27) Kitano S(Japan). A randomized controlled trial comparing open vs laparoscopy-assisted distal gastrectomy for the treatment of early gastric cancer : an interim report. Surgery 2002 ; 131 : S306-11.
28) Hayashi H(Japan). Prospective randomized study of open versus laparoscopy-assisted distal gastrectomy with extragastric lymph node dissection for early gastric cancer. Surg Endosc 2005 ; 19 : 1172-6.
29) Lee JH(Korea). A prospective randomized study comparing open vs laparoscopy-assisted distal gastrectomy in early gastric cancer : early results. Surg Endosc 2005 ; 19 : 168-73.
30) Kim YW(Korea). Improved quality of life out-

comes after laparoscopy-assisted distal gastrectomy for early gastric cancer : results of a prospective randomized clinical trial. Ann Surg 2008 ; 248 : 721-7.
31) Takiguchi S(Japan). Laparoscopy-assisted distal gastrectomy versus open distal gastrectomy : a prospective randomized single-blind study. World J Surg 2013 ; 37 : 2379-86.
32) Sakuramoto S(Japan). Laparoscopy versus open distal gastrectomy by expert surgeons for early gastric cancer in Japanese patients : short-term clinical outcomes of a randomized clinical trial. Surg Endosc 2013 ; 27 : 1695-705.
33) Kim HH(Korea). Morbidity and mortality of laparoscopic gastrectomy versus open gastrectomy for gastric cancer : an interim report of a phase Ⅲ multicenter, prospective, randomized Trial (KLASS trial). Ann Surg 2010 ; 251 : 417-20.
34) Cai J(China). A prospective randomized study comparing open versus laparocopy-assisted D2 radical gastrectomy in advanced gastric cancer. Dig Surg 2011 ; 28 : 331-7.
35) Memon MA(Australia). Meta-analysis of laparoscopic and open distal gastrectomy for gastric carcinoma. Surg Endosc 2008 ; 22 : 1781-9.
36) Zeng YK(China). Laparoscopy-assisted versus open distal gastrectomy for early gastric cancer : evidence from randomized and nonrandomized clinical trials. Ann Surg 2012 ; 256 : 39-52.
37) Wei HB(China). Laparoscopic versus open gastrectomy with D2 lymph node dissection for gastric cancer : a meta-analysis. Surg Laparosc Endosc Percutan Tech 2011 ; 21 : 383-90.
38) **Ding J(China). Meta-analysis of laparoscopy-assisted distal gastrectomy with D2 lymph node dissection for gastric cancer. J Surg Oncol 2012 ; 105 : 297-303.**
39) Chen K(China). Systematic review and meta-analysis of laparoscopy-assisted and open total gastrectomy for gastric cancer. World J Gastroenterol 2013 ; 19 : 5365-76.
40) Qiu J(China). Laparoscopy versus open distal gastrectomy for advanced gastric cancer : a systematic review and meta-analysis. Surg Laparosc Endosc Percutan Tech 2013 ; 23 : 1-7.
41) Correa-Gallego C(USA). Minimally-invasive vs open pancreaticoduodenectomy : systematic review and meta-analysis. J Am Coll Surg 2014 ; 218 : 129-39.
42) Venkat R(USA). Laparoscopic distal pancreatectomy is associated with significantly less overall morbidity compared to the open technique : a systematic review and meta-analysis. Ann Surg 2012 ; 255 : 1048-59.
43) Magge D(USA). Comparative effectiveness of minimally invasive and open distal pancreatectomy for ductal carcinoma. JAMA Surg 2013 ; 148 : 525-31.
44) Fancellu A(Italy). Meta-analysis of trials comparing minimally-invasive and open liver resections for hepatocellular carcinoma. J Surg Res 2011 ; 171 : e33-45.
45) Zhou YM(China). Meta-analysis of laparoscopic versus open resection for hepatocellular carcinoma. Dig Dis Sci 2011 ; 56 : 1937-43.
46) Nagpal K(UK). Is minimally invasive surgery beneficial in the management of esophageal cancer? A meta-analysis. Surg Endosc 2010 ; 24 : 1621-9.
47) Dantoc M(Australia). Evidence to support the use of minimally invasive esophagectomy for esophageal cancer : a meta-analysis. Arch Surg 2012 ; 147 : 768-76.
48) Bartels SA(Netherlands). Small bowel obstruction, incisional hernia and survival after laparoscopic and open colonic resection(LAFA study). Br J Surg 2014 ; 101 : 1153-9.
49) 猪股雅史. 大腸外科におけるエビデンス. 消外 2013 ; 36 : 299-306.
50) 猪股雅史. 内視鏡下手術のエビデンス：大腸癌. 臨と研 2014 ; 91 : 230-3.

### 3つのポイント ― 大学病院の業界用語

①症例（患者のこと）　②先生（医師のこと）　③近医（前医のこと）

大学病院では「あの症例はどう？」と，患者さんのことを「症例」と呼びます．互いに「先生」と呼び合うので，若い医師でも自分はえらいと錯覚します．紹介医に面と向かって「近医の○○先生」と言えるでしょうか．大学の医師は気づかないうちに「上から目線」になっています．

### イグ・ノーベル賞

ロンドンのタクシー運転手は一般市民に比べて脳が発達しているという証拠を提示(2003年，医学賞)

Maguire E(UK). Navigation-related structural change in the hippocampi of taxi drivers. Proc Natl Acad Sci 2000；97：4398-403.

## 番外編

# 日本の臨床試験
## 外科にエビデンスはあるか

「その治療の医学的根拠は何ですか？」と尋ねると，日本の多くの医師は一瞬戸惑う．根拠について突き詰めて考えたことがあまりないからである．混乱の元は，医師としての個人的な経験を重視する直観派と，生物学的な研究を重視するメカニズム派である．臨床データの統計学的分析（疫学）という世界的に確立した方法が，なぜ日本では広まらないのか．

津田敏秀 『医学的根拠とは何か』 岩波新書

### Q 素朴な疑問

化学療法は世界中の大規模な臨床試験で標準治療が決まり，外科の診療や手術手技も海外の臨床研究に大きな影響を受ける．診療に役立つ質の高い情報を求めて論文を検索すると海外の臨床試験や疫学研究が多く，外国人のエビデンスに頼らざるをえない．日本人のエビデンスはないのだろうか．日本で行われた外科の臨床試験はどのような内容なのだろうか．

### 基本事項

「科学的根拠に基づく医療（EBM）」は，「not theory-based but evidence-based medicine」であり，「理論（セオリー）ではなく証拠（エビデンス）に基づく医療」である．医師が頼るのは（薬剤の作用機序のように）「効くはず」という理論であるが，患者が求めるのは「実際に効いた」という証拠であり，「エビデンスに基づく医療」は「論より証拠の医療」といえる．

通常の臨床研究（症例研究）は観察研究であり，病気の重症度や患者の健康度が異なる比較では，結果に差があっても必ずしも治療によるものとはいえない．治療法の優劣を評価するには介入研究が必要であり，最近は外科領域でも臨床試験が盛んである．PubMedで「Japan surgery」を入力し，「randomized controlled trial」と「core clinical journals」で絞ると708編が残る（2014年11月11日現在）．外科医に役立ちそうな最近5年間の日本の臨床試験を紹介する．

### 医学的証拠

#### ▶ 消化器手術の臨床試験

日本臨床腫瘍グループ（JCOG）の胃がん手術（食道浸潤）の臨床試験（N＝167）では，左開胸の有無で3年後の体重・食事摂取量・創痛・呼吸困難・仕事復帰に差があり，結論は「左開胸は体重・症状・呼吸機能に悪影響を及ぼす」[1]．

JCOGの大腸がん手術（D3，Ⅱ/Ⅲ）の臨床試験（N＝1,057）では，腹腔鏡手術は開腹手術に比べて手術時間が長いが（211分 vs 159分），術後合併症が少なく（14% vs 22%），創感染が少ない（2% vs 7%）[2]．

大阪大学の胃がん手術の臨床試験（N＝210）では，網嚢切除（bursectomy）の有無で膵液漏・吻合不全・腹腔内膿瘍・腸閉塞に差はな

く[3]，鹿児島大学の胃全摘の臨床試験(N=103)では，空腸間置法とRoux-en-Y法の5年後の栄養状態・QOL・後遺症は差がなく，結論は**「胃全摘の再建は単純で安全なRoux-en-Y法がよい」**[4]．

東京大学の肝切除の臨床試験(N=120)では，超音波メスと鉗子破砕の切除時間や出血量は差がないが[5]，関西医大の肝切除の臨床試験(N=109)では，ラジオ波バイポーラーは通常型バイポーラーに比べて切除時間や出血量が少ない[6]．

関西医大の肝切除の臨床試験(N=102)では，蛍光色素併用の胆汁漏テストはICG色素単独に比べて胆汁漏が少なく(10% vs 0%)[7]，大阪医大の腹腔鏡下胆嚢摘出の臨床試験(N=49)では，単孔式は従来法に比べて術後1日目の疼痛が軽く(24/100 vs 45/100)，鎮痛薬使用が少ない(38% vs 76%)[8]．

名古屋大学など14の病院の膵頭十二指腸切除の臨床試験(N=112)では，標準郭清と拡大郭清の生存率には差がなく，結論は「膵頭部がんの手術で拡大郭清は生存率の向上に役立たない」[9]．

東北大学の膵頭十二指腸切除の臨床試験(N=93)では，膵管ステント留置のほうが膵液漏は少ないが(6% vs 22%)[10]，和歌山医大の膵頭十二指腸切除の臨床試験(N=100)では，膵液の腸管内ドレナージと腹壁外ドレナージの膵液漏は差がない[11]．

和歌山医大の膵頭十二指腸切除の臨床試験(N=153)では，膵分離Roux-en-Y法とChild法は膵液漏に差がないが(34% vs 33%)[12]，幽門輪切除は幽門輪温存に比べて胃排泄遅延が少なく(5% vs 17%)[13]，獨協医大の膵頭十二指腸切除の臨床試験(N=101)では，**BillrothⅡ法はRoux-en-Y法に比べて胃排泄遅延が少ない**(6% vs 20%)[14]．

## ▶ 周術期管理の臨床試験

昭和大学の結腸切除の臨床試験(N=42)では，術前腸管処置の有無で術後合併症は差がなく[15]，東海大学の結腸切除の臨床試験(N=370)では，術後抗菌薬(4日間)の有無で創感染・腹腔内感染・全身性感染に差はなく，結論は「結腸切除の抗菌薬は術前1回で十分である」[16]．

日本大学の鼠径ヘルニアの臨床試験(N=200)では，術前抗菌薬(30分前)の有無で手術部位感染(2% vs 13%)・血腫や漿液腫(7% vs 16%)に差があり，結論は「メッシュ・プラグ手術の抗菌薬は手術部位感染の予防に有効である」[17]．

大阪医大の肝切除の臨床試験(N=190)では，術後抗菌薬(3日間)の有無で感染性合併症(17% vs 8%，P=0.07)・手術部位感染(14% vs 10%)・全身性感染(9% vs 2%，P=0.1)に差はなく(投与したほうが多いかもしれず)，結論は**「肝切除後に抗菌薬を投与しても術後合併症は予防できない」**[18]．

日本大学の肝切除の臨床試験(N=210)では，ステロイド(ヒドロコルチゾン)の有無で術後合併症に差はないが[19]，関西医大の肝切除の臨床試験(N=51)では，運動療法(術前1か月+術後6か月)を行ったほうが空腹時インスリン値は低く[20]，高知大学の膵切除の臨床試験(N=30)では，人工膵臓のほうが術後インスリン使用量は多い(107単位 vs 8単位)[21]．

日本医大の中心静脈穿刺の臨床試験(N=424)では，高度無菌法と通常無菌法のカテーテル感染は差がないが(4% vs 3%)[22]，手稲渓仁会病院の大腸手術の臨床試験(N=410)では，抗菌糸(triclosan被覆)は通常糸に比べて創感染が少なく(4% vs 9%)[23]，東海大学の結腸手術の臨床試験(N=293)では，真皮縫合(PDS-Ⅱ)と皮膚縫合(ナイロン)の創感染は差がないが(11% vs 11%)[24]，大阪大学の胃腸手術の臨床試験(N=1,080)では，**大腸手術の真皮縫合(PDS-Ⅱ)はステープラーに比べて創合併症が少ない**(10% vs 20%)[25]．

### ▶ 周術期薬物の臨床試験

JCOGの食道がんの臨床試験（N＝330）では，術前化学療法と術後化学療法の術後合併症は差がないが[26]，熊本大学の進行胃がん（Cy＋/P－）の臨床試験（N＝88）では，補助療法なし・腹腔化学療法・腹腔洗浄（1L×10回）＋腹腔化学療法の5年生存率（0%・5%・44%）と腹膜再発率（90%・70%・40%）は差があり，結論は「腹水細胞診が陽性の進行胃がん患者は大量腹腔洗浄と腹腔化学療法で5年生存率が改善する」[27]．

京都大学の小型肝細胞がん（≦3cm）の臨床試験（N＝93）では，ラジオ波焼灼（RFA）と肝動脈化学塞栓（TACE）の4年局所無再燃生存率は差がないが（62% vs 56%）[28]，横浜市大の中型肝細胞がん（3〜5cm）の臨床試験（N＝37）では，RFA単独とTACE併用の3年局所無再燃生存率は差があり（39% vs 6%）[29]，関西医大の肝細胞がんの臨床試験（N＝124）では，術前無治療・選択的TACE・選択的TACE＋全肝lipiodolizationの再発率や生存率は差がない[30]．

大阪府立成人病センターの食道手術の臨床試験（N＝70）では，整腸薬（synbiotics）を投与したほうが術後合併症は少なく（10% vs 29%）[31]，名古屋大学の食道手術の臨床試験（N＝42）では，整腸飲料を投与したほうが菌血症（1日目，RT-qPCR）は少なく（19% vs 57%）[32]，長崎大学の生体肝移植の臨床試験（N＝50）では，整腸薬を投与したほうが感染性合併症は少ないが（4% vs 24%）[33]，大阪地区の胃全摘の臨床試験（N＝244）では，**術前免疫栄養剤の有無で術後合併症や手術部位感染は差がない**[34]．

心房性ナトリウム利尿ペプチド（hANP）を投与すると，日本大学の心臓手術（N＝504）では，クレアチニン上昇（≧0.3mg/dL）が少なく（16% vs 36%）[35]，左心不全患者の冠動脈手術（N＝133）では，術後合併症（6% vs 15%）・心イベント（18% vs 51%）・心臓死（2% vs 8%）が少なく[36]，慢性腎臓病患者の冠動脈手術（N＝303）では，1年間の透析導入（1% vs 9%）と心イベント（18% vs 38%）が少なく[37]，国立刀根山病院の食道手術（N＝40）では，心房細動が少ない（10% vs 60%）[38]．

横浜市大の食道手術（VATS）の臨床試験（N＝31）では，シベレスタット（sivelestat，好中球エラスターゼ阻害薬）を投与したほうが急性肺傷害は少なく[39]，大阪大学の胃全摘の臨床試験（N＝21）では，グレリン（ghrelin，胃から分泌され，下垂体に作用して成長ホルモン分泌を促進，視床下部に作用して摂食を刺激）を投与したほうが摂取カロリーは多い[40]．

### 補足事項

癒着性腸閉塞の保存的治療の抗菌薬使用は，日本の教科書には「細菌の血管内への移動が起こりうるので抗菌薬の投与を行うこともある」[41]と書かれているが，外国の教科書には使用を勧める記載がなく，PubMedで検索しても論文がなく，医中誌で検索すると原著論文が1つだけある．

沖縄県立中部病院の癒着性腸閉塞の臨床研究（N＝502）では，保存的治療（予防的抗菌薬なし）を行った入院患者のうち，38℃以上の発熱は30人（6%）であり，内訳は尿路感染12人，呼吸器感染8人，関節炎2人，胆嚢炎1人，敗血症2人（高度褥瘡と心筋梗塞後の多臓器不全），不明5人（全員が自然に解熱）であり，結論は「癒着性腸閉塞の保存的治療で予防的抗菌薬を使用しない経験によると，細菌移動（bacterial translocation）の発生は臨床的に問題なく，予防的抗菌薬の投与には有用性の検証が必要である」[42]．

### 筆者の意見

介入研究は多大な労力を要する．安全性と正当性を確認し，綿密な調査で研究計画を作り，登録基準と除外基準を定め，エンドポイントを決め，対照に標準治療やプラセボを設定し，適

格患者を集めて無作為に割りつけ，薬剤や処置を管理・監査し，医師と患者に目隠しをし（二重盲検），再現性のある客観的な方法で評価し，第三者が独立して統計学的解析を行う．

外科の介入研究はむずかしく，理想的な臨床試験は不可能である．患者を増やすには年月がかかり，共同研究では質の管理ができない．処置や手術は医師各自の慣れや考えがあり，異なる手技を行うには戸惑いがある．外科医の手術には思い入れや期待があり，臨床所見の評価には先入観や思惑が避けられず，薬剤や器具の臨床試験は公私の利害関係が絡む．

臨床試験は目的が明確であり，結果は限られており，結論は単純である．文章にすると100字以内で表現できるが，いずれも手間ひまかけた大がかりな研究であり，論文を読むと「方法（methods）」の内容が濃いことに気づく．臨床試験の結果を外科診療で実践するときは，患者の条件や適用する範囲が重要であり，臨床試験の結論を鵜呑みにしてはいけない．

## A 疑問の解決

「外科にエビデンスはあるか」という問いには，「日本にも外科に役立つ臨床試験がある」と答えられ，「外科の診療や手術でも日本人のエビデンスを活用できる」とも答えられるが，「臨床試験には制約（条件）や限界（範囲）があり，賢明な外科医は結論を鵜呑みにしない」と答えてもよい．

### 文献

1) Kurokawa Y(Japan). Functional outcome after extended surgery for gastric cancer. Br J Surg 2011；98：239-45.
2) Yamamoto S(Japan). Short-term surgical outcomes from a randomized controlled trial to evaluated laparoscopic and open D3 dissection for stage II/III colon cancer：Japan Clinical Oncology Group Study JCOG 0404. Ann Surg 2014；260：23-30.
3) Imamura H(Japan). Influence of bursectomy on operative morbidity and mortality after radical gastrectomy for gastric cancer：results of a randomized controlled trial. World J Surg 2011；35：625-30.
4) Ishigami S(Japan). Postoperative long-term evaluation of interposition reconstruction compared with Roux-en-Y after total gastrectomy in gastric cancer：prospective randomized controlled trial. Am J Surg 2011；202：247-53.
5) Ikeda M(Japan). The vessel sealing system (LigaSure) in hepatic resection：a randomized controlled trial. Ann Surg 2009；250：199-203.
6) Kaibori M(Japan). A prospective randomized controlled trial of hemostasis with a bipolar sealer during hepatic transection for liver resection. Surgery 2013；154：1046-52.
7) Kaibori M(Japan). Intraoperative indocyanine green fluorescent imaging for prevention of bile leakage after hepatic resection. Surgery 2011；150：9108.
8) Asakuma M(Japan). Impact of single-port cholecystectomy on postoperative pain. Br J Surg 2011；98：991-5.
9) Nimura Y(Japan). Standard versus extended lymphadenectomy in radical pancreatoduodenectomy for ductal carcinoma of the head of the pancreas：long-term results of a Japanese multicenter randomized controlled trial. J Hepatobiliary Pancreat Sci 2012；19：230-41.
10) Motoi F(Japan). Randomized clinical trial of external stent drainage of the pancreatic duct to reduce postoperative pancreatic fistula after pancreaticojejunostomy. Br J Surg 2012；99：523-41.
11) Tani M(Japan). A prospective randomized controlled trial of internal versus external drainage with pancreaticojejunostomy for pancreaticoduodenectomy. Am J Surg 2010；199：759-64.
12) Tani M(Japan). Randomized clinical trial of isolated Roux-en-Y versus conventional reconstruction after pancreaticoduodenectomy. Br J Surg 2014；101：1084-91.
13) Kawai M(Japan). Pylorus ring resection reduces delayed gastric emptying in patients undergoing pancreatoduodenectomy：a prospective, randomized, controlled trial of pylorus-resecting versus pylorus-preserving pancreatoduodenectomy. Ann Surg 2011；253：495-501.
14) Shimoda M(Japan). Effect of Billroth II or Roux-en-Y reconstruction for the gastrojejunostomy on delayed gastric emptying after pancreaticoduodenectomy：a randomized controlled study. Ann Surg 2013；257：938-42.
15) Watanabe M(Japan). Randomized clinical trial of the influence of mechanical bowel preparation on

faecal microflora in patients undergoing colonic cancer resection. Br J Surg 2010 ; 97 : 1791-7.
16) Suzuki T (Japan). Optimal duration of prophylactic antibiotic administration for elective colon cancer surgery : a randomized, clinical trial. Surgery 2011 ; 149 : 171-8.
17) Mazaki T (Japan). A randomized trial of antibiotic prophylaxis for the prevention of surgical site infection after open mesh-plug hernia repair. Am J Surg 2014 ; 207 : 476-84.
18) **Hirokawa F (Japan). Evaluation of postoperative antibiotic prophylaxis after liver resection : a randomized controlled trial. Am J Surg 2013 ; 206 : 8-15.**
19) Hayashi Y (Japan). Validation of perioperative steroids administration in liver resection : a randomized controlled trial. Ann Surg 2011 ; 253 : 50-5.
20) Kaibori M (Japan). Perioperative exercise for chronic liver injury patients with hepatocellular carcinoma undergoing hepatectomy. Am J Surg 2013 ; 206 : 202-9.
21) Okabayashi T (Japan). Continuous postoperative blood glucose monitoring and control by artificial pancreas in patients having pancreatic resection : a prospective randomized clinical trial. Arch Surg 2009 ; 144 : 933-7.
22) Ishikawa Y (Japan). Maximal sterile barrier precautions do not reduce catheter-related bloodstream infections in general surgery units : a multi-institutional randomized controlled trial. Ann Surg 2010 ; 251 : 620-3.
23) Nakamura T (Japan). Triclosan-coated sutures reduce the incidence of wound infections and the costs after colorectal surgery : a randomized controlled trial. Surgery 2013 ; 153 : 576-83.
24) Tanaka A (Japan). Randomized controlled trial comparing subcuticular absorbable suture with conventional interrupted suture for wound closure at elective operation of colon cancer. Surgery 2014 ; 155 : 486-92.
25) **Tsujinaka T (Japan). Subcuticular sutures versus staples for skin closure after open gastrointestinal surgert : a phase 3, multicentre, open-label, randomised controlled trial. Lancet 2013 ; 382 : 1105-12.**
26) Hirao M (Japan). Influence of preoperative chemotherapy for advanced thoracic oesopageal squamous cell carcinoma on perioperative complications. Br J Surg 2011 ; 98 : 1735-41.
27) Kuramoto M (Japan). Extensive intraoperative peritoneal lavage as a standard prophylactic strategy for peritoneal recurrence in patients with gastric carcinoma. Ann Surg 2009 ; 250 : 242-6.
28) Shibata T (Japan). Small hepatocellular carcinoma : is radiofrequency ablation combined with transcatheter arterial chemoembolization more effective than radiofrequency ablation alone for treatment? Radiology 2009 ; 252 : 905-13.
29) Morimoto M (Japan). Midterm outcomes in patients with intermediate-sized hepatocellular carcinoma : a randomized controlled trial for determining the efficacy of radiofrequency ablation combined with transcatheter arterial chemoembolization. Cancer 2010 ; 116 : 5452-60.
30) Kaibori M (Japan). A prospective randomized controlled trial of preoperative whole-liver chemolipiodolization for hepatocellular carcinoma. Dig Dis Sci 2012 ; 57 : 1404-12.
31) Tanaka K (Japan). Impact of perioperative administration of synbiotics in patients with esophageal cancer undergoing esophagectomy : a prospective randomized controlled trial. Surgery 2012 ; 152 : 832-42.
32) Yokoyama Y (Japan). Randomized clinical trial of the effect of perioperative synbiotics versus no synbiotics on bacterial translocation after oesophagectomy. Br J Surg 2014 ; 101 : 189-99.
33) Eguchi S (Japan). Perioperative symbiotic treatment to prevent infectious complications in patients after elective living donor liver transplantation : a prospective randomized study. Am J Surg 2011 ; 201 : 498-502.
34) **Fujitani K (Japan). Prospective randomized trial of preoperative enteral immunonutrition followed by elective total gastrectomy for gastric cancer. Br J Surg 2012 ; 99 : 621-9.**
35) Sezai A (Japan). Influence of continuous infusion of low-dose human atrial natriuretic peptide on renal function during cardiac surgery : a randomized controlled study. J Am Coll Cardiol 2009 ; 54 : 1058-64.
36) Sezai A (Japan). Continuous low-dose infusion of human atrial natriuretic peptide in patients with left ventricular dysfunction undergoing coronary artery bypass grafting : the NU-HIT (Nihon University working group study of low-dose Human ANP Infusion Therapy during cardiac surgery) for left ventricular dysfunction. J Am Coll Cardiol 2010 ; 55 : 1844-51.
37) Sezai A (Japan). Results of low-dose human atrial natriuretic peptide infusion in nondialysis patients with chronic kidney disease undergoing coronary artery bypass grafting : the NU-HIT (Nihon University working group study of low-dose Human ANP Infusion Therapy during cardiac surgery) trial for CKD. J Am Coll Cardiol 2011 ; 58 : 897-903.
38) Nojiri T (Japan). Effect of low-dose human atrial natriuretic peptide on postoperative atrial fibrilla-

tion in patients undergoing pulmonary resection for lung cancer : a double-blind, placebo-controlled study. J Thorac Cardiovasc Surg 2012 ; 143 : 488-94.

39) Makino H(Japan). Perioperative use of a neutrophil elastase inhibitor in video-assisted thoracoscopic oesophagectomy for cancer. Br J Surg 2011 ; 98 : 975-82.

40) Adachi S(Japan). Effects of ghrelin administration after total gastrectomy : a prospective, randomized, placebo-controlled phase II study. Gastroenterology 2010 ; 138 : 1312-20.

41) 加藤治文(監修). 標準外科学. 2013 ; p568, 医学書院.

42) 窪田忠夫. 腸閉塞保存的治療に抗菌薬は必要か？ 外科治療 2006 ; 94 : 957-60.

## 3つのポイント ― まちがって使われる言葉

①インフォームド・コンセント　②イレウス　③姑息手術

インフォームド・コンセントは患者の「同意」であり，医師の「説明」ではありません．イレウスは外国の教科書では「腸管麻痺」であり，腸閉塞とは別の病態です．バイパス手術のように患者の苦痛を軽減するために行う手術は「緩和手術(palliative operation)」です．

## イグ・ノーベル賞

名前をつけてもらったウシは搾乳量が多いことを証明(2009年，獣医学賞)

Bertenshaw C(UK). Exploring stock managers' perceptions of the human-animal relationship on dairy farms and an association with milk production, Anthrozoo 2009 ; 21 : 59-69.

# V

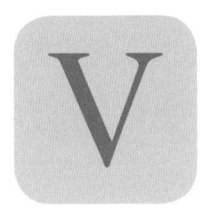

# がん診断

1. 遊離がん細胞 ― 血液検査で予後がわかるか
2. グラスゴー分類 ― 血液検査で予後がわかるか
3. Will Rogers 現象 ― 精密検査は予後に影響するか
4. X線診断 ― CT検査は安全で有用か
5. がんの早期発見 ― がん検診は本当に有用か

番外編　嗜好品と病気 ― コーヒーはからだによいか

# 1 遊離がん細胞

## 血液検査で予後がわかるか

「なぜだろう」と思い，そのからくりを解決しようと考える．そのような動機が原動力となって研究が始まる．不思議だと思うことは，科学者の持つべき大切なセンス(感性)の一つであり，好奇心の表れでもある．幼児が親に「なぜ？」「どうして？」という質問をくり返すのも，好奇心の表れなのだ．科学の研究をするには，好奇心が必要である．

酒井邦嘉　『科学者という仕事』　中公新書

### Q 素朴な疑問

がんの特徴は「増殖・浸潤・転移」であり，がんの進行度は「腫瘍(tumor)・リンパ節転移(node)・遠隔転移(metastasis)」で決まる(TNM分類)．がんを切除したあとの再発や死亡の原因は血行性転移が多く，分子生物学的手法(RT-PCRなど)を用いるとがん患者の血液中にはがん細胞が高頻度に認められるが，遊離がん細胞の有無や量は再発や死亡の予測に役立つのだろうか．

### 基本事項

がんの転移診断には，画像検査や術中所見などの肉眼レベル，ヘマトキシリン・エオジン染色や免疫組織化学法(免疫染色)などの組織レベル，逆転写ポリメラーゼ連鎖反応(RT-PCR)のような遺伝子/分子レベルの手法があり，ふつうの病理診断で転移がないリンパ節を免疫染色で調べると微小転移(micrometastasis)が見つかり，骨髄や血液をRT-PCRで調べると上皮マーカー陽性の遊離がん細胞(disseminated/circulating tumor cells)が見つかる．

骨髄や血液に遊離がん細胞が見つかる頻度は予想以上に高く，血中がん細胞がすべて臓器転移を起こしているわけではないため，潜在がん細胞(occult tumor cells)とも呼ばれる．血中がん細胞が再発や死亡に影響するかどうかを調べる研究は，多大な労力や金銭と年月が必要であり，リンパ節転移やステージの影響を除くために多変量解析を行わなければならず，臨床現場の疑問を解決するには複数の研究をまとめて包括的に解析したメタ分析が役立つ．

### 医学的証拠

#### ▶ 大腸がんの臨床研究

大腸がん患者の血中がん細胞が予後に及ぼす影響を調べた研究はこれまで約30編の論文があり，2006年以降の19編の要旨をまとめた(表V-1)．最近の患者数が多い研究を以下に紹介する．

ギリシャの研究(N=265)では，ステージⅡ/Ⅲの大腸がん治癒切除後3～8週目に15 mL採血し，RT-PCR法でCEACAM5 mRNA陽性細胞を調べると，検出率は37％，陽性細胞数は中央値1.7個(1～27個)，中央値34か月の追跡で陽性者と陰性者の再発率は37％と12％，

表V-1 大腸がん患者の血中がん細胞と予後に関する2006年以降の研究

| 報告者<br>(年) | 患者数 | 部位/<br>病期 | マーカー/<br>検出法 | 検出率<br>(%) | 追跡期間：<br>中央値(月) | 結果：<br>再発率・死亡率 | 結論：<br>予後への影響 |
|---|---|---|---|---|---|---|---|
| Douard<br>(2006) | 121 | 結腸・直腸<br>I～IV | CGM2<br>RT-PCR | 48 | — | 再発：28% vs. 29% | なし |
| Iinuma<br>(2006) | 167 | 結腸・直腸<br>I～IV | CEA/CK20<br>RT-PCR | 10 | 30 | 再発：有意差なし | なし |
| Koch<br>(2006) | 90 | 結腸・直腸<br>II | CK20<br>RT-PCR | 25 | 58 | 再発：28% vs. 10% | あり |
| Katsumata<br>(2006) | 57 | 結腸<br>I～IV | CK20<br>RT-PCR | 42 | >70 | 再発：25% vs. 12% | なし |
| Allen-Mersh<br>(2007) | 113 | 結腸・直腸<br>I～III | CEA/CK20<br>RT-PCR | 31 | 46 | 再発：HR 8.66 | あり |
| Sadahiro<br>(2007) | 200 | 結腸・直腸<br>I～III | CEA<br>RT-PCR | 22 | 52 | 再発：45% vs. 22% | あり |
| Koch<br>(2007) | 45 | 直腸<br>I～IV | CK20<br>RT-PCR | 38 | 51 | 死亡：34% vs. 13% | なし |
| Wang<br>(2007) | 157 | 結腸・直腸<br>I～III | CEA/CK19/20<br>膜分析法 | 57 | 36 | 死亡：50% vs. 12% | あり |
| Friederichs<br>(2007) | 37 | 結腸・直腸<br>I～IV | CK20<br>RT-PCR | 30 | 40 | 死亡：45% vs. 15% | なし |
| Uen<br>(2007) | 194 | 結腸・直腸<br>II | CEA/CK19/20<br>膜分析法 | 27 | 40 | 再発：85% vs. 8% | あり |
| Uen<br>(2008) | 438 | 結腸・直腸<br>I～III | CEA/CK19/20<br>膜分析法 | 31 | 44 | 再発：68% vs. 16% | あり |
| Yie<br>(2008) | 51 | 結腸・直腸<br>I～IV | Survivin<br>RT-PCR | 41 | 36 | 再発：48% vs. 17% | あり |
| Koyanagi<br>(2008) | 34 | 結腸・直腸<br>I～III | CK20/cMET<br>RT-PCR | 47 | 34 | 死亡：36 vs. 50 | あり |
| Wong<br>(2009) | 132 | 結腸・直腸<br>I～III | CK20<br>免疫磁気法 | 62 | 24 | 死亡：52% vs. 17% | あり |
| Vardakis<br>(2011) | 265 | 結腸・直腸<br>II・III | CEA<br>RT-PCR | 37 | 34 | 再発：37% vs. 12%<br>死亡：24% vs. 12% | あり |
| Lu<br>(2011) | 141 | 結腸<br>II・III | CEA/CK19/20<br>膜分析法 | 36 | 62 | 再発：73% vs. 12% | あり |
| Iinuma<br>(2011) | 315 | 結腸・直腸<br>I～III | CEA/CK19/20 CD133<br>RT-PCR | 24 | 37 | 再発：HR 3.04<br>死亡：HR 3.20 | あり |
| Wu<br>(2012) | 75 | 結腸・直腸<br>I～IV | CEA/Survivin<br>RT-PCR | 52%<br>術前 | <24 | 再発：64% vs 44% | あり |
| Galizia<br>(2013) | 76 | 結腸・直腸<br>I～IV | EpCAM<br>免疫磁気法 | 23%<br>術後 | 42 | 再発：75% vs 7% | あり |

死亡率は24%と12%で差があり，多変量解析で血中がん細胞は予後因子であり，結論は「治癒切除を受けた大腸がん患者は血中がん細胞が検出されると予後不良である」[1]．

台湾の研究(N=141)では，ステージII/IIIの結腸がん治癒切除後1～4週目に4 mL採血し，膜分析法でCEA/CK19/CK20陽性細胞を調べると，検出率は36%，中央値62か月の追跡で陽性者と陰性者の再発率は73%と12%，多変量解析で血中がん細胞は再発と死亡の危険因子であり，結論は「**大腸がんの治癒切除で血中がん細胞が検出されると予後不良である**」[2]．

日本の研究（N＝315）では，ステージⅡ/Ⅲの大腸がん治癒切除後前に10 mL採血し，RT-PCR法でCEA/CK19/CK20/CD133 mRNA陽性細胞を調べると，検出率は24％，平均37か月の追跡で血中がん細胞陽性による再発のリスク比は3.04[1.79-5.22]，死亡のリスク比は3.20[1.67-6.31]，多変量解析で血中がん細胞は再発と死亡の危険因子であり，結論は「Dukes B/Cの大腸がん患者は血中がん細胞が再発や死亡の有用な指標である」[3]。

### 大腸がんのメタ分析

9つの研究のメタ分析（N＝1,525）では，ステージⅠ～Ⅲの大腸がん患者の腫瘍マーカー（CEA）や上皮マーカー（CK）をRT-PCR法や免疫細胞化学法で調べると，血中がん細胞の検出率は4～57％（中央値31％）である．血中がん細胞は6つの研究のうち4つでがんの進行度と関連があり，8つの研究のうち7つで再発と関連があり，血中がん細胞が検出された患者は無再発生存率が低く，結論は「転移がない大腸がん患者に検出された血中がん細胞は予後不良の指標である」[4]．

14の研究のメタ分析（N＝1,841）では，ステージは10の研究がⅠ～Ⅲ，4つの研究がⅠ～Ⅳ，検出法は11の研究がRT-PCR法，検出率は平均33％である．術中に採血した6つの研究では，血中がん細胞は再発率と有意な関連がないが（追跡期間は中央値36～68か月），術後に採血した9つの研究のうち6つでは，多変量解析で血中がん細胞が再発の危険因子であり，結論は「大腸がん切除後に検出される血中がん細胞は再発の独立危険因子である」[5]．

36の研究のメタ分析（N＝3,094）では，検体は19の研究が末梢血，4つの研究が腫瘍還流血，7つが静脈血と腫瘍還流血，6つが骨髄であり，多変量解析は20の研究で行われ，血中がん細胞陽性による再発と死亡のリスク比は3.24と2.28であり，末梢血では3.06と2.70，腫瘍還流血では4.12と4.80，術後採血では4.25と3.35，ステージⅣを含む研究では再発4.52と2.76であり，結論は「大腸がん患者で血中がん細胞が検出されると予後不良である」[6]．

### リンパ節や肝転移のメタ分析

転移がないリンパ節に見られる微量がん細胞については，16の研究のメタ分析（N＝1,221）では，検出率は27％であり，9つの研究では再発や死亡と関連があるが，6つの研究では再発や死亡と関連がなく[7]，8つの研究のメタ分析（N＝1,359）では，微量がん細胞があると，大腸がんは再発が5.6倍，結腸がんは再発が7.3倍である[8]．39の研究のメタ分析（N＝4,087）では，バイアスが少ないのは13の研究であり，微量がん細胞があると，18の研究で再発が2.2倍，15の研究で死亡が2.2倍であり，結論は「転移がないリンパ節に検出される大腸がんの微量がん細胞は再発や死亡のリスクである」[9]．

大腸がん肝転移患者の血中（骨髄も含む）微量がん細胞については，12の研究のメタ分析（N＝1,329）では，微量がん細胞陽性による再発のリスク比は2.07[1.44-2.98]，死亡のリスク比は2.47[1.74-3.51]，RT-PCR法の研究では再発のリスク比は2.79[1.40-5.60]，死亡のリスク比は3.49[1.44-8.45]であり，多変量解析を行った7つの研究はすべて微量がん細胞が予後因子であり，結論は「切除可能な大腸がん肝転移患者で微量がん細胞の検出は再発や死亡と関連がある」[10]．

### 補足事項

膵臓がんの微量がん細胞については，9つの研究のメタ分析（N＝623）では，検出率は43％，微量がん細胞による再発のリスク比は1.89，死亡のリスク比は1.23であり[11]，膵頭十二指腸切除の臨床試験（N＝12）では，no-touch手技の有無で微量がん細胞の検出率は差があるが（83％ vs 0％），50％生存期間は差がない（13か月 vs 17か月）[12]．

乳がんの微量がん細胞については、転移がない乳がん患者に骨髄穿刺を行った3つの研究のメタ分析（N=676）では、検出率は16%、中央値89か月の追跡期間で微量がん細胞による再発のリスク比は3.10、死亡のリスク比は4.87であり、結論は「乳がん患者に検出される骨髄の微量がん細胞は再発や死亡のリスクである」[13]。

1980～2002年に骨髄穿刺を行った9つの研究のメタ分析（N=4,703）では、検出率は31%、中央値62か月の追跡で微量がん細胞による再発のリスク比は2.13、死亡のリスク比は2.15であり、結論は「乳がんの診断時に骨髄の微量がん細胞が検出されると予後不良である」[14]。

血中がん細胞を調べた24の研究のメタ分析（N=4,013）では、検出率は腫瘍径・リンパ節転移・異型度と関連があり、微量がん細胞による再発のリスク比は2.67、死亡のリスク比は3.00であり、結論は「乳がん患者は血中がん細胞が検出されると予後不良である」[15]。

なお、血中がん細胞をmicro-RNAで調べた23の研究のメタ分析では、がんの診断は感度76%・特異度79%・陽性尤度比3.65・陰性尤度比0.31・診断オッズ比11.9であり、予後の推測は全がんが死亡オッズ比2.37、消化器がんが死亡オッズ比5.77である[16]。

## 筆者の意見

がんのステージは強力な予後因子であるが、早期がんの患者でも転移を生じたり進行がんの患者でも再発しなかったりするのは、血中がん細胞の有無と関連があるのかもしれない。血中がん細胞の有無で再発や死亡の頻度が大きく異なり、多変量解析でステージと無関係に予後に影響するということは、血中がん細胞が重要な予後因子であるということを示している。

一方、血中がん細胞が検出されても再発する患者は一部である。15 mLの採血で1.7個のがん細胞があれば、5 Lの血液に570個のがん細胞があることになるが、転移巣を形成するのはほんの一部である。がん組織の中で増殖・浸潤・転移に関与するのは特殊な細胞であり（がん幹細胞、cancer stem cell）、特定の細胞を調べることが重要になるだろう[17-20]。

### A 疑問の解決

「血液検査で予後がわかるか」という問いには、「**大腸がんでは血中がん細胞が検出されると予後不良である**」と答えられ、「**大腸がんでは病理のステージとRT-PCRの血中がん細胞が重要な予後因子である**」とも答えられるが、「浸潤や転移に関与する特定の細胞を調べると予後への影響がもっと正確にわかる」と答えてもよい。

謝辞
三森功士さん（九州大学別府病院教授）の親切な助言に感謝する。

## 文献

1) Vardakis N (Greece). Prognostic significance of the detection of peripheral blood CEACAM5 mRNA-positive cells by real-time polymerase chain reaction in operable colorectal cancer. Clin Cancer Res 2011 ; 17 : 165-73.
2) Lu CY (Taiwan). Molecular detection of persistent postoperative circulating tumour cells in stages II and III colon cancer patients via multiple blood sampling : prognostic significance of detection for early relapse. Br J Cancer 2011 ; 104 : 1178-84.
3) Iinuma H (Japan). Clinical significance of circulating tumor cells. including cancer stem-like cells, in peripheral blood for recurrence and prognosis in patients with Dukes' B and C colorectal cancer. J Clin Oncol 2011 ; 29 : 1547-55.
4) Thorsteinsson M (Denmark). The clinical significance of circulating tumor cells in non-metastatic colorectal cancer : a review. Eur J Surg Oncol 2011 ; 37 : 459-65.
5) Peach G (UK). Prognostic significance of circulating tumour cells following surgical resection of volorectal cancers : a systematic review. Br J Cancer 2010 ; 102 : 1327-34.
6) Rahbari NN (Germany). Meta-analysis shows that detection of circulating tumor cells indicates poor

prognosis in patients with colorectal cancer. Gastroenterology 2010 ; 138 : 1714-26.
7) Sirop S(USA). Detection and prognostic impact of micrometastasis in colorectal cancer. J Surg Oncol 2011 ; 103 : 534-7.
8) Sloothaak DA(Netherlands). The prognostic value of micrometastases and isolated tumor cells in histologically negative lymph nodes in patients with colorectal cancer : a systematic review and meta-analysis. Eur J Surg Oncol 2014 ; 40 : 263-9.
9) Rahbari NN(Germany). Molecular detection of tumor cells in regional lymph nodes is associated with disease recurrence and poor survival in node-negative colorectal cancer : a systematic review and meta-analysis. J Clin Oncol 2012 ; 30 : 60-70.
10) Groot Koerkamp B(USA). Circulating tumor cells and prognosis of patients with resectable colorectal liver metastases or widespread metastatic colorectal cancer : a meta-analysis. Ann Surg Oncol 2013 ; 20 : 2156-65.
11) Han L(UK). Prognostic value of circulating tumor cells in patients with pancreatic cancer : a meta-analysis. Tumour Biol 2014 ; 35 : 2473-80.
12) Gall TM(UK). Reduced dissemination of circulating tumor cells with no-touch isolation surgical technique in patients with pancreatic cancer. JAMA Surg 2014 ; 149 : 482-5.
13) Janni W(Austria). Persistence of disseminated tumor cells in the bone marrow of breast cancer patients predicts increased risk for relapse : a European pooled analysis. Clin Cancer Res 2011 ; 17 : 2967-76.
14) Braun S(Austria). A pooled analysis of bone marrow micrometastasis in breast cancer. N Engl J Med 2005 ; 353 : 793-802.
15) Zhao S(China). The prognostic role of circulating tumor cells(CTCs)detected by RT-PCR in breast cancer : a meta-analysis of published literature. Breast Cancer Res Treat 2011 ; 130 : 809-16.
16) Wang Y(China). Diagnostic and prognostic value of circulating miR-21 for cancer : a systematic review and meta-analysis. Gene 2014 ; 533 : 389-97.
17) Padin-Iruegas ME(Spain). Prognostic value of changes in the expression of stem cell markers in the peripheral blood of patients with colon cancer. Oncol Rep 2013 ; 29 : 2467-72.
18) Pilati P(Italy). Prognostic value of putative circulating cancer stem cells in patients undergoing hepatic resection for colorectal metastasis. Ann Surg Oncol 2012 ; 19 : 402-8.
19) Fan ST(Hong Kong). Prediction of posthepatectomy recurrence of hepatocellular carcinoma by circulating cancer stem cells : a prospective study. Ann Surg 2011 ; 254 : 569-76.
20) Sun YF(China). Circulating stem cell-like epithelial cell adhesion molecule-positive tumor cells indicate poor prognosis of hepatocellular carcinoma after curative resection. Hepatology 2013 ; 57 : 1458-68.

## 3つのポイント — 抄読会を担当したら

### ①有名な雑誌　②最近の論文　③信頼できる研究

有名な雑誌はPubMedの「Core Clinical Journals」で選択できます．論文の賞味期限は3か月，長くて半年でしょう．信頼性が高いのは，後向き研究より前向き研究，病院単位より全国集計，症例対照研究よりコホート研究，観察研究より介入研究（臨床試験）です．

## イグ・ノーベル賞

複雑な機械と単純な統計を使うと脳科学者は死んだサケでも有意な脳活動を検出できることを証明（2012年，神経科学賞）
Bennett CM(USA). Neural correlates of interspecies perspective taking in the post-mortem Atlantic salmon : an argument for multiple comparisons correction. J Serendip Unexpect Results 2010 ; 1 : 1-5.

## ② グラスゴー分類
### 血液検査で予後がわかるか

「実現できるかどうかは分からないが，何がしたいか」と希望を尋ねることが大切である．尋ねるということは，「それを叶える努力をする」ということの意思表示なのである．患者は，「尋ねてくれるのであれば言ってみよう」という気持ちになる．人は死を自覚したとき，「これだけはなんとか実現して死にたい」という強い思いが湧いてくる場合がある．

柏木哲夫 『「死にざま」こそ人生』 朝日新書

### Q 素朴な疑問

がん患者のグラスゴー分類(Glasgow Prognostic Score：GPS)は，血液検査で評価できる簡便な予後スコアである．予後因子には腫瘍径・深達度・組織型・リンパ節転移・遠隔転移・切除断端・剝離断端・治癒度などがあり，そのために外科医は標本整理や病理診断を大切にしているのに，がん患者の予後が血液検査(CRPとアルブミン)だけでわかってしまうのだろうか．

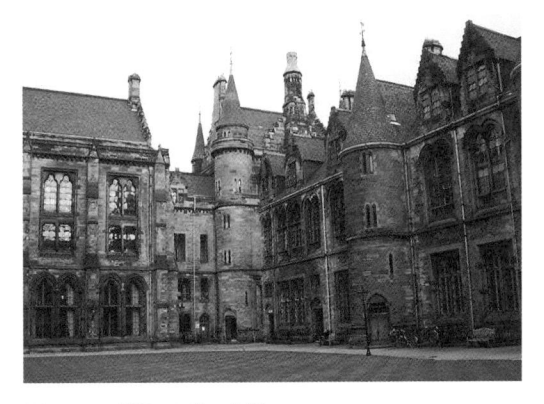

図V-1 グラスゴー大学

### 基本事項

病気の転帰に影響するのは重症度であり，がんの予後に影響するのは進行度である．がんの進行度は，①大きさや深達度，②リンパ節転移の有無や程度，③遠隔転移や播種で決まり，臓器ごとに病期分類がある(Dukes分類，TNM分類，がん取扱い規約分類)．がんの診療では，画像検査・手術所見・病理診断に基づくステージ判定が治療方針の決定や予後の推測に欠かせない．

創立1451年のグラスゴー大学は，オックスフォード大学・ケンブリッジ大学と並ぶイギリスの名門大学である(図V-1)．蒸気機関のジェームス・ワット，国富論のアダム・スミスを輩出し，高峰譲吉が1880年に留学している(アドレナリン発見は1900年)．1976年に提唱されたグラスゴー昏睡尺度(Glasgow Coma Scale：GCS)は，意識レベル評価の世界基準である．

### 医学的証拠

▶ グラスゴー炎症転帰研究

GPSはC反応性蛋白(CRP)とアルブミン

(Alb)で決まり，CRP≤1 mg/dL なら「GPS 0」，CRP>1 mg/dL なら「GPS 1」，CRP>1 mg/dL かつ Alb≤3.5 g/dL なら「GPS 2」である．McMillan のグラスゴー炎症転帰研究(Glasgow Inflammation Outcome Study：GIOS)は，2000～2007 年に血液検査を受けた北部グラスゴー地区住民(N=223,303)の大規模コホート研究である．

最初の報告では，血液検査から 2 年以内にがんと診断された住民(N=8,083)はがんと診断されなかった住民(N=200,588)に比べて，CRP 高値(>1 mg/dL)の頻度が高く(47% vs 39%)，Alb 低値(≤3.5 g/dL)の頻度も高く(19% vs 14%)，がんのリスク比は CRP 高値が 1.22[1.16-1.28]，Alb 低値が 1.11[1.04-1.19]である[1]．

2 番目の報告では，血液検査から 2 年以内にがんと診断された住民(N=9,608)を追跡すると(最短 29 か月，中央値 112 か月)，50% 生存期間は GPS 0 が 77 か月(N=3,985)，GPS 1 が 43 か月(N=3,204)，GPS 2 が 27 か月(N=2,419)であり，臓器別には，乳がん(N=1,966)・肺がん(N=1,724)・大腸がん(N=1,065)・血液がん(N=974)・食道胃がん(N=869)・肝胆膵がん(N=605)・子宮卵巣がん(N=533)・頭頸部がん(N=501)・前立腺がん(N=491)・膀胱がん(N=466)・腎臓がん(N=424)で，生存曲線(GPS 0/1/2)がきれいに分かれ[2]，結論は「グラスゴー予後因子はさまざまな臓器のがんで強力な予後因子である」．

3 番目の報告では，血液検査から 2 年以内にがんと診断された住民(N=8,759)を追跡すると(最短 18 か月，中央値 51 か月)，GPS・NLR(好中球数÷リンパ球数)・PLR(血小板数÷リンパ球数)・PI(CRP 値・白血球数)・PNI(Alb 値×10＋リンパ球数÷200)が予後に影響するが，ROC 解析では GPS が最も有用であり，大腸がんの死亡は GPS 0 に比べて，GPS 1 は 1.8 倍，GPS 2 は 2.3 倍である[3]．

4 番目の報告では，血液検査から 2 年以内にがんと診断された住民(N=12,119)を追跡すると(最短 18 か月，中央値 52 か月)，5 年生存率が低いのは，CRP 高値(>1 mg/dL)・Alb 低値(<3.5 g/dL)・好中球増加(>7,500/mm$^3$)・血小板増加(>40 万/mm$^3$)であり，死亡のリスク比は 1.61・1.53・1.26・1.17 であり，CRP 高値に Alb 低値が加わると 2.63，好中球増加も加わると 3.79，血小板増加も加わると 4.86 になる[4]．

### ▶ 大腸がんのグラスゴー分類

GPS は大腸がんの術後生存率と関連があり，大腸がん治癒切除患者(N=149)を追跡すると(最短 36 か月，中央値 48 か月)，GPS・TNM 病期・単球数が予後因子であるが，切除不能の肝転移患者(N=84)を加えると，TNM 病期(Ⅰ/Ⅱ/Ⅲ/Ⅳ)よりも GPS(0/1/2)のほうが生存曲線はきれいに分かれる[5]．

結腸がん治癒切除患者(N=188)を追跡すると(最短 12 か月，中央値 48 か月)，待機手術後の 3 年生存率は GPS 0 が 90%，GPS 1 が 86%，GPS 2 が 59%，緊急手術後の 3 年生存率は GPS 0 が 71%，GPS 1 が 56%，GPS 2 が 66% であり[6]，結腸がん治癒切除患者(N=244)を追跡すると(最短 36 か月，中央値 67 か月)，Dukes C の 3 年生存率は GPS 0 が 83%，GPS 1 が 51%，GPS 2 が 24% であり[7]，結論は「グラスゴー予後スコアは再発の危険性が高い結腸がん患者を選別できる」．

GPS は大腸がんの術後合併症と関連があり，大腸がん治癒切除患者(N=455)を解析すると，術後合併症の危険因子は GPS・白血球数・腹腔内汚染であり，待機手術では GPS だけである[8]．

### ▶ 食道胃がんのグラスゴー分類

食道胃がん患者(N=217)を追跡すると(最短 46 か月以上，中央値 65 か月)，予後因子は GPS・手術・TNM 病期であるが，手術患者では GPS だけであり[9]，食道胃がん治癒切除患者

(N＝112)を追跡すると(最短15か月，中央値55か月)，予後因子はGPSとリンパ節転移率であり，平均生存期間はGPS 0が83か月，GPS 1/2が30か月である[10].

食道胃がん治癒切除患者(N＝100)を追跡すると(最短59か月，中央値100か月)，予後因子はGPSとTNM病期であり，死亡のリスク比はGPSが2.63[1.17-5.90]，TNM病期が2.03[1.17-5.90]である[11]. 胃がん治癒切除患者(N＝120)を追跡すると(最短17か月，中央値55か月)，予後因子はGPSとリンパ節転移率であり，平均生存期間はGPS 0が116か月，GPS 1が38か月，GPS 2が21か月である[12].

### ▶ 進行がんのグラスゴー分類

食道胃がん非手術患者(N＝258)は，GPS・年齢・治療・TNM病期が予後因子であり，50％生存期間はGPS 0が14か月，GPS 1が6か月，GPS 2が2か月であり[13]，結論は「**手術できない食道胃がんでもグラスゴー予後スコアは予後の推測に役立つ**」. 膵臓がん非手術患者(N＝187)は，GPS・年齢・TNM病期が予後因子であり，50％生存期間はGPS 0が8か月，GPS 1が4か月，GPS 2が2か月である[14].

肺がん非手術患者(N＝161)は，CRP・Alb・PS・TNM病期が予後に影響し，2つの組合せではCRPとAlbだけが予後因子であり，50％生存期間はGPS 0が17か月，GPS 1が9か月，GPS 2が4か月である[15]. 転移性乳がん患者(N＝96)は，GPSだけが予後因子であり，50％生存期間はGPS 0が24か月，GPS 1が13か月，GPS 2が1か月である[16].

### ▶ 日本のグラスゴー分類

大腸がん切除患者(N＝315)を追跡すると(中央値13か月)，TNM病期とGPSが予後因子であり[17]，結論は「**大腸がんの手術でグラスゴー予後スコアは予後の推測に役立つだろう**」. 大腸がん非切除患者(N＝112)を追跡すると，GPSだけが予後因子であり[18]，結論は「**進行再発大腸がんの化学療法でグラスゴー予後スコアは重要な予後因子である**」.

大腸がん肝転移切除患者(N＝63)を追跡すると(平均38か月)，GPSと転移個数が予後因子であるが[19]，大腸がん(Ⅳ)原発巣切除患者(N＝108)を追跡すると(中央値494日)，GPS・組織型・病期(M1a/M1b)が予後因子であり[20]，大腸がん(Ⅳ)非治癒手術患者(N＝79)を追跡すると(中央値32か月)，mGPS・ヘモグロビン値・化学療法が予後因子である[21].

食道がん(Ⅱ/Ⅲ)切除患者(N＝48)を追跡すると(平均25か月)，GPSだけが予後因子であり[22]，食道がん(Ⅰ/Ⅱ/Ⅲ)切除患者(N＝65)を追跡すると(中央値23か月)，GPSとリンパ節転移個数が予後因子であるが[23]，胃がん切除患者(N＝232)を追跡すると，規約病期とGPS(CRP＞0.5 mg/dL，Alb＜3.8 g/dL)が予後因子である[24].

肝臓がん切除患者(N＝398)を追跡すると(中央値793日)，GPSとCLIPスコア(Child-Pugh/腫瘍型/AFP値/門脈浸潤)が予後因子であるが[25]，肝臓がん治癒切除患者(N＝141)を追跡すると(中央値1,263日)，CRP高値(≧1 mg/dL)・Alb低値(＜4 g/dL)・血小板減少(＜12万/mm³)が予後因子である[26].

## 補足事項

小野寺の予後的栄養指数(prognostic nutritional index：PNI)は，「アルブミン値×10＋リンパ球数÷200」であり，血液検査で栄養状態を評価でき，臨床経過の推測に役立つ. 高齢の大腸がん切除患者(N＝129)を解析すると，術後せん妄の危険因子はPNIと脳症であり，PNI低値による術後せん妄のリスク比は1.26[1.04-1.41]である[27].

がん患者は栄養状態と免疫能が低下しており，PNIはがん患者の術後合併症や予後に影響するかもしれない. 膵臓がん切除患者(N＝268)を追跡すると，PNI低値の患者(＜45)は術

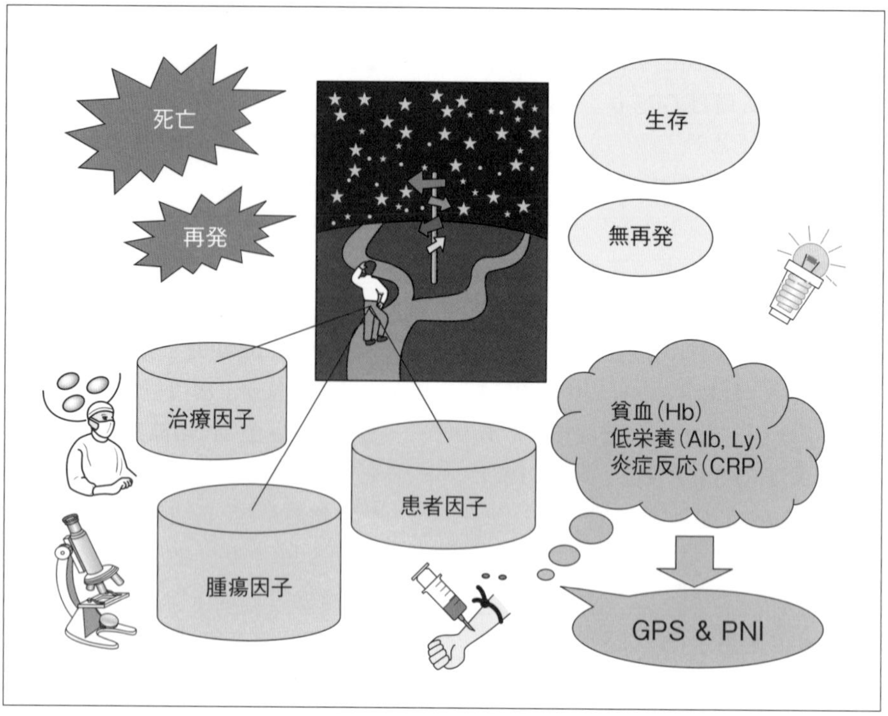

**図V-2 がん患者の予後**
血液検査（患者因子）で予後がわかる．

後合併症が多く（45% vs 27%），とくに膵液漏が多いが（40% vs 22%），PNIは5つの予後因子の1つであり，PNI低値の患者は50%生存期間が短い（9か月 vs 16か月）[28]．

### 筆者の意見

医師は問診・診察・検査を通じて病気の診断と治療を行っているが（病気の診療），医師の本来の役目は病人を診て治るかどうかの見込みを判断することである（予後の推測）．がんの診断と治療を行う外科医は，画像診断や病理診断で進行度を評価し，適切な治療法や手術法を選択するが，予後の推測や転帰の予測は重要であり，患者因子に配慮しないといけない．

がん患者の予後は，腫瘍因子・治療因子・患者因子で決まり，腫瘍因子については詳細な画像検査と病理診断を日常的に行っており，治療因子については臨床研究がたくさんあるが，がんの治療で患者因子に留意することは少ない．患者因子はがんの予後だけでなく，病気の発症や経過と死亡に深く関与している（拙著「エビデンスで知るがんと死亡のリスク」，中外医学社参照）．

がんの進行に伴って貧血と低栄養を生じ，炎症や感染を伴った状態は，「悪液質（cachexia）」と呼ばれ，予後不良の徴候として知られてきた．血液検査ではHb・Alb・リンパ球数・CRPと対応しており，GPSやPNIは悪液質を評価しているのかもしれない．簡便な検査だからといって軽視してはならず，簡便だからこそ利用しないといけない（図V-2）．

### A 疑問の解決

「血液検査で予後がわかるか」という問いには，「グラスゴー予後スコア（GPS）を評価すれば，がん患者の予後がわかる」と答えられ，「小

野寺の予後的栄養指数(PNI)を計算すれば，がん患者の予後がわかるかもしれない」とも答えられるが,「がん患者の予後は，腫瘍因子をステージ分類で評価し，患者因子をGPSやPNIで評価するのがよい」と答えてもよい．

● 文献

1) Proctor MJ(UK). The relationship between the presence and site of cancer, an inflammation-based prognostic score and biochemical parameters : initial results of the Glasgow Inflammation Outcome Study. Br J Cancer 2010 ; 103 : 870-6.
2) **Proctor MJ(UK). An inflammation-based prognostic score(mGPS)predicts cancer survival independent of tumour site : a Glasgow Inflammation Outcome Study. Br J Cancer 2011 ; 104 : 726-34.**
3) Procter MJ(UK). A comparison of inflammation-based prognostic scores in patients with cancer : a Glasgow Inflammation Outcome Study. Eur J Cancer 2011 ; 47 : 2633-41.
4) Proctor MJ(UK). Optimization of the systemic inflammation-based Glasgow prognostic score : a Glasgow Inflammation Outcome Study. Cancer 2013 ; 119 : 2325-32.
5) Leitch EF(UK). Comparison of the prognostic value of selected markers of the systemic inflammatory response in patients with colorectal cancer. Br J Cancer 2007 ; 97 : 1266-70.
6) Crozier JEM(UK). Relationship between emergency presentation, systemic inflammatory response, and cancer-specific survival in patients undergoing potentially curative surgery for colon cancer. Am J Surg 2009 ; 197 : 544-9.
7) **Roxburgh CSD(UK). Comparison of tumour-based (Petersen Index) and inflammation-based (Glasgow Prognostic Score) scoring systems in patients undergoing curative resection for colon cancer. Br J Cancer 2009 ; 100 : 701-6.**
8) Moyes LH(UK). Preoperative systemic inflammation predicts postoperative infectious complications in patients undergoing curative resection for colorectal cancer. Br J Cancer 2009 ; 100 : 1236-9.
9) Crumley AB(UK). Comparison of pre-treatment clinical prognostic factors in patients with gastro-oesophageal cancer and proposal of a new staging system. J Gastrointest Surg 2010 ; 14 : 781-7.
10) Dutta S(UK). Comparison of the prognostic value of tumour-and patient-related factors in patients undergoing potentially curative resection of oesophageal cancer. World J Surg 2011 ; 35 : 1861-6.
11) Crumley AB(UK). Interrelationships between tumor proliferative activity, leucocyte and macrophage infiltration, systemic inflammatory response, and survival in patients selected for potentially curative resection for gastroesophageal cancer. Ann Surg Oncol 2011 ; 18 : 2604-12.
12) Dutta(UK). Comparison of the value of tumour and patient related factors in patients undergoing potentially curative resection of gastric cancer. Am J Surg 2012 ; 204 : 294-9.
13) **Crumley AB(UK). Evaluation of an inflammation-based prognostic score in patients with inoperable gastro-oesophageal cancer. Br J Cancer 2006 ; 94 : 637-41.**
14) Glen P(UK). Evaluation of an inflammation-based prognostic score in patients with inoperable pancreatic cancer. Pancreatology 2006 ; 6 : 450-3.
15) Forrest LM(UK). Evaluation of cumulative prognostic scores based on the systemic inflammatory response in patients with inoperable non-small-cell lung cancer. Br J Cancer 2003 ; 89 : 1028-30.
16) Al Murri AM(UK). Evaluation of an inflammation-based prognostic score(GPS)in patients with metastatic breast cancer. Br J Cancer 2006 ; 94 : 227-30.
17) **Ishizuka M(Japan). Inflammation-based prognostic score is a novel predictor of postoperative outcome in patients with colorectal cancer. Ann Surg 2007 ; 246 : 1047-51.**
18) **Ishizuka M(Japan). Influence of inflammation-based prognostic score on mortality of patients undergoing chemotherapy for far advanced or recurrent unresectable colorectal cancer. Ann Surg 2009 ; 250 : 268-72.**
19) Kobayashi T(Japan). Elevated C-reactive protein and hypoalubuminemia measured before resection of colorectal liver metastases predict postoperative survival. Dig Surg 2010 ; 27 : 285-90.
20) Ishizuka M(Japan). Inflammation-based prognostic system predicts survival after surgery for stage IV colorectal cancer. Am J Surg 2013 ; 205 : 22-8.
21) Kishiki T(Japan). Modified Glasgow prognostic score in patients with incurable stage IV colorectal cancer. Am J Surg 2013 ; 206 : 234-40.
22) Kobayashi T(Japan). Inflammation-based prognostic score, prior to neoadjuvant chemoradiotherapy, predicts postoperative outcome in patients with esophageal squamous cell carcinoma. Surgery 2008 ; 144 : 729-35.
23) Kobayashi T(Japan). Inflammation-based prognostic score and number of lymph node metastases are independent prognostic factors in esophageal squamous cell carcinoma. Dig Surg 2010 ; 27 : 232-7.
24) Nozoe T(Japan). Significance of modified Glasgow

prognostic score as a useful indicator for prognosis of patients with gastric carcinoma. Am J Surg 2011;201:186-91.
25) Ishizuka M(Japan). Impact of an inflammation-based prognostic system on patients undergoing surgery for hepatocellular carcinoma : a retrospective study of 398 Japanese patients. Am J Surg 2012;203:101-6.
26) Hashimoto K(Japan). The impact of preoperative serum C-reactive protein on the prognosis of patients with hepatocellular carcinoma. Cancer 2005;103:1856-64.
27) Tei M(Japan). Risk factors for postoperative delirium in elderly patients with colorectal cancer. Surg Endosc 2010;24:2135-9.
28) Kanda M(Japan). Nutritional predictors of postoperative outcome in pancreatic cancer. Br J Surg 2011;98:268-74.

## 3つのポイント ― 執筆を依頼されたら

①引きうける　②字数を守る　③早めに送る

本や雑誌の執筆を依頼されるのは光栄なことです．診療で忙しくても断ってはいけません．本や雑誌の出版業界では，医師が字数や〆切を守らないのは日常茶飯事です．字数や〆切のオーバーは，ほかの執筆者や多くの出版関係者に迷惑をかけます．ルールを守りましょう．

## イグ・ノーベル賞

ネコを飼うことが精神的に危険かどうかを調査(2014年，公衆衛生賞)

Flegr J(Czech). Changes in personality profile of young women with latent toxoplasmosis. Parasitologica 1999;46:22-28.

Flegr J(Czech). Decreased level of psychobiological factor novelty seeking and lower intelligence in men latently infected with the protozoan parasite Toxoplasma gondii. Biol Psychol 2003;63:253-268.

Hanauer D(USA). Describing the relationship between cat bites and human depression using data from an electronic health record. PLoS ONE 2013;8:e70585.

# ③ Will Rogers 現象
## 精密検査は予後に影響するか

　専門家の集団の危うさが透けて見えてくる．原子力の専門家の「知」は，本来は好奇心・探究心・冒険心からきているものだ．それがいつのまにか，政・官・財・学の堅い集団になって利害を共有し，「原子力村」と呼ばれるほどになった．こうなると，外部からの批判を排除するようになり，トラブルを隠し，データの隠蔽・改竄を生み，未曾有の事故に至る．（山口幸夫）

石橋克彦（編）『原発を終わらせる』　岩波新書

### Q 素朴な疑問

　がんの治療成績は時代とともに向上しており，その理由として早期発見の増加や治療法の進歩があり，とくに手術手技や抗腫瘍薬の進歩が挙げられる．ところが，がんは治療の内容と関係なく，精密検査を行うだけでステージ別の治療成績が向上するという（Will Rogers 現象）．本当にそんなことがあるのだろうか．精密検査で予後が変わるのはなぜだろう．

### 基本事項

　Will Rogers（図V-3）は1879年にオクラホマ州で8人兄弟の末っ子として生まれた．小さいころからカウボーイの投げ縄が好きで，ニューヨークの競技場で客席に乱入した牛をロープで捕えて新聞の一面に称賛の記事が載ったことがある．劇場では馬乗りやロープの芸が評判を呼び，バラエティーショーでは政治を風刺する一人芝居が好評を博した．

　1919年にカリフォルニア州に移ると，サイレント映画を制作して21本に俳優で出演した．機知に富むコラムを書いて国民に愛され，豊富な話題でラジオ番組を担当し人気を集めた．1929年の世界恐慌のあと，1932年にアメリカ大統領選挙に出馬した．第6回アカデミー賞授賞式では司会を務めたが，1935年に小型飛行機の墜落事故で死亡した（55歳）．

　Will Rogers は国民的人気俳優であり，「今まで私はきらいな人と出会ったことがない」(I never yet met a man that I didn't like)という言葉を残した．オクラホマ州とカリフォルニア州には彼の名前をつけた空港や学校があり，1979年には生誕100年の記念切手が発行された．

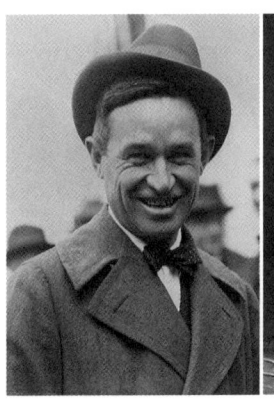

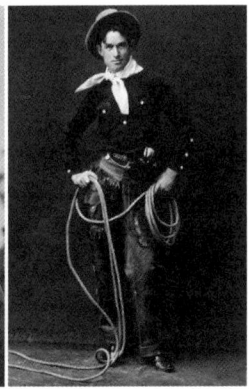

図V-3　Will Rogers

## 医学的証拠

### ▶ Will Rogers 現象

Will Rogers 現象は,「ある集合の一部を別の集合に移したとき, 2 つの集合の平均値がともに上がる」という現象である. Will Rogers が言った「オクラホマ州の出稼ぎ労働者がカリフォルニア州に移動したら, 両方の州で知能レベルが上がる」(When the Okies left Oklahoma and moved to California, they raised the average intelligence level in both states) という言葉に由来する.

Will Rogers 現象は学校のクラス分けを思い浮かべるとわかりやすい. A 組と B 組の 2 つのクラスがあり, A 組の人を B 組に移すと両方の平均点が上がる. たとえば, A 組は 10 点が 5 人, 9 点が 3 人, 8 点が 2 人, B 組は 10 点が 2 人, 9 点が 3 人, 8 点が 5 人のとき, A 組の 9 点の 3 人を B 組に移すと, A 組の平均点は 9.3 点から 9.4 点に上がり, B 組の平均点も 8.7 点から 8.8 点に上がる(図Ⅴ-4).

極端な例として, A 組は 10 点が 5 人, 9 点が 5 人, B 組は 8 点が 5 人, 7 点が 5 人のと

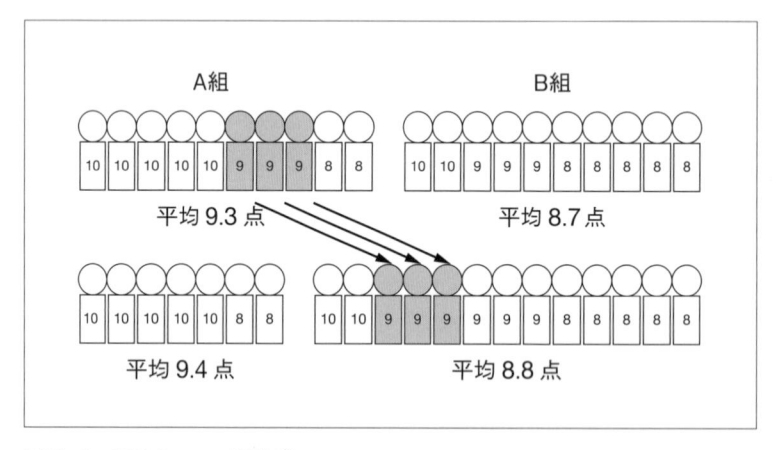

**図Ⅴ-4 Will Rogers 現象①**
A 組の 3 人が B 組に移ると両組の平均点が上がる.

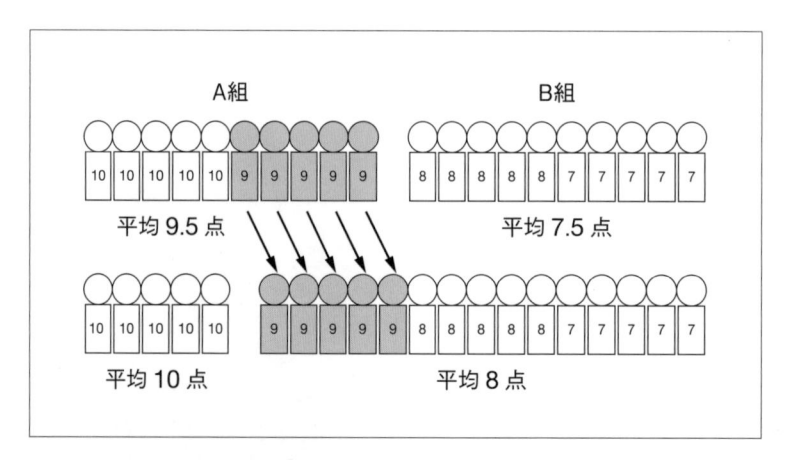

**図Ⅴ-5 Will Rogers 現象②**
クラス分けの基準を変えると両組の平均点が上がる.

き，A組の9点の5人をB組に移すと，A組の平均点は9.5点から10点に上がり，B組の平均点も7.5点から8.0点に上がる．見方を変えると，10点が5人，9点が5人，8点が5人，7点が5人の20人を2つのクラスに分けるとき，「8点以下はB組」という基準を「9点以下はB組」という基準に変えると，A組とB組の両方の平均点が上がる（図V-5）．

### ● 医療現場のWill Rogers現象

1985年にアメリカの臨床疫学者FeinsteinはWill Rogers現象が医療現場で起こることを初めて指摘した．1974年にアメリカで全身CTが発明され（頭部CTは1968年にイギリスで発明），1953〜1964年よりも1977年のほうが肺がん患者の生存率は高かったが，**全体の生存率の差はリードタイムバイアス，ステージ別の生存率の差はWill Rogers現象で説明できる**．

すなわち，精密検査が導入されると，発生からの経過が短いがんが発見され，生存期間の開始点はがん発生時に近くなる（zero-time shift）．がんで死亡する患者は早く発見された分（lead-time）だけ生存期間が長くなり，全体の生存率が上がる．

一方，精密検査が導入されると，胸部X線では診断できなかった小さい肺転移が胸部CTで発見され，その患者はIII期でなくIV期になり（ステージ移動），III期は肺転移のある患者が除かれて生存率が上がり，IV期は小さい肺転移の患者が加わって生存率が上がる[1]．

### ● 消化器がんとWill Rogers現象

胃がんは占居部位とリンパ節転移が予後因子であり，広範囲の胃切除と積極的なリンパ節郭清で手術成績が向上するとされたが[2]，1988年にアメリカのBodnerは「**リンパ節郭清の範囲が広がると，検査リンパ節が増えて進行したステージに分類される患者が多くなり，ステージ別の生存率が上がる**」と注意を喚起した[3]．

食道がんはTNM分類が予後因子であり，広範囲食道切除と根治的リンパ節郭清で手術成績が向上するとされたが[4]，1993年にBodnerは，①時代バイアス（最近の患者は成績がよい），②選択バイアス（早期の患者を選ぶと成績がよい），③Will Rogers現象（検査リンパ節数が増えるとステージ別の生存率が上がる），④亜群バイアス（亜群に分け多く調べると危険因子が見つかる）を指摘した[5]．

ヨーロッパの6か国・11地域で大腸がんの治療成績に差があるのは，進行度や治療法のちがいもあるが[6]，2000年にイタリアのShahrierによると「**国や地域によって大腸がんの治療成績に差があるのは，画像検査の施行率や検査リンパ節数が異なるから**」であり，詳細な画像検査を行って多数のリンパ節を調べるとステージ別の生存率が上がる[7]．

### ● 胃がんのステージ移動

オランダは胃がんのリンパ節郭清を検証する臨床試験（D1 vs D2）を行ったが，D2郭清の患者でN2レベルの情報を削除したD1郭清の患者を想定すると，D2郭清によって34%（72/214）にステージ移動が起こり（5人がIa/Ib→II，19人がIb/II→IIIa，29人がIIIa→IIIb，19人がIIIa/IIIb→IV），ステージ別の生存率が上がる（Iaが94%→95%，Ibが82%→84%，IIが60%→67%，IIIaが32%→47%，IIIbが8%→23%）[8]．

台湾も臨床試験（D1 vs D3）を行ったが，D3郭清の患者でN2/N3レベルの情報を削除したD1郭清の患者を想定すると，D3郭清によって8%（9/108）にステージ移動が起こり（2人がIb→II，1人がII→IIIa，4人がIIIa→IIIb，2人がIIIb→IV），ステージ別の生存率が上がる（Ibが87%→89%，IIが72%→73%，IIIaが52%→56%，IIIbが31%→32%）[9]．

日本の臨床試験（D2 vs D4）では，D4郭清によって9%にリンパ節転移の移動（N1/N2/N3→N4），10%にステージ移動（III/IVa→IVb）が起こり[10]，日本の臨床研究（D2 vs D3）では，

D3郭清によって23%にリンパ節転移の移動(N0/N1/N2→N3), 21%にステージ移動(Ⅱ/Ⅲ→Ⅳ)が起こる[11].

### ▶ 大腸がんや乳がんのステージ移動

大腸がんではリンパ節郭清に伴うWill Rogers現象がみられ, 郭清リンパ節が多いほどDukes BとDukes Cの5年生存率がともに上がる[12]. ステージ移動による計算上の生存率と実際の生存率がほぼ一致することから, リンパ節郭清による生存率の向上はWill Rogers現象だけで説明できる[13]. 大腸がん検診では腺腫発見率の増加に伴うWill Rogers現象がみられ, 腺腫発見率が上がると(20%→50%), 大腸がん罹患率が下がる(腺腫なし3%→2%, 軽異型度腺腫6%→4%, 高異型度腺腫15%→11%)[14].

乳がんや前立腺がんでは**病期分類や生検基準の変更に伴うWill Rogers現象がみられる**[15]. 乳がんのTNM分類がレベルから個数に変更されると, Ⅱ期が減ってⅢ期が増え, ともに生存率が上がる(Ⅱが53%→76%, Ⅲが45%→50%)[16]. 前立腺がんのGleasonスコアが変更されると, がんと診断される患者が増えて死亡率が下がり(100人/年あたり2.1人→1.5人)[17], PSAのカットオフ値が下がると, 生検を受ける人が増えて死亡率が下がる[18].

肺がんの頭部CTをMRIに変更すると, 単発脳転移と多発脳転移の診断が増え, ともに50%生存期間が延び(単発が1か月→6か月, 多発が6か月→10か月)[19], 肺がんに全身PETを行うと, Ⅲ期が減ってⅣ期が増え, ともに死亡率が下がる(Ⅲが0.8倍, Ⅳが0.6倍)[20].

膀胱がんの組織分類を変更すると, 通常型が減って特殊型が増えるため, 尿路上皮がんの10年生存率が上がる(47%→50%)[21]. 一過性脳虚血発作(TIA)の診断基準を臨床症状から画像所見(MRI)に変更すると, TIAが減り脳梗塞が増えるため, TIAの死亡/障害率と脳梗塞の死亡/障害率がともに下がる[22].

### 筆者の意見

Will Rogers現象はステージ移動に伴う見かけ上の治療成績の向上であり, 詳しい検査を行うと進行したステージに含まれる患者が多くなり, ステージ別の治療成績は必ず向上する. 画像診断(CT・MRI・PET)や病理診断(免疫組織化学・分子生物学)など, 診断技術が進歩するとステージ別の治療成績は治療法と関係なく向上するのである(新しい時代は成績がよい).

がんのステージはリンパ節転移の有無や個数で決まるため, 外科医が郭清するリンパ節, 研修医が摘出するリンパ節, 病理医が観察するリンパ節が多いほど, 進行したステージに含まれる患者が多くなり, 熱心な外科医・素直な研修医・堅実な病理医がいると, ステージ別の治療成績はリンパ節郭清の程度と関係なく向上することになる(大学病院は成績がよい).

日本の外科医はリンパ節郭清の効果を信じているが, 根拠となる研究に選択バイアスやWill Rogers現象が含まれていることを知らない. 全国の病院で手術件数や治療成績が公開されているが, 早期で若い患者が多い大都市の病院, 詳しい検査を頻繁に行える大学病院, 熱心な専門家や忠実な研修医がいるがん専門病院は, 治療成績がよいのが当然であろう.

### A 疑問の解決

「精密検査は予後に影響するか」という問いには, 「**精密検査をするだけでステージ別の治療成績が向上する**」と答えられ, 「**精密検査と同じようにリンパ節郭清はステージ移動を起こす**」とも答えられるが, 「**観察研究で治療法を比べるときは, 選択バイアスとWill Rogers現象(ステージ移動)に注意しないといけない**」と答えてもよい.

#### ○文献

1) Feinstein AR(USA). The Will Rogers phenome-

non : stage migration and new diagnostic techniques as a source of misleading statistics for survival in cancer. N Engl J Med 1985 ; 312 : 1604-8.
2) Shiu MH(USA). Influence of the extent of resection on survival after curative treatment of gastric carcinoma. Arch Surg 1987 ; 122 : 1347-51.
3) **Bodner BE(USA). Will Rogers and gastric carcinoma. Arch Surg 1988 ; 123 : 1023-4.**
4) Lerut T(Belgium). Surgical strategies in esophageal carcinoma with emphasis on radical lymphadenectomy. Ann Surg 1992 ; 216 : 583-90.
5) Bodner BE(USA). Surgical strategy of extended lymphadenectomy for esophageal carcinoma. Ann Surg 1993 ; 218 : 213-4.
6) Gatta G(Italy). Understanding variations in survival for colorectal cancer in Europe : a EUROCARE high resolution study. Gut 2000 ; 47 : 533-8.
7) **Shahrier M(USA). Colorectal cancer survival in Europe : the Will Rogers phenomenon revisited. Gut 2000 ; 47 : 463-4.**
8) Bunt AM(Netherlands). Surgical/pathologic-stage Migration confounds comparisons of gastric cancer survival rates between Japan and Western countries. J Clin Oncol 1995 ; 13 : 19-25.
9) Wu CW(Taiwan). Stage migration influences on stage-specific survival comparison between D1 and D3 gastric cancer surgeries. Eur J Surg Oncol 2005 ; 31 : 153-7.
10) Yoshikawa T(Japan). Stage migration caused by D2 dissection with para-aortic lymphadenectomy for gastric cancer from the results of a prospective randomized controlled trial. Br J Surg 2006 ; 93 : 1526-9.
11) Kunisaki C(Japan). The influence of stage migration on the comparison of surgical outcomes between D2 gastrectomy and D3 gastrectomy (para-aortic lymph node dissection) : a multi-institutional retrospective study. Am J Surg 2008 ; 196 : 358-63.
12) **George S(UK). Will Rogers revisited : prospective observational study of survival of 3592 patients with colorectal cancer according to number of nodes examined by pathologists. Br J Cancer 2006 ; 95 : 841-7.**
13) Namm J(USA). Quantitating the impact of stage migration on staging accuracy in colorectal cancer. J Am Coll Surg 2008 ; 207 : 882-7.
14) Austin GL(USA). Can colonoscopy remain cost-effective for colorectal cancer screening? The impact of practice patterns and the Will Rogers phenomenon on costs. Am J Gastroenterol 2013 ; 108 : 296-31.
15) **Christensen D(USA). The Will Rogers phenomenon : reporting the effects of a new cancer staging system. J Natl Cancer Inst 2003 ; 95 : 1105-6.**
16) Woodward WA(USA). Changes in the 2003 American Joint Committee on cancer staging for breast cancer dramatically affect stage-specific survival. J Clin Oncol 2003 ; 21 : 3244-8.
17) Albertsen PC(USA). Prostate cancer and the Will Rogers phenomenon. J Natl Cancer Inst 2005 ; 97 : 1248-53.
18) Galper SL(USA). Evidence to support a continued stage migration and decrease in prostate cancer specific mortality. J Urol 2006 ; 175 : 907-12.
19) Seute T(Netherlands). Detection of brain metastases from small cell lung cancer : consequences of changing imaging techniques(CT versus MRI). Cancer 2008 ; 112 : 1827-34.
20) Chee KG(USA). Positron emission tomography and improved survival in patients with lung cancer : the Will Rogers phenomenon revisited. Arch Intern Med 2008 ; 168 : 1541-9.
21) Linder BJ(USA). The impact of histological reclassification during pathology re-review : evidence of a Will Rogers effect in bladder cancer? J Urol 2013 ; 190 : 1692-6.
22) Mullen MT(USA). Redefinition of transient ischemic attack improves prognosis of transient ischemic attack and ischemic stroke : an example of the Will Rogers phenomenon. Stroke 2011 ; 42 : 3612-3.

### 3つのポイント ― 研究活動で恩返し

①症例報告　②臨床研究　③基礎研究

担当した患者の症例報告は，紹介医への恩返しといえるでしょう．カルテを集めて調べる臨床研究は，過去に治療を受けた患者さんへの恩返しといえます．顕微鏡や試験管を使った基礎研究は，医学と医療に貢献した先人や先達への恩返しになります．縁・恩・運です．

### イグ・ノーベル賞

マーフィーの法則に関する研究，とくにトーストはバターを塗った面を下にして落ちることを実証(1996年，物理学賞)

Matthews R(UK). Tumbling toast：Murphy's law and the fundamental constants. Eur J Physics 1995；16：172-6.

# 4 X線診断
## CT 検査は安全で有用か

　医療の世界はあまりにも専門性が高く，専門性・密室性・封建制の結果，外部からのチェック機構を働きにくくする．しかも，医師は相互批判がもっとも苦手である．少し離れて客観的に状況を判断すれば，「日本の常識＝世界の非常識」，そして「世間の常識と医療の常識の格差」がみえるはずなのに，みようともしない．

堤　寛　『病院でもらう病気で死ぬな！』　角川 one テーマ 21

### Q 素朴な疑問

　1895 年にレントゲンが発見した X 線はコンピューター技術で CT 装置の発明につながった．CT 検査は病気の診断や治療方針の決定に必要不可欠であるが，被曝の影響が無視できない．2011 年の東日本大震災の福島第一原発事故の影響で，国民は X 線検査による被曝に敏感である．被曝線量が多い CT 検査について，医師は有用性と危険性をきちんと知っておかないといけない．CT 検査は本当に安全で有用なのだろうか．

### 基本事項

　ビートルズは 1962 年に EMI からデビューし，CT 装置は 1967 年に EMI 研究所で Hounsfield が考案して 1972 年に発売された．日本では 1975 年に東芝が輸入して普及し，保有台数は 2002 年に 10 万人あたり 93 台になった．OECD 加盟国は平均 23 台であり，2 位のオーストラリアが 56 台，3 位のベルギーが 42 台，4 位の韓国が 37 台，5 位のアメリカが 34 台である（図 V-6）．

　日本人の年間被曝線量は，自然被曝 1.4 mSv

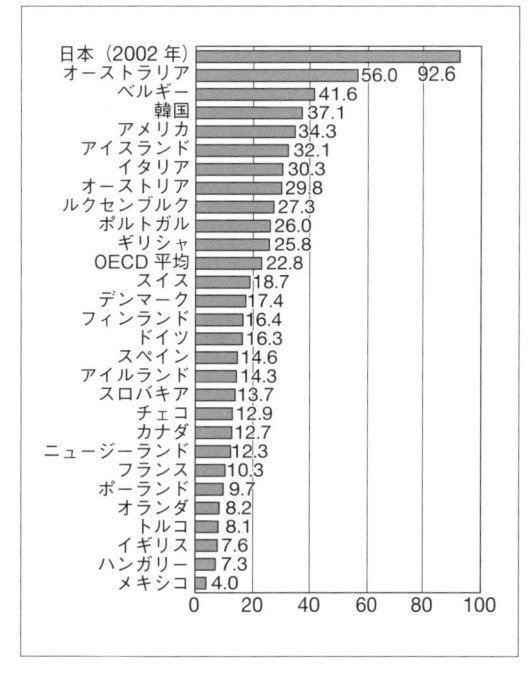

図 V-6　人口百万人あたりの国別 CT 保有台数
　　　（OECD iLibrary のホームページをもとに作成）

|  |  |
|---|---|
| 日本（2002 年） | 92.6 |
| オーストラリア | 56.0 |
| ベルギー | 41.6 |
| 韓国 | 37.1 |
| アメリカ | 34.3 |
| アイスランド | 32.1 |
| イタリア | 30.3 |
| オーストリア | 29.8 |
| ルクセンブルク | 27.3 |
| ポルトガル | 26.0 |
| ギリシャ | 25.8 |
| OECD 平均 | 22.8 |
| スイス | 18.7 |
| デンマーク | 17.4 |
| フィンランド | 16.4 |
| ドイツ | 16.3 |
| スペイン | 14.6 |
| アイルランド | 14.3 |
| スロバキア | 13.7 |
| チェコ | 12.9 |
| カナダ | 12.7 |
| ニュージーランド | 12.3 |
| フランス | 10.3 |
| ポーランド | 9.7 |
| オランダ | 8.2 |
| トルコ | 8.1 |
| イギリス | 7.6 |
| ハンガリー | 7.3 |
| メキシコ | 4.0 |

と検査被曝 3.8 mSv（60％ が CT 検査）である．X 線検査の被曝線量は，胸部 X 線（肺）が 0.01 mSv，乳房撮影（乳腺）が 5 mSv，腹部 CT（胃）が 10 mSv，注腸造影（大腸）が 15 mSv，小児腹部 CT（胃）が 15 mSv，小児頭部 CT（脳）が

30 mSv であり，原爆生存者(atomic-bomb survivors)の平均被曝線量は 40 mSv である[1]．

## 医学的証拠

### ▶ 大腸病変の CT 検査

大腸のスクリーニングに CT 大腸画像(CT colonography)が導入されており，アメリカの CT 大腸画像の臨床試験(N=2,525)では，腸管処置をポリエチレングリコール 4 L・クエン酸マグネシウム 300 mL・リン酸ソーダ 90 mL に分けると，病変発見の感度や特異度は差がなく，便遺残度・患者許容度・読影信頼度はリン酸ソーダが最もよいが[2,3]，水溶性造影剤を食事に混ぜるだけで腸管処置を行わない大腸 CT 画像は患者の負担が軽く[4-7]，閉塞性大腸がんの近位側大腸の評価にも役立つ[8-11]．

CT 大腸画像は患者の満足度が高く，大腸内視鏡と同等の診断能があり，アメリカの臨床試験(N=547)では，中高年者の大腸検査を CT 大腸画像と大腸内視鏡に割りつけると，CT 大腸画像は不安・身体的苦痛・有害事象が少なく[12]，アメリカの臨床研究(N=605)では，腸管非洗浄の大腸検査を CT 大腸画像と大腸内視鏡に分けると，進行病変(がんと腺腫≧1 cm)の診断の感度や特異度は差がない[13]．

**CT 大腸画像は侵襲が小さく，大腸内視鏡と同等の感度であり**，イギリスの臨床試験では，大腸がんを疑う症状がある成人(≧55 歳)を，注腸造影(N=2,553)と CT 大腸画像(N=1,285)に割りつけると，進行病変の発見率には差があり(5.6% vs 7.3%)，大腸内視鏡(N=1,072)と CT 大腸画像(N=538)に割りつけると，進行病変の発見率には差がない(11.4% vs 10.7%)[14,15]．

### ▶ 膵炎や膵液漏の CT 検査

CT 検査はショックの予後判定や急性膵炎の重症度判定に役立ち，日本の臨床研究(N=33)では，脾臓と腎臓の造影度が循環血液量減少性ショック(hypovolemic shock)の予後判定に役立ち[16]，アメリカの臨床研究(N=175)では，膵臓の炎症/壊死スコアが急性膵炎の重症度判定に役立つ[17]．

CT 検査は膵頭十二指腸切除の膵液漏の予測に役立ち，フランスの臨床研究(N=103)では，臍高内臓脂肪面積(≧84 cm$^2$)は正常膵(soft pancreas)や膵液漏(Grade B/C)の危険因子であり[18]，韓国の臨床研究(N=181)では，臍高内臓脂肪面積(≧100 cm$^2$)は膵液漏(Grade B/C)の危険因子である[19]．

なお，フランスの臨床研究(N=50)では，膵頭十二指腸切除 7 日目の CT 検査による膵液漏の診断は，感度 63%(見落とし 37%)である[20]．

### ▶ 冠動脈狭窄の CT 検査

**CT 冠動脈画像は胸痛患者の診療に役立ち**，アメリカの臨床試験(N=1,370)では，急性冠症候群の患者は CT 冠動脈画像を受けると，救急外来からの帰宅が多く(50% vs 23%)，救急外来滞在が短く(18 時間 vs 25 時間)[21]．アメリカの別の臨床試験(N=1,000)では，心電図とトロポニン値に異常がない胸痛患者(40〜74 歳)は CT 冠動脈画像を受けると，救急外来からの帰宅が多く(47% vs 12%)，救急外来滞在が短い(9 時間 vs 27 時間)[22]．

CT 冠動脈画像は成人の死亡の予測に役立ち，冠動脈疾患の既往がない無症状成人の解析(N=7,590，平均 58 歳)では，高齢・男性・喫煙・高血圧・糖尿病・脂質異常症・CT 冠動脈画像異常が死亡の危険因子であり，冠動脈狭窄による死亡のリスクは，1 枝病変が 1.7 倍，2 枝病変が 2.2 倍，3 枝病変/左主幹動脈が 2.9 倍である[23]．

### ▶ 虫垂炎の CT 検査

CT 検査は虫垂炎の診断に多用されており，アメリカ救急外来統計の解析(N=447,011)では，1992 年から 2006 年にかけて，虫垂炎の成人(≧18 歳)では血液検査が増え(77%→93%)，

CT検査も増えているが(6%→69%)，虫垂炎の小児(＜18歳)では血液検査が減り(89%→75%)，CT検査が増えている(0%→60%)[24]．

**CT検査は虫垂炎の診断に利用されており**，韓国の臨床研究(N=257)では，虫垂炎の診断で低線量CTと通常CTは感度や特異度に差がなく[25]，韓国の臨床試験(N=891)でも，虫垂炎の診断で低線量CT(2 mSv)と通常CT(8 mSv)は穿孔性虫垂炎の頻度に差がなく(27% vs 23%)，正常虫垂(negative appendectomy)の頻度にも差がない(4% vs 3%)[26]．

### ● 肺がん検診のCT検査

**低線量CTは肺がん検診に有用であり**，アメリカの臨床試験(N=53,454)では，喫煙者(≧30箱/年，55～74歳)を年1回(3年間)の低線量CTと胸部X線に割りつけると，初回の要精査率は28%と6%で大きな差があり[27]，中央値78か月の追跡で死亡は7.0%と7.5%，肺がん死亡は1.3%と1.7%で差があり，低線量CTによる死亡のリスク比は0.93[0.86-0.99]，肺がん死亡のリスク比は0.80[0.73-0.93]である[28,29]．

低線量CTの肺がん検診は有害かもしれず，デンマークの臨床試験(N=4,101)では，喫煙者(≧20箱/年，≧50歳)を年1回(5年間)の低線量CTと通常ケアに割りつけると，非禁煙者はともに増えており(25%→43%，23%→43%)[30]，中央値58か月の追跡で死亡は3.0%と2.0%(P=0.06)，肺がん死亡は0.7%と0.5%であり，有意差はないものの死亡率は低線量CTのほうが高い[31]．

### ● 検査被曝と発がん

**日本では検査被曝によるがん患者が3.2%(年間7,587人)を占めるが**，ほかの国は2%以下，とくにイギリスでは0.6%であり(図V-7)，検査別ではCT検査と注腸造影，臓器別では男性の膀胱がんと大腸がん，女性の大腸がんと肺がんは関係が深い[32]．

アメリカはCT検査が15年間で3倍に増え，

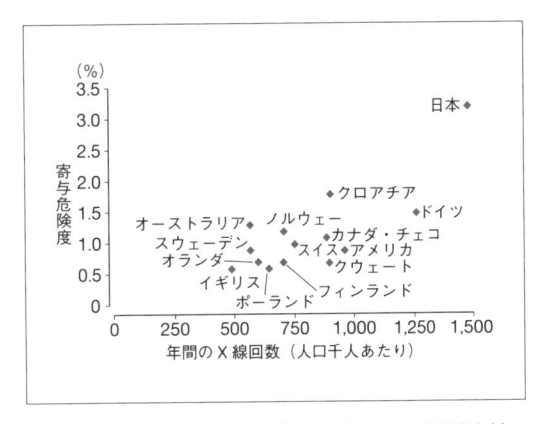

図V-7 X線検査による発がんリスクの国別比較
(文献32をもとに作成)

CT検査によるがん患者は2.9万人であり，検査別には腹部CTが1.4万人，胸部CTが0.4万人，頭部CTが0.4万人，CT冠動脈画像が0.3万人，臓器別には肺がんが6,200人，大腸がんが3,500人，白血病が2,800人である[33]．

CT検査による肺がん検診と大腸がん検診は，CT被曝による肺がん罹患と大腸がん罹患の危険性があるが[34]，若年成人(18～35歳)のCT検査によるがん死亡の危険性は，胸部CTが1～2回で0.05%，3～5回で0.1%，6～14回で0.3%，15回以上で0.6%，腹部CTが1～2回で0.1%，3～5回で0.2%，6～14回で0.4%，15回以上で0.8%である[35]．

BRCA1/2遺伝子変異があると被曝の影響が大きく，ヨーロッパの調査(N=1,601)では，BRCA1/2遺伝子変異がある女性の胸部X線による乳がんの危険性は1.5倍であり，40歳以下が2.0倍，20歳以下が4.6倍であり[36]，2006～2009年に登録した女性の調査(N=1,993)では，BRCA1/2遺伝子変異がある女性の乳がんの危険性は，30歳以下のマンモグラフィで1.4倍，胸部X線で1.9倍，被曝線量17.4 mGy以上で3.8倍である[37]．

### ● 検査被曝と小児腫瘍

小児の白血病や脳腫瘍はCT検査と関連があり，イギリスの調査(N=178,604，≦22歳)で

は，被曝 30 mGy 以上で白血病は 3.2 倍，50 mGy 以上で脳腫瘍は 2.8 倍であり[38]，小児のウィルムス腫瘍では，治療後の追跡で骨盤 CT を省略すると被曝線量は 30～45％削減でき，再発診断率は下がらない[39]．

小児の頭部外傷や虫垂炎での CT 検査は危険があり，オーストラリアの調査（N＝680,211，≦19 歳）では，CT 検査によるがんの危険性は，回数別では 1 回で 1.2 倍，2 回で 1.3 倍，3 回で 1.4 倍，部位別では頭部 CT が 1.2 倍，胸部 CT が 1.6 倍，腹部 CT が 1.6 倍，年齢別では 19～15 歳が 1.2 倍，14～10 歳が 1.2 倍，9～5 歳が 1.3 倍，4～1 歳が 1.4 倍である[40]．

## 補足事項

職場健診の胸部 X 線は肺がんの危険があり，東欧 6 か国の症例対照研究（N＝5,448）では，多変量解析で年齢・性別・職場・喫煙を調整すると，胸部 X 線による肺がんのリスクは撮影 1～10 回で 1.2 倍，11～20 回で 1.3 倍，21～30 回で 1.5 倍，31～40 回で 1.5 倍，40 回以上で 2.2 倍であり，30 回以上の胸部 X 線撮影による肺がんのリスクは，長期喫煙者（＞25 年）が 1.4 倍，短期喫煙者（≦25 年）が 1.6 倍，非喫煙者が 2.3 倍である[41]．

肺切除後ルーチンの胸部 X 線は意義がなく，アメリカの臨床研究（N＝1,037）では，手術室の胸部 X 線で気胸のない患者が術後に呼吸障害（$SpO_2$ 低下≧6％）を生じる頻度は 2％ であり，呼吸障害のない患者が胸部 X 線で無気肺や肺炎が見つかる頻度は 4％ である[42]．

## 筆者の意見

問診と診察で考えた鑑別診断を 1 つひとつ除外して確定するために行うのが血液検査や画像検査であるが，「頭痛の患者には頭部 CT」「腹痛の患者には腹部 CT」など，救急患者の診療では「見落としがないように」「念のため」という理由で安易に CT 検査が行われている．CT 検査は痛みがなく，診療上の情報量が多いが，被曝線量はかなり高い（10～15 mSv/回）．

日本は世界で唯一の被爆国でありながら，CT 保有台数は世界一，原発 55 基は世界 3 位である．検査は損（risk）よりも得（benefit）が大きいから許されるのであり，CT 検査は患者の損得（医師や病院の損得ではない）を天秤にかけて判断しないといけない．がんになると転移や別のがんが見つかりやすいのは，頻繁に受ける CT 検査の被曝が関与しているかもしれない．

### A 疑問の解決

「CT 検査は安全で有用か」という問いには，**「CT 検査は大腸・膵臓・冠動脈病変の評価に役立つ」**と答えられ，**「低線量 CT は虫垂炎の診断や肺がん検診に有用か有害か不明である」**とも答えられるが，**「日本は CT 装置と検査被曝が非常に多く，年間 7,500 人のがん患者は医療被曝の犠牲者である」**と答えてもよい．

#### ●文献

1) Brenner DJ(USA). Computed tomography : an increasing source of radiation exposure(review). N Engl J Med 2007 ; 357 : 2277-84.
2) Hara AK(USA). National CT Colonography Trial (ACRIN 6664) : comparison of three full-laxative bowel preparation in more than 2500 average-risk patients. Am J Roentgenol 2011 ; 196 : 1076-82.
3) Johnson CD(USA). The National CT Colonography Trial : assessment of accuracy in participants 65 years of age and older. Radiology 2012 ; 263 : 401-8.
4) Iannaccone R(Italy). Computed tomographic colonography without cathartic preparation for the detection of colorectal polyps. Gastroenterology 2004 ; 127 : 1300-11.
5) de Wijkerslooth TR(Netherlands). Burden of colonoscopy compared to non-cathartic CT-colonography in a colorectal screening programme : randomised controlled trial. Gut 2012 ; 61 : 1552-9.
6) Zueco Zueco C(Spain). CT colonography without cathartic preparation : positive predictive value and patient experience in clinical practice. Eur Radiol 2012 ; 22 : 1195-204.

7) Fletcher JG(USA). Noncathartic CT colonography : image quality assessment and performance in a screening cohort. Am J Roentgenol 2013 ; 201 : 787-94.
8) Maras-Simunic M(Croatia). Use of modified multidetector CT colonography for the evaluation of acute and subacute colon obstruction caused by colorectal cancer : a feasibility study. Dis Colon Rectum 2009 ; 52 : 489-95.
9) Cha EY(Korea). CT colonography after metallic stent placement for acute malignant colonic obstruction. Radiology 2010 ; 254 : 774-82.
10) Park SH(Korea). CT colonography for detection and characterisation of synchronous proximal colonic lesions in patients with stenosing colorectal cancer. Gut 2012 ; 61 : 1716-22.
11) Kim B(Korea). Adenomatous neoplasia : postsurgical incidence after normal preoperative CT colonography findings in the colon proximal to an occlusive cancer. Radiology 2014 ; 273 : 99-107.
12) von Wagner C(UK). Patient acceptability and psychologic consequences of CT colonography compared with those of colonoscopy : results from a multicenter randomized controlled trial of symptomatic patients. Radiology 2012 ; 263 : 723-31.
13) Zalis ME(USA). Diagnostic accuracy of laxative-free computed tomography for detection of adenomatous polyps in asymptomatic adults : a prospective evaluation. Ann Intern Med 2012 ; 156 : 692-702.
14) Halligan S(UK). Computed tomographic colonography versus barium enema for diagnosis of colorectal cancer or large polyps in symptomatic patients(SIGGAR) : a multicentre randomised trial. Lancet 2013 ; 381 : 1185-93.
15) **Atkin W(UK). Computed tomographic colonography versus colonoscopy for investigation of patients with symptoms suggestive of colorectal cancer(SIGGAR) : a multicentre randomised trial. Lancet 2013 ; 381 : 1194-202.**
16) Kanki A(Japan). Dynamic contrast-enhanced CT of the abdomen to predict clinical prognosis in patients with hypovolemic shock. Am J Roentgenol 2011 ; 197 : W980-4.
17) Bollen TL(USA). Comparative evaluation of the modified CT severity index and CT severity index in assessing severity of acute pancreatitis. Am J Roentgenol 2011 ; 197 : 386-92.
18) Tranchart H(France). Preoperative CT scan helps to predict the occurrence of severe pancreatic fistula after pancreaticoduodenectomy. Ann Surg 2012 ; 256 : 139-45.
19) Park CM(Korea). The effect of visceral fat mass on pancreatic fistula after pancreaticoduodenectomy. J Invest Surg 2012 ; 25 : 169-73.
20) Bruno O(France). Utility of CT in the diagnosis of pancreatic fistula after pancreaticoduodenectomy in patients with soft pancreas. AJR Am J Roentgenol 2009 ; 193 : W175-80.
21) **Litt HI(USA). CT angiography for safe discharge of patients with possible acute coronary syndromes. N Engl J Med 2012 ; 366 : 1393-403.**
22) Hoffmann U(USA). Coronary CT angiography versus standard evaluation in acute chest pain. N Engl J Med 2012 ; 367 : 299-308.
23) Cho I(Korea). Coronary computed tomographic angiography and risk of all-cause mortality and nonfatal myocardial infarction in subjects without chest pain syndrome from the CONFIRM Registry(Coronary CT Angiography Evaluation for Clinical Outcomes : an International Multicenter Registry). Circulation 2012 ; 126 : 304-13.
24) Tsze DS(USA). Increasing computed tomography use for patients with appendicitis and discrepancies in pain management between adults and children : an analysis of the NHAMCS. Ann Emerg Med 2012 ; 59 : 395-403.
25) Kim SY(Korea). Acute appendicitis in young adults : low-versus standard-radiation-dose contrast-enhanced abdominal CT for diagnosis. Radiology 2011 ; 260 : 437-45.
26) **Kim K(Korea). Low-dose abdominal CT for evaluating suspected appendicitis. N Engl J Med 2012 ; 366 : 1596-605.**
27) Aberle DR(USA). Results of the two incidence screening in the National Lung Screening Trial. N Engl J Med 2013 ; 369 : 920-31.
28) The National Lung Screening Trial Research Team(USA). Reduced lung-cancer mortality with low-dose computed tomographic screening. New Engl J Med 2011 ; 365 : 395-409.
29) **Bach PB(USA). Benefits and harms of CT screening for lung cancer : a systematic review. JAMA 2012 ; 307 : 2418-29.**
30) Ashraf H(Norway). Smoking habits in the randomised Danish Lung Cancer Screening Trial with low-dose CT : final results after a 5-year screening programme. Thorax 2014 ; 69 : 574-9.
31) Saghir Z(Denmark). CT screening for lung cancer brings forward early disease. The randomised Danish Lung Cancer Screening Trial : status after five annual screening rounds with low-dose CT. Thorax 2012 ; 67 : 296-301.
32) **de González AB(UK). Risk of cancer from diagnostic X-rays : estimates for the UK and 14 other countries. Lancet 2004 ; 363 : 345-51.**
33) de González AB(USA). Projected cancer risks from computed tomographic scans performed in

the United States in 2007. Arch Intern Med 2009 ; 169 : 2071-7.
34) Albert JM(USA). Radiation risk from CT : implications for cancer screening. Am J Roentgenol 2013 ; 201 : W81-7.
35) Zondervan RL(USA). Body CT scanning in young adults : examination indications, patient outcomes, and risk of radiation-induced cancer. Radiology 2013 ; 267 : 460-9.
36) Andrieu N(France). Effect of chest X-rays on the risk of breast cancer among BRCA1/2 mutation carriers in the international BRCA1/2 carrier cohort study : a report from the ENBRACE, GENEPSO, GEO-HEBON, and IBCCS Collaborators' Group. J Clin Oncol 2006 ; 24 : 3361-6.
37) Pijpe A(Netherlands). Exposure to diagnostic radiation and risk of breast cancer among carriers of BRCA1/2 mutations : retrospective cohort study (GENE-RAD-RISK). BMJ 2012 ; 345 : e5660.
38) Pearce MS(UK). Radiation exposure from CT scans in childhood and subsequent risk of leukaemia and brain tumours : a retrospective cohort study. Lancet 2012 ; 380 : 499-505.
39) Kaste SC(USA). Is routine pelvic surveillance imaging necessary in patients with Wilms tumor? Cancer 2013 ; 119 : 182-8.
40) Mathews JD(Australia). Cancer risk in 680000 people exposed to computed tomography scans in childhood or adolescence : data linkage study of 11 million Australians. BMJ 2013 ; 346 : f2360.
41) Boffetta P(France). Occupational X-ray examinations and lung cancer risk. Int J Cancer 2005 ; 115 : 263-7.
42) Cerfolio RJ(USA). Daily chest roentgenograms are unnecessary in nonhypoxic patients who have undergone pulmonary resection by thoracotomy. Ann Thorac Surg 2011 ; 92 : 440-4.

## 3つのポイント―だまされやすい統計学

### ①平均値　②有意差　③関連性

桁ちがいの数値が含まれていると平均値は異常に高くなります(中央値が「平均的な値」)．統計学的に有意差があっても臨床的には些細な差かもしれません．ＡとＢに関連があってもＡがＢの原因とはいえません(相関関係≠因果関係)．注意しないと統計にだまされます．

## イグ・ノーベル賞

「性交中の男女の性器と性的興奮時の女性のMRI像」という啓発的な研究(2000年，医学賞)
Schultz WW(Netherlands). Magnetic resonance imaging of male and female genitals during coitus and female sexual arousal. BMJ 1999 ; 319 : 1596-600.

# ⑤ がんの早期発見

## がん検診は本当に有用か

　一つの知識に対してもう一つの見方やもっと発展した捉え方が出てくるのが，学問の世界では当たり前なのだ．これだけ覚えればいいというものではなく，この角度から見るとこうだが，視点をずらすとこう見えるという具合に，常に視点を移動させる訓練が必要なのだ．全体像を客観的に把握する精度が増し，なおかつ自分の価値観・世界観も深まる．

齋藤　孝『教育力』岩波新書

## Q 素朴な疑問

　2007年に策定された「がん対策推進基本計画」に基づき，がんの早期発見・早期治療のためにがん検診が行われている．欧米の臨床試験の結果，便潜血検査による大腸がん検診とマンモグラフィによる乳がん検診が大腸がん・乳がん死亡の減少に有効であると評価されたが，がん検診は本当に有用なのだろうか．侵襲的検査や過剰診断の問題はないのだろうか．

## 基本事項

　がん検診の目的は早期がんを見つけることではなく，がん死亡を減少させることである．がん検診の条件は，①罹患者や死亡者が多く，②簡便で安全な検査があり，③早期発見すれば治療できること，欠点(不利益)は，①見逃しがある(感度100％ではない)，②過剰診断がある(特異度100％ではない)，③検査や処置の身体的・精神的負担(合併症と後遺症)がある．

　日本で公的に行われているがん検診は，①胃がん(40歳から毎年の胃X線)，②大腸がん(40歳から毎年の便潜血検査)，③肺がん(40歳から毎年の胸部X線)，④乳がん(40歳から隔年のマンモグラフィ)，⑤子宮頸がん(20歳から隔年の擦過細胞診)であり，精密検査の頻度は1％(子宮頸がん)〜10％(胃がん)，がん発見率は0.04％(肺がん)〜0.15％(大腸がん)である．

## 医学的証拠

### ▶ 乳がん検診の問題点

　質の高い2つの臨床試験のメタ分析では，マンモグラフィによる乳がん死亡のリスク比は1.04[0.84-1.27]であり[1]，10年以上の追跡でも1.02[0.95-1.10]であり[2]，偽陽性者の侵襲的検査(生検)は身体的な負担があり，検診で陽性なのに精密検査でがんが見つからないという心理的な負担も大きく[3,4]．**マンモグラフィは乳がん死亡の減少に無効である**．

　乳がん検診を導入した地域と導入しなかった地域の乳がん死亡者数を，検診を導入した時期の前後で比べて検診の寄与度を計算すると，イギリスでは30％，ノルウェーでは33％が検診による乳がん死亡の減少になるが，デンマークの乳がん死亡の減少率を検診導入地域と非導入地域で比べると，乳がん死亡の減少は35〜55歳の女性では5％と6％，55〜74歳の女性では

1%と2%であり，検診非導入地域のほうが減少率は大きい[5-7]．

乳がん検診導入地域で発見される浸潤がんの頻度を検診導入前後で比べると，ノルウェーでは50〜64歳の女性10万人あたり1,564人と1,909人で検診導入後のほうが22%多く，スウェーデンでは40〜69歳の女性10万人あたり1,269人と1,443人で検診導入後のほうが14%多く，乳がんの中には自然退縮するものがある[8,9]．

カナダの臨床試験（N＝89,835）では，40〜59歳の女性をマンモグラフィの有無で割りつけると，5年間の検診で乳がんの診断は666人（1.48%）と524人（1.17%）であるが，25年間の追跡で乳がん死亡は180人（0.40%）と171人（0.38%）であり，マンモグラフィによる乳がん死亡のリスク比は1.05[0.85-1.30]であり（図V-8），過剰診断は22%である[10]．

### ● 大腸がん検診の問題点

大腸がん検診で便潜血検査の結果と関係なく受診者の10%が精密検査を受けるとすれば，5回の検診（5年）で少なくとも1回の大腸ファイバーを受ける確率は40%を超え（$1-0.9^5=0.41$），5年に1回の大腸ファイバーで大腸がん死亡が12〜18%減少することから，**大腸がん死亡の減少は便潜血検査のスクリーニング効果とは言えない**[11]．

がん検診や臨床試験に参加する人は病気への関心が高く，健康に留意している人が多く，がん検診を受けて陽性だった人は別のがん検診も受けやすく，精密検査を受けて陰性だった人はわずかな症状でも病院を受診して検査を受けやすく，検診や検査を受けた人はその効果と関係なく病気で死亡する頻度が低くなる（ラベリング効果）．

例えば，大腸がん検診の臨床試験の便潜血陽性者は陰性者に比べて死亡したときの年齢が高く（男：77歳 vs 76歳，女：79歳 vs 78歳）[12]，乳がん検診の臨床試験の参加者は非参加者に比べて乳がん以外のがん死亡が少なく（0.8倍）[13]，骨粗鬆症の検査を受けた高齢者は受けなかった高齢者に比べて骨折が少ない（0.6倍）[14]．

### ● 米国PLCO検診の問題点

アメリカではPLCO検診（prostate, lung, colorectal, ovarian）の臨床試験が行われており，肺がん検診（胸部X線）の臨床試験（N＝154,901）では，検診群と非検診群の肺がん発見は20.1人/万人/年と19.2人/万人/年（リスク比1.05[0.98-1.12]），肺がん死亡は1,213人と1,230人（リスク比0.99[0.87-1.22]）であり，**X線検診で肺がん死亡は減らない**（図V-9）[15]．

検診は悪性度が低い潜在がんを見つけているだけかもしれず[16]，前立腺がん検診（PSA）の臨床試験（N＝78,685）では，検診群と非検診群の

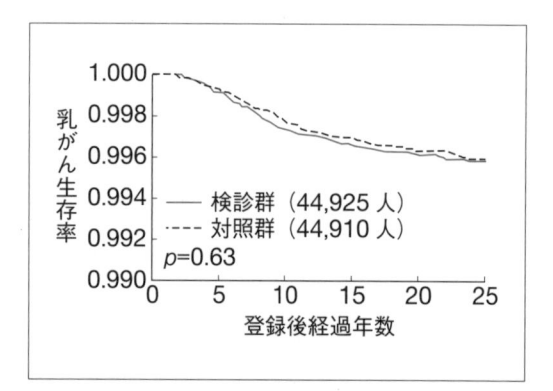

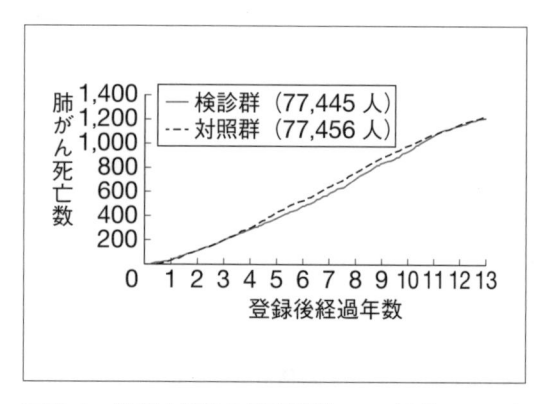

図V-8 乳がん検診の臨床試験　　（文献10より）

図V-9 肺がん検診の臨床試験　　（文献15より）

前立腺がん発見は108.4人/万人/年と97.1人/万人/年(リスク比1.12[1.07-1.17])であるが,前立腺がん死亡は3.7人/万人/年と3.4人/万人/年(リスク比1.09[0.87-1.36])であり,**PSA検診で前立腺がん死亡は減らない**[17].

スウェーデンの臨床試験(N=695)では,遠隔転移がない前立腺がんを根治手術と経過観察に割りつけると,根治手術による前立腺がん死亡のリスク比は0.56[0.41-0.77],65歳以下では0.45[0.29-0.69],中等度リスクでは0.38[0.23-0.62]であるが,65歳以上では0.75[0.47-1.19],高度リスクでは0.87[0.52-1.46]であり,根治手術の効果は小さい[18].

### ▶ がん検診の過剰診断

コクラン共同計画が行った7つの臨床試験のメタ分析(N=600,000)では,マンモグラフィによる乳がん死亡のリスク比は0.81[0.74-0.87]であるが,無作為化が適切な3つの臨床試験に限ると0.90[0.79-1.02],外科的処置のリスク比は1.31[1.22-1.42],乳房切除のリスク比は1.20[1.08-1.32]であり,**乳がん検診は30%が過剰診断や過剰治療を受ける**[19].

イギリスの専門委員が行った11の臨床試験のメタ分析(N=673,593)では,マンモグラフィによる乳がん死亡の減少は20%[11-27%],過剰診断の頻度は19%[15-23%]であり,乳がん死亡を1人減らすのに3人の過剰診断が必要である[20].

ノルウェーの乳がん検診の解析(N=39,888)では,過剰診断の頻度は15%~25%であり,受診者2,500人あたり6~10人であり[21],アメリカの乳がん検診の解析(N=169,456)では,過剰診断は16%,生検は3%であり,10年間で過剰診断は61%,生検は7%になり[22],アメリカのデータベースの解析(N=1,300,000)では,過剰診断は31%,年間7万人である[23].

アメリカの肺がん検診の解析(N=3,190)では,過剰診断の頻度は胸部X線が9%(2回で15%),胸部CTが21%(2回で33%),過剰診断で侵襲的検査を受ける頻度は胸部X線が4%,胸部CTが7%であり[24],ヨーロッパの前立腺がん検診の解析(N=162,243)では,前立腺がん死亡を1人減らすのに37人の過剰診断(生検)が必要である[25].

### 補足事項

中国の臨床試験(N=266,064)では,乳房自己検診は乳がん死亡の減少に無効であるが[26],日本の症例対照研究(N=410 vs N=2,292)では,胃内視鏡検診は胃がん死亡の減少に有効かもしれず[27],イヌの嗅覚ががんの早期発見に役立つかもしれない[28-32].

S状ファイバーは手技が容易であり,S状ファイバーによる大腸がん死亡のリスク比は,4つの臨床試験のメタ分析(N=257,460)では0.71[0.61-0.81][33],5つの臨床試験のメタ分析(N=416,159)では0.72[0.65-0.80]であるが,大腸がん死亡を1人減らすのに850人のS状ファイバーが必要である[34].

ノルウェーのがん登録の解析(N=40,826)では,大腸腺腫摘出後の大腸がん死亡のリスク比は0.96[0.87-1.06]であり,高危険度腺腫(高異型度・絨毛腺腫・≧1cm)は1.16[1.02-1.31]であるが,低危険度腺腫は0.75[0.63-0.88]である[35].

### 筆者の意見

2007年のがん検診の受診率は,胃がん12%,大腸がん19%,肺がん22%,乳がん14%,子宮頸がん19%と低く,2012年に国は「がん検診の受診率を5年以内に50%を達成する」(胃・大腸・肺がんは当面40%)と決めた.医師も国民であり,がん検診を推進すると同時に受診する立場にあるが,どれくらいの医師ががん検診(胃X線や便潜血検査)を受けているだろうか.

日本では保険病名をつけて調べる「検診目的

の精密検査」が横行している．本来なら有料の人間ドックに入って受けるべき精密検査（胃内視鏡・大腸ファイバー・胸腹部CT）を医師は特権を利用して受けており，かかりつけ医で定期的に検査を受けている国民も多い．日本人は日ごろから安価な精密検査を受けており，がん検診を受ける意義が乏しいのかもしれない．

乳がん検診にマンモグラフィの導入が検討されたとき，経験豊富な練達の外科医が言った．「予後がわるく乳房が大きい欧米人はマンモグラフィが必要かもしれないが，予後がよく触診で1cmの乳がんを発見できる日本人はマンモグラフィが不要ではないか」．ハンサムで女性に人気があったその外科医は，過剰診断や侵襲的検査を心配していたにちがいない．

## A 疑問の解決

「がん検診は本当に有用か」という問いには，「推奨度が高い乳がん検診と大腸がん検診でも批判的に吟味すると根拠は乏しい」と答えられ，「がん検診は見逃しを避けようとすると偽陽性が増え，過剰診断・侵襲的検査・心理的負担が無視できない」とも答えられるが，「精密検査を容易に安価で受けられる日本人はそもそもがん検診のニーズが低い」と答えてもよい．

○文献

1) Gøtzsche PC (Denmark). Is screening for breast cancer with mammography justifiable? Lancet 2000 ; 355 : 129-34.
2) **Gøtzsche PC (Denmark). Screening for breast cancer with mammography. Cochrane Database Syst Rev 2006 ; 4 : CD001877.**
3) Smith-Bindman R (USA). Comparison of screening mammography in the United States and the United Kingdom. JAMA 2003 ; 290 : 2129-37.
4) Welch HG (USA). Overstating the evidence for lung cancer screening : the International Early Lung Cancer Action Program (I-ELCAP) study. Arch Intern Med 2007 ; 167 : 2289-95.
5) Blanks RG (UK). Effect of NHS breast cancer screening programme on mortality from breast cancer in England and Wales, 1990-8 : comparison observed with predicted mortality. BMJ 2000 ; 321 : 665-9.
6) Kalager M (Norway). Effect of screening mammography on breast-cancer mortality in Norway. N Engl J Med 2010 ; 363 : 1203-10.
7) Jørgensen KJ (Denmark). Breast cancer mortality in organised mammography screening in Denmark : comparative study. BMJ 2010 ; 340 : c1241.
8) Zahl PH (USA). The natural history of invasive breast cancers detected by screening mammography. Arch Intern Med 2008 ; 168 : 2311-6.
9) Zahl PH (Norway). Natural history of breast cancers detected in the Swedish mammography screening programme : a cohort study. Lancet Oncol 2011 ; 12 : 1118-24.
10) Miller AB (Canada). Twenty-five-year follow-up for breast cancer incidence and mortality of Canadian National Breast Screening Study : randomised screening trial. BMJ 2014 ; 348 : g366.
11) **Lang CA (USA). Fecal occult blood screening for colorectal cancer : is mortality reduced by chance selection for screening colonoscopy? JAMA 1994 ; 271 : 1011-3.**
12) Whyness DK (UK). Analysis of deaths occurring within the Nottingham trial of faecal occult blood screening for colorectal cancer. Gut 2010 ; 59 : 1088-93.
13) Phillips N (Canada). Comparison of nonbreast cancer incidence, survival and mortality between breast screening program participants and non-participants. Int J Cancer 2008 ; 122 : 197-201.
14) Kern LM (USA). Association between screening for osteoporosis and the incidence of hip fracture. Ann Intern Med 2005 ; 142 : 173-81.
15) Oken MM (USA). Screening by chest radiograph and lung cancer mortality : the Prostate, Lung, Colorectal, and Ovarian (PLCO) randomized Trial. JAMA 2011 ; 306 : 1865-73.
16) Esserman L (USA). Rethinking screening for breast cancer and prostate cancer. JAMA 2009302 : 1685-92.
17) Andriole GL (USA). Prostate cancer screening in the randomized Prostate, Lung, Colorectal, and Ovarian Cancer Screening Trial : mortality results after 13 years of follow-up. J Natl Cancer Inst 2012 ; 104 : 125-132.
18) Bill-Axelson A (Sweden). Radical prostatectomy or watchful waiting in early prostate cancer. N Engl J Med 2014 ; 370 : 932-42.
19) **Gøtzsche PC (Denmark). Screening for breast cancer with mammography. Cochrane Database Syst Rev 2013 : CD001877.**
20) Independent UK Panel on Breast Cancer Screening (UK). The benefits and harms of breast cancer

screening: an independent review. Lancet 2012 ; 380 : 1778-86.
21) Kalager M(USA). Overdiagnosis of invasive breast cancer due to mammography screening : results from the Norwegian screening program. Ann Intern Med 2012 ; 156 : 491-9.
22) Hubbard RA(USA). Cumulative probability of false-positive recall or biopsy recommendation after 10 years screening mammography : a cohort study. Ann Intern Med 2011 ; 155 : 481-92.
23) Bleyer A(USA). Effect of three decades of screening mammography on breast-cancer incidence. N Engl J Med 2012 ; 367 : 1998-2005.
24) Croswell JM(USA). Cumulative incidence of false-positive test results in lung cancer screening : a randomized trial. Ann Intern Med 2010 ; 152 : 505-12.
25) Hayes JH(USA). Screening for prostate cancer with the prostate-specific antigen test : a review of current evidence. JAMA 2014 ; 311 : 1143-9.
26) Thomas DB(USA). Randomized trial of breast self-examination in Shanghai : final results. J Natl Cancer Inst 2002 ; 94 : 1445-57.
27) Hamashima C(Japan). A community-based, case-control study evaluating mortality reduction from gastric cancer by endoscopic screening in Japan. PLoS One 2013 ; 8 : e79088.
28) John C(UK). Another sniffer dog for the clinic? Lancet 2001 ; 358 : 930.
29) Willis C(UK). Olfactory detection of human bladder cancer by dogs : proof of principle study. BMJ 2004 ; 329 : 712.
30) Wrlsh JS(USA). Another cancer detection by pet scan. BMJ 2004 ; 329 : 1296.
31) Lippi G(Italy). Canine olfactory detection of cancer versus laboratory testing : myth or opportunity. Clin Chem Lab Med 2012 ; 50 : 435-9.
32) Sonoda H(Japan). Colorectal cancer screening with odour material by canine scent. Gut 2011 ; 60 : 814-9.
33) Littlejohn C(UK). Systematic review and meta-analysis of the evidence for flexible sigmoidoscopy as a screening method for the prevention of colorectal cancer. Br J Surg 2012 ; 99 : 1488-500.
34) Elmunzer BJ(USA). Effect of flexible sigmoidsvopy-based screening on incidence and mortality of colorectal cancer : a systematic review and meta-analysis of randomized controlled trials. PLoS One 2012 ; 9 : e1001352.
35) Løberg M(Norway). Long-term colorectal-cancer mortality after adenoma removal. N Engl J Med 2014 ; 371 : 799-807.

## 3つのポイント ― 医療問題や医療事故

①目で見て　②心で感じて　③頭で考える

マスコミで報道される医療問題や医療事故を評価するときは，まず自分の目で見て，耳で聞いて，文を読んで，事実を把握することが基本です．その上で気持ち的にどう感じるか，何を思うかが重要で，最後に冷静に考えて自分の意見を持つように留意しましょう．

## イグ・ノーベル賞

大腸内視鏡施行中の爆発をどうすれば減らせるかを医師に助言(2012年，医学賞)

Ladas SD(France). Colonic gas explosion during therapeutic colonoscopy with electrocautery. World J Gastroenterol 2007 ; 13 : 5295-8.

## 番外編 嗜好品と病気

# コーヒーはからだによいか

　ノーベル賞が創設された1901年の第1回ノーベル生理学・医学賞は，ドイツのベーリングの頭上に輝いた．受賞理由は「ジフテリアの血清療法の研究」であった．ベーリングの業績は北里と共同で行われた研究であり，血清療法を初めて確立したのは北里の破傷風である．現在のノーベル賞の選考方法なら，間違いなくベーリング・北里の共同受賞になるだろう．

馬場錬成　『ノーベル賞の100年』　中公新書

### Q 素朴な疑問

　嗜好品は健康を害するというイメージがある．確かにタバコはわるく，アルコールも適量（男性10～20 g/日，女性10 g/日）を超えるとわるい．コーヒーとチョコレート（以下，チョコ）は世界中で愛されている嗜好品であり，社交的にも欠かせない．カフェインやポリフェノールを含むので脳機能によいのだろうか．がん・脳卒中・心臓病・認知症を予防するのだろうか．

### 基本事項

　コーヒーはコーヒー豆を焙煎・粉砕したものを熱湯や蒸気で抽出した飲料である．生産量はブラジルが圧倒的に多く，ベトナム・インドネシア・コロンビア・インドも多いが，人口あたりの消費量はフィンランド・ノルウェー・デンマーク・スイスが多い（日本は12位）．コーヒーはカフェイン・ポリフェノール・カフェストールを含み，中枢神経刺激・心筋収縮・胃液分泌作用がある．カフェイン含有量はコーヒー（150 mL）が100～150 mg，缶コーヒー（190 mL）が80～150 mg，インスタントコーヒーが65～100 mgである（紅茶や緑茶は30 mg）．

　チョコの原料はカカオの種子を発酵・焙煎したカカオマスであり，ココアバター・粉乳・砂糖を添加して製品になる．生産量はアメリカ・ドイツ・イギリス・ブラジル・フランスが多いが，人口あたりの消費量はスイス・ドイツ・イギリス・ノルウェー・デンマークが多い（日本は15位）．チョコはカフェイン（100 mg/100 g）・ポリフェノール・テオブロミン（1,000 mg/100 g）を含み，中枢神経刺激・末梢血管拡張・気管支拡張作用があるが，脂質が多く（40%），カロリーが高いので（400 kcal/100 g），登山や行軍の携行食に便利である．

### 医学的証拠

#### ▶ コーヒーとがんや死亡

　9つの疫学研究のメタ分析（N＝239,146）では，コーヒー2杯/日による肝がんのリスク比は0.57[0.49-0.67]であるが[1]，40のコホート研究のメタ分析（N＝2,179,126）では，コーヒーによるがんのリスク比は0.87[0.82-0.92]であり，少量～普通が0.89[0.84-0.93]，多量が0.82

[0.74-0.89], コーヒー1日1杯によるがんのリスク比は0.97[0.96-0.98]であり，結論は「コーヒーを飲むとがんが減るかもしれない」[2].

5つの臨床試験のメタ分析(N=154)では，高血圧の人はコーヒーを飲むと収縮期/拡張期血圧が下がり(−8.1/−5.7 mmHg)，効果は3時間続き，習慣的に飲んでも心臓病や脳卒中は増えない[3]．疫学研究や臨床研究では，1日10杯以上の人や敏感な人でなければ，コーヒーを飲んでも心房細動や心室性期外収縮は増えない[4].

アメリカの医療者や看護師のコホート研究(N=127,950)では，コーヒーを月1杯以下・月1杯〜週1杯・週5〜7杯・1日2〜3杯・1日4〜5杯・1日6杯以上の6段階に分けると，がん・心臓病・脳卒中がない人の死亡のリスク比は，男性が1.0/1.07/1.02/0.97/0.93/0.80(有意差なし)，女性が1.0/0.98/0.93/0.82/0.74/0.83(5〜7杯/週以上は有意差あり)であり，結論は「コーヒーを飲んでも死亡は増えない」[5].

アメリカの中高年者のコホート研究(N=402,260)では，コーヒーを飲まない・1日1杯以下・1杯・2〜3杯・4〜5杯・6杯以上の6段階に分けると，がん・心臓病・脳卒中がない人の死亡のリスク比は，男性が1.0/0.99/0.94/0.90/0.88/0.90(1日1杯以上は有意差あり)，女性が1.0/1.01/0.95/0.87/0.84/0.85(1日2杯以上は有意差あり)であり，とくに心臓病・肺疾患・脳卒中・糖尿病・感染症による死亡が少なく，結論は「コーヒーの消費は心臓病や脳卒中による死亡の頻度と逆の関係がある」[6].

フィンランドの中高年喫煙男性の臨床試験(N=27,037)では，1日1杯のコーヒーによる肝臓がんのリスク比は0.82[0.73-0.93]，肝臓病死亡のリスク比は0.55[0.48-0.63][7]，23の疫学研究のメタ分析では，1日4杯以上のコーヒーによる死亡のリスク比は0.88[0.84-0.93]，心臓病と脳卒中による死亡のリスク比は0.89[0.77-1.02]であり，結論は「コーヒーの摂取は心臓病や脳卒中による死亡と逆の関連がある」[8].

ただし，コーヒーの摂取は1日2〜3杯が健康によく[9]，36のコホート研究のメタ分析(N=1,279,804)では，コーヒー摂取量で4段階に分けると，最低ランクの人(中央値0杯/日)に比べた心臓病や脳卒中のリスク比は，第2ランクの人(1.5杯/日)が0.89[0.84-0.94]，第3ランクの人(3.5杯/日)が0.85[0.80-0.90]，最高ランクの人(5杯/日)が0.95[0.87-1.03]であり，結論は「1日3〜5杯の中等度のコーヒー摂取は心臓病や脳卒中と逆の関係がある」[10].

最近のアメリカのエアロビクスセンターの縦断研究(N=43,727)では，1日4杯以上のコーヒーによる男性の死亡のリスク比は1.21[1.04-1.40]であり，とくに55歳以下の男性の死亡のリスク比は1.56[1.30-1.87]，55歳以下の女性の死亡のリスク比は2.13[1.26-3.59]である[11].

## ▶ チョコと心臓病や脳卒中

チョコの血圧への影響については，5つの臨床試験のメタ分析(N=173)では，チョコで血圧が下がり(−4.7/−2.8 mmHg)[12]，15の臨床試験のメタ分析(N=578)でも，チョコで血圧が下がり(−3.2/−2.0 mmHg)，とくに血圧が高い人(≧140/80 mmHg)で下がり(−5.0/−2.7 mmHg)[13]，20の臨床試験のメタ分析(N=856)でも，チョコで血圧が下がり(−2.8/−2.2 mmHg)，結論は「チョコで血圧が2〜3 mmHg低下する」[14].

チョコの脂質への影響については，8つの臨床試験のメタ分析(N=215)では，チョコはTC/LDL-Cが下がり(−5.8/−5.9 mg/dL)，とくに心臓病や脳卒中の危険がある人で下がる(−8.0/−7.6 mg/dL)[15]．10の臨床試験のメタ分析(N=320)でもチョコでTC/LDL-Cが下がり(−6.2/−5.9 mg/dL)[16]，24の臨床試験のメタ分析(N=1,106)ではチョコでLDL-Cが下がり(−0.077 mmol/L)，HDL-Cが上がり(+0.046 mmol/L)，結論は「チョコで血圧や脂質が改善する」[17].

スウェーデンのコホート研究(N=76,330)では，中高年者をチョコ摂取量で4等分すると，

最高ランクの人の脳卒中のリスク比は，男性0.83[0.70-0.99]，女性0.80[0.66-0.99]であり，5つの疫学研究のメタ分析（N＝131,345）では，チョコ摂取量が多い人の脳卒中のリスク比は0.81[0.73-0.90]である[18,19]．7つの疫学研究のメタ分析（N＝114,009）では，チョコ摂取量が多い人の脳卒中のリスク比は0.71[0.52-0.98]，脳卒中や心臓病のリスク比は0.63[0.44-0.90]であり，結論は「**チョコの摂取と脳卒中や心臓病の減少は関連がある**」[20]．

チョコはストレスに対する生体反応を緩衝する作用があり，スイスの臨床試験（N＝65）では，健常成人（20～50歳）をチョコと偽チョコに割りつけると，社会的ストレステストを行ったあとのコルチゾールとエピネフリンの血中濃度はチョコ摂取者のほうが低い[21]．

### ▶ 緑茶やビタミン剤とがん

グリセミック指数（GI）やグリセミック負荷（GL）の高い食品はインスリン分泌が多く，大腸がんや乳がんが懸念されるが，高GI/GL食品摂取が多い人のがんのリスク比は，21のコホート研究のメタ分析で大腸がんが1.04[0.92-1.12]/1.06[0.95-1.17][22]，6つのコホート研究のメタ分析で閉経前乳がんが1.14[0.95-1.38]/1.02[0.89-1.16]，閉経後乳がんが1.11[0.99-1.25]/1.03[0.94-1.12]であり，結論は「高GI/GL食品が大腸がんや乳がんと関連があるという証拠はない」[23]．

緑茶をよく飲む人は胃がんが少ないと言われるが，6つのコホート研究のメタ分析（N＝219,080）では，緑茶を1日1杯以下・1～2杯・3～4杯・5杯以上の4段階に分けると，胃がんのリスク比は，男性1.0/0.97/0.92/1.06（有意差なし），女性1.0/0.90/0.92/0.79（5杯以上は有意差あり）であり，結論は「**女性は緑茶を飲むと胃がんが減るかもしれない**」[24]．

ビタミン剤を飲む人はがんが少ないかもしれず，ビタミン剤常用によるがんのリスク比は，アメリカの閉経女性のコホート研究（N＝161,808）では，肺がんが1.00[0.88-1.13]，大腸がんが0.99[0.88-1.11]，乳がんが0.98[0.91-1.05]であるが[25]，アメリカの男性医師の臨床試験（N＝14,641）では，がん死亡が0.88[0.77-1.01，P＝0.07]，がん罹患が0.92[0.86-0.99，P＝0.04]，がん既往者のがん罹患が0.73[0.56-0.96]であり，結論は「男性医師はビタミン剤を常用すると少しがんが減る」[26]．

## 補足事項

チョコは骨粗鬆症と関連があるかもしれず，オーストラリアの臨床試験の解析（N＝1,460）では，チョコをよく食べる高齢女性は脊椎や大腿の骨密度が低いが[27]，紅茶をよく飲む人は股関節の骨密度が高く，飲まない人に比べて4年後の骨密度低下が小さい[28]．

チョコは抑うつ気分と関連があるかもしれず，アメリカの疫学研究（N＝839）では，成人を「疫学研究うつスケール」（CES-D，0～3点×20項目）で，15点以下・16～21点・22点以上に分けると，週あたりのチョコ摂取は5.4回・8.4回・11.8回で差がある[29]．

チョコはノーベル賞と関連があるかもしれず，国民1人あたりの年間チョコ消費量と人口千万人あたりのノーベル賞受賞者数は正の相関があり（例外はスウェーデン），結論は「**国別のチョコ消費量はノーベル賞受賞者数と密接に関連する**」（図V-10）[30]．

チョコはダークチョコのほうがよく，イタリアの臨床試験（N＝20）では，閉塞性動脈硬化症で間欠性跛行がある患者は，ダークチョコを食べると2時間後の歩行距離が11％，歩行時間が15％増えるが，ミルクチョコでは増えない[31]．アルコールはビールとワインがよく，スウェーデンのコホート研究（N＝80,284）では，腹部大動脈瘤になる頻度は，男性がビール10杯/週（17 g/日）で0.7倍，女性がワイン5杯/週（8.5 g/日）で0.5倍である[32]．

チョコは短命であり（すぐに食べられ），イギ

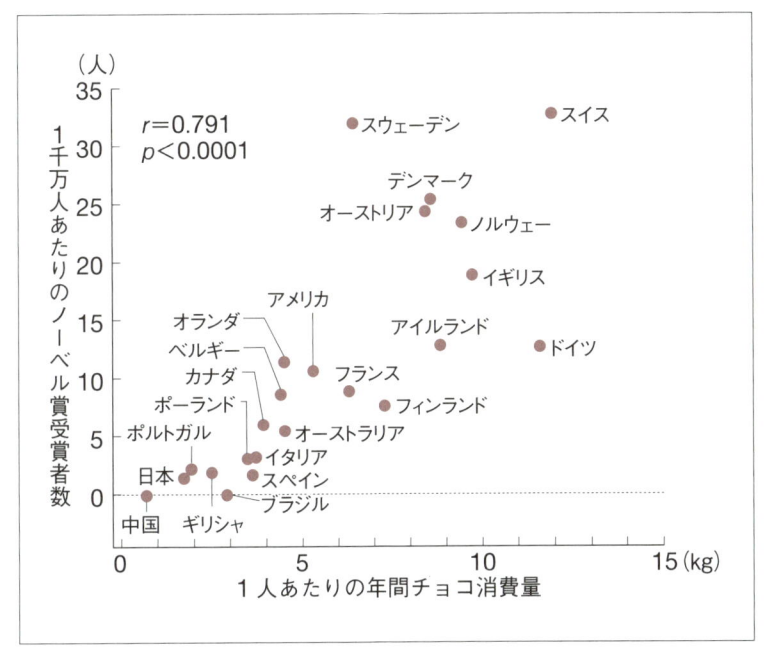

図V-10 チョコとノーベル賞の関係　　　（文献30をもとに作成）

リスの潜伏観察研究（N＝258）では，8月の外科病棟や内科病棟に置かれたチョコは指数関数的減衰を示し，50％生存期間は51分，半減期は99分，消費者は事務員（28％）・看護師（28％）・医師（18％）・患者（14％）である[33]．

## 筆者の意見

嗜好品や飲食物が病気や健康に及ぼす影響を明らかにするのはむずかしい．症例対照研究はバイアスが大きく交絡因子が多く，コホート研究は多数の地域住民を長期間追跡する労力や費用がたいへんである．たとえ2つのことに関連があっても因果関係があるわけではなく，観察研究でAとBに関連があっても，介入研究で関連がなければAとBに因果関係はない．

嗜好品や飲食物を無作為に分けて比べる臨床試験はむずかしく，盲検化できないので評価や判定もむずかしい．実際には主成分や有効成分を抽出した物質を錠剤にして投与するが，予想した結果にならないことが多く，予想外の結果になることもある．結局，コホート研究に頼るしかないが，「○○をよく飲む人／食べる人」は毎日かなり多量に摂取している人である．

緑茶が胃がんの予防に有効なのは，お茶を1日に何度も淹れて飲むスローライフのおかげかもしれない．チョコは心臓によくても，たくさん食べると肥満になる．コーヒーは肝臓によくても，がぶ飲みすると不眠や胃障害を引き起こす．「悪魔のように黒く，地獄のように熱く，天使のように清く，愛のように甘い．汝の名はコーヒー」（フランスの政治家タレーラン）．

## A　疑問の解決

「コーヒーはからだによいか」という問いには，「コーヒーはがんや死亡の減少と関連がある」と答えられ，「チョコは脳卒中や心臓病の減少と関連がある」とも答えられるが，**チョコ消費量とノーベル賞受賞者数のように，関連があっても因果関係は不明であり，過剰反応はからだによくない**」と答えてもよい．

## 文献

1) Larsson SC(Sweden). Coffee consumption and risk of liver cancer : a meta-analysis. Gastroenterology 2007 ; 132 : 1740-5.
2) **Yu X(China). Coffee consumption and risk of cancers : a meta-analysis of cohort studies. BMC Cancer 2011 ; 11 : 96.**
3) Mesas AE(Spain). The effect of coffee on blood pressure and cardiovascular disease in hypertensive individuals : a systematic review and meta-analysis. Am J Clin Nutr 2011 ; 94 : 1113-26.
4) Pelchovitz DJ(USA). Caffeine and cardiac arrhythmias : a review of the evidence. Am J Med 2011 ; 124 : 284-9.
5) Lopez-Garcia E(USA). The relationship of coffee consumption with mortality. Ann Intern Med 2008 ; 148 : 904-14.
6) **Freedman ND(USA). Association of coffee drinking with total and cause-specific mortality. N Engl J Med 2012 ; 366 : 1891-904.**
7) Lai GY(USA). The association of coffee intake with liver cancer incidence and chronic liver disease mortality in male smokers. Br J Cancer 2013 ; 109 : 1344-51.
8) Malerba S(Italy). A meta-analysis of prospective studies of coffee consumption and mortality for all causes, cancers and cardiovascular diseases. Eur J Epidemiol 201328 : 527-39.
9) O' Keefe JH(USA). Effects of habitual coffee consumption on cardiometabolic disease, cardiovascular health, and all-cause mortality. J Am Coll Surg 2013 ; 62 : 1043-51.
10) **Ding M(USA). Long-term coffee consumption and risk of cardiovascular disease : a systematic review and a dose-response meta-analysis of prospective cohort studies. Circulation 2014 ; 129 : 643-59.**
11) Liu J(USA). Association of coffee consumption with all-cause and cardiovascular disease mortality. Mayo Clin Proc 2013 ; 88 : 1066-74.
12) Taubert D(Germany). Effect of cocoa and tea intake on blood pressure : a meta-analysis. Arch Intern Med 2007 ; 167 : 626-34.
13) Ried K(Australia). Does chocolate reduce blood pressure? A meta-analysis. BMC Med 2010 ; 8 : 39.
14) Ried K(Australia). Effect of cocoa on blood pressure. Cochrane Database Syst Rev 2012 : CD008893.
15) Jia L(China). Short-term effect of cocoa product consumption on lipid profile : a meta-analysis of randomized controlled trials. Am J Clin Nutr 2010 ; 92 : 218-25.
16) Tokede OA(USA). Effects of cocoa products/dark chocolate on serum lipids : a meta-analysis. Eur J Clin Nutr 2011 ; 65 : 879-86.
17) Shrime MG(USA). Flavonoid-rich cocoa consumption affects multiple cardiovascular risk factors in a meta-analysis of short-term studies. J Nutr 2011 ; 141 : 1982-8.
18) Larsson SC(Sweden). Chocolate consumption and risk of stroke in women. J Am Coll Cardiol 2011 ; 58 : 1828-9.
19) Larsson SC(Sweden). Chocolate consumption and risk of stroke : a prospective cohort of men and meta-analysis. neurology 2012 ; 79 : 1223-9.
20) **Buitrago-Lopez A(UK). Chocolate consumption and cardiometabolic disorders : systematic review and meta-analysis. BMJ 2011 ; 343 : d4488.**
21) Wirtz PH(Switzerland). Dark chocolate intake buffers stress reactivity in humans. J Am Coll Cardiol 2014 ; 63 : 2297-9.
22) Mulholland HG(UK). Glycemic index, glycemic load, and risk of digestive tract neoplasms : a systematic review and meta-analysis. Am J Clin Nutr 2009 ; 89 : 568-76.
23) Mulholland HG(UK). Dietary glycemic index, glycemic load and breast cancer risk : a systematic review and meta-analysis. Br J Cancer 2008 ; 99 : 1170-5.
24) **Inoue M(Japan). Green tea consumption and gastric cancer in Japanese : a pooled analysis of six cohort studies. Gut 2009 ; 58 : 1323-32.**
25) Neuhouser ML(USA). Multivitamin use and risk of cancer and cardiovascular disease in the Women's Health Initiative cohorts. Arch Intern Med 2009 ; 169 : 294-304.
26) Gaziano JM(USA). Multivitamins in the prevention of cancer in men : the Physicians' Health Study II randomized controlled trial. JAMA 2012 ; 308 : 1871-80.
27) Hodgson JM(Australia). Chocolate consumption and bone density in older women. Am J Clin Nutr 2008 ; 87 : 175-80.
28) Devine A(Australia). Tea drinking is associated with benefits on bone density in older women. Am J Clin Nutr 2007 ; 86 : 1243-7.
29) Rose N(USA). Mood food : chocolate and depressive symptoms in a cross-sectional analysis. Arch Intern Med 2010 ; 170 : 699-703.
30) **Messerli FH(USA). Chocolate consumption, cognitive function, and Nobel laureates. N Engl J Med 2012 ; 367 : 1562-4.**
31) Loffredo L(Italy). Dark chocolate acutely improves walking autonomy in patients with peripheral artery disease. J Am Heart Assoc 2014 ; 3 : e001072.
32) Stackelberg O(Sweden). Alcohol consumption, specific alcohol beverages, and abdominal aortic

aneurysm. Circulation 2014 ; 130 : 646-52.
33) Parag R (UK). The survival time of chocolates on hospital wards : covert observational study. BMJ 2013 ; 347 : f7198.

### 3つのポイント ― 私たちが持っている本能

①食欲（生命の維持）　②性欲（種の保存）　③知欲（ヒトの進化）

食欲と性欲は当然ですが，人間には動物とちがって，知りたい，理解したいという「知欲」があります．人間の成長や人類の進化は「知欲」のおかげです．知るとうれしく，わかると満足します．「知欲」を満たすのが勉強です．勉強して知ることの楽しさを感じましょう．

### イグ・ノーベル賞

ちがう味のガムを噛んでいるときの脳波パターンを解析（1997年，生物学賞）
Yagyu T (Japan). Chewing gum flavoraffects measures of global complexity of multichannel EEG. Neuropsychobiology 1997 ; 35 : 46-50.

# VI

# がん患者

1. 血液型とがん ― AB 型は膵臓がんが多いか
2. 体格とがん ― 肥満者はがん死亡が多いか
3. 身体機能とがん ― 運動でがん死亡が減るか
4. がんの化学予防 ― アスピリンでがんが減るか
5. がんの告知 ― どんな患者が自殺しやすいか

**番外編** ストレスと病気 ― 医師はがんになりやすいか

# 1 血液型とがん
## AB型は膵臓がんが多いか

がんになりやすい性格がある．このことを最初に述べたのは，古代ギリシャの医学者ガレノスである．「がんは快活な女性より憂うつな女性に多い」という言葉が残されている．先人たちの言葉は，がんを患っている人たちの観察から生まれたということであり，がんの原因とは断定できない．がんになった結果，そのような特徴が表れたのかもしれない．

辻 一郎 『病気になりやすい「性格」』 朝日新書

### Q 素朴な疑問

血液型は犯罪捜査や親子鑑定に使われてきたが，日本人は血液型（ABO型）が好きであり，性格判断や相性診断にも利用している．性格や気質は日常行動や生活習慣に影響し，「A型は几帳面で心筋梗塞を起こしやすい」，「O型はおおらかで自殺が少ない」などと言われるが，医学的根拠はあるのだろうか．がんや生活習慣病は特定の血液型と関連があるのだろうか．

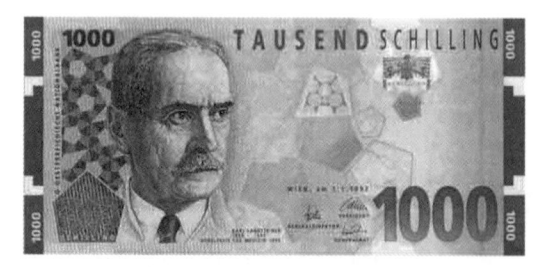

図Ⅵ-1 Karl Landsteiner（1868-1943）
オーストリアの旧1000シリング紙幣は1万円に相当．

### 基本事項

1900年にオーストリアの病理学者ラントシュタイナー（図Ⅳ-1）は血液型を発見し，A型（本人）・B型・C型（O型）に分類した（1930年にノーベル賞，1937年にRh型発見）．血液型は赤血球の表面抗原であり，A抗原があればA型，B抗原があればB型，両方あればAB型，両方なければO型である．日本人はA型が約40%，O型が約30%，B型が約20%，AB型が約10%である．

世界的にはO型が多い国が目立ち，O型がとくに多いのはラテンアメリカであり，アメリカ原住民は3/4がO型である．中国もO型が約半数であるが，B型が1/4を占める．A型が多いのはヨーロッパであり，北極圏やオーストラリア原住民もA型が多く，アジアでは日本だけA型が多い．B型が多いのはインドと中央アジア・東アジアである（図Ⅳ-2）．

### 医学的証拠

#### ▶ 血液型と膵臓がん

膵臓がんはA型とB型の人に多く，アメリカの症例対照研究（N＝1,534 vs N＝1,583）では，O型の人に比べるとA型の人は膵臓がんの頻度が高く（1.4倍），B型の人も高く（1.5倍），AB型の人も高く（1.5倍），OO型の人に

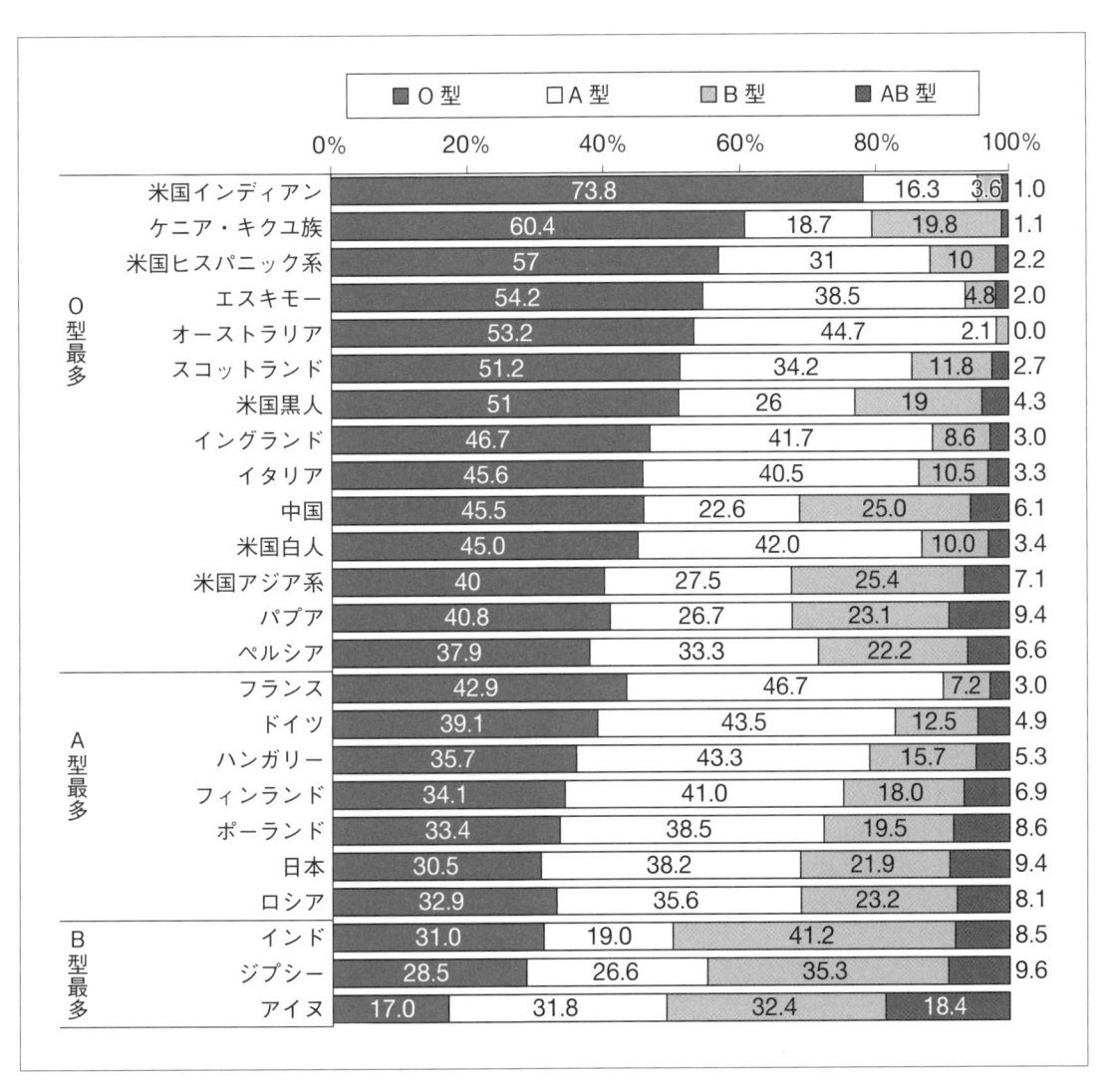

| | | O型 | A型 | B型 | AB型 |
|---|---|---|---|---|---|
| O型最多 | 米国インディアン | 73.8 | 16.3 | 3.6 | 1.0 |
| | ケニア・キクユ族 | 60.4 | 18.7 | 19.8 | 1.1 |
| | 米国ヒスパニック系 | 57 | 31 | 10 | 2.2 |
| | エスキモー | 54.2 | 38.5 | 4.8 | 2.0 |
| | オーストラリア | 53.2 | 44.7 | 2.1 | 0.0 |
| | スコットランド | 51.2 | 34.2 | 11.8 | 2.7 |
| | 米国黒人 | 51 | 26 | 19 | 4.3 |
| | イングランド | 46.7 | 41.7 | 8.6 | 3.0 |
| | イタリア | 45.6 | 40.5 | 10.5 | 3.3 |
| | 中国 | 45.5 | 22.6 | 25.0 | 6.1 |
| | 米国白人 | 45.0 | 42.0 | 10.0 | 3.4 |
| | 米国アジア系 | 40 | 27.5 | 25.4 | 7.1 |
| | パプア | 40.8 | 26.7 | 23.1 | 9.4 |
| | ペルシア | 37.9 | 33.3 | 22.2 | 6.6 |
| A型最多 | フランス | 42.9 | 46.7 | 7.2 | 3.0 |
| | ドイツ | 39.1 | 43.5 | 12.5 | 4.9 |
| | ハンガリー | 35.7 | 43.3 | 15.7 | 5.3 |
| | フィンランド | 34.1 | 41.0 | 18.0 | 6.9 |
| | ポーランド | 33.4 | 38.5 | 19.5 | 8.6 |
| | 日本 | 30.5 | 38.2 | 21.9 | 9.4 |
| | ロシア | 32.9 | 35.6 | 23.2 | 8.1 |
| B型最多 | インド | 31.0 | 19.0 | 41.2 | 8.5 |
| | ジプシー | 28.5 | 26.6 | 35.3 | 9.6 |
| | アイヌ | 17.0 | 31.8 | 32.4 | 18.4 |

図Ⅵ-2 **人種からみた血液型の割合**

(社会実情データ図録 http://www2.ttcn.ne.jp/honkawa をもとに作成)

比べるとAO型の人とBO型の人は高いが(1.3倍と1.5倍)，AA型の人とBB型の人はもっと高く(1.6倍と2.4倍)，結論は「**血液型は膵臓がんと統計学的に有意な関連がある**」[1].

アメリカの男性医療従事者(N=30,143)と女性看護師(N=77,360)のコホート研究では，O型の人に比べるとA型の人は膵臓がんになる頻度が高く(1.3倍)，B型の人も高く(1.7倍)，AB型の人も高く(1.5倍)，10万人/年あたりの膵臓がん罹患者は，O型が27人，A型が36人，B型が46人，AB型が41人である[2].

膵臓がんはピロリ菌感染とも関連があり，アメリカの症例対照研究(N=373 vs N=690)では，A型・B型・AB型の人は膵臓がんの頻度が高く(1.4倍)，ピロリ菌抗体陽性の人も膵臓がんの頻度が高く(1.7倍)，A型・B型・AB型でピロリ菌抗体陽性の人は膵臓がんの頻度がとくに高い(2.8倍)[3].

膵臓がんはO型の人に少なく，イタリアの病院がん登録(N=15,359)の症例対照研究では，膵臓がんはほかのがんに比べてO型の人の割合が小さく(29% vs 44%)，7つの症例研究の

メタ分析では，O型による膵臓がんのリスク比は0.79［0.70-0.90］であり，結論は「**膵臓がんは血液型と関連がある**」[4]．

### ▶ 血液型と胆囊がんや卵巣がん

胆囊がんはA型とAB型の人に多く，インドの症例対照研究（N＝69 vs N＝1,192）では，胆囊がん患者の血液型の割合（O型/B型/A型/AB型）は18%/25%/33%/26%であるが，胆石患者は36%/32%/32%/7%，手術患者は38%/32%/24%/7%，献血者は44%/31%/22%/3%である[5]．

卵巣がんはB型とAB型の人に多く，アメリカの看護師健康研究のコホート研究（N＝49,153）では，O型の人に比べるとB型とAB型の人は卵巣がんになる頻度が高い（それぞれ1.4倍）[6]．

乳がんはRh（－）の人に多く，ウルグアイの症例対照研究（N＝252 vs N＝549）では，Rh（＋）の人に比べるとRh（－）の人は乳がんの頻度が高く（1.5倍），第1度近親者に乳がん罹患者がいる人ではもっと高い（3.2倍）[7]．

膀胱がんはO型の人に再発が多く，欧米4病院の臨床研究（N＝1,117）では，早期膀胱がん経尿道的切除後の再発は，O型の人に比べてA型の人が0.8倍，B型の人が0.6倍であるが[8]，前立腺がんは非O型の人に血栓症が多く，アメリカの臨床研究（N＝18,472）では，前立腺がん根治切除後の静脈血栓塞栓症は，O型の人に比べて非O型の人が2.0倍である[9]．

### ▶ 血液型と血栓症

脳梗塞と血栓症はA型とAB型の人に多く，ルーマニアの脳卒中患者の症例対照研究では，脳梗塞はA型とAB型の人の割合が大きく[10]，アメリカの動脈硬化患者の症例対照研究では，O型の人に比べるとA型やAB型の人は血栓塞栓症の頻度が高い（1.6倍）[11]．

デンマークの妊産婦の症例対照研究では，O型の人に比べるとA型とAB型の人は妊娠期の静脈血栓症の頻度が高く（3.9倍と2.2倍），産褥期の静脈血栓症の頻度も高い（2.4倍と2.7倍）[12]．アメリカの膠芽腫患者の症例研究（N＝130）では，O型の人に比べるとA型とAB型の人は血栓塞栓症の頻度が高く（2.7倍と9.4倍）[13]．アメリカの前立腺がん患者の症例研究（N＝18,472）では，非O型の人は血栓塞栓症の頻度が高い（2.0倍）[14]．

冠動脈疾患と肺塞栓症は非O型の人に多く，アメリカの看護師健康研究（NHS）と医療従事者追跡研究（HPFS）のコホート研究（N＝62,073 & N＝27,428）では，A型・B型・AB型の人は冠動脈疾患になる頻度が高く（1.1倍・1.2倍・1.2倍）[15]，肺塞栓症になる頻度も高い（1.4倍・1.6倍・1.4倍）[16]．

デンマークの一般国民の遺伝子研究（N＝66,001）では，静脈血栓塞栓症になる頻度は，血液型（非O型）が1.4倍，肥満が1.4倍，喫煙が1.3倍，人口寄与危険度は，血液型が20%，肥満が16%，喫煙が7%であり，結論は「**一般住民で静脈血栓塞栓症の最も重要な危険因子は血液型である**」[17]．

### ▶ 血液型と病気

慢性胃炎は血液型と関連があるかもしれず，スコットランドのピロリ菌陽性者はO型の人に炎症反応が強く[18]，日本のピロリ菌陽性者はA型とB型の人に胃粘膜萎縮が強い[19]．

肝線維化は血液型と関連があるかもしれず，フランスの慢性C型肝炎患者の非O型の割合は，F0が40%，F1が55%，F2が62%，F3が71%，F4が73%である[20]．

骨粗鬆症は血液型と関連があるかもしれず，韓国の閉経後女性は非O型の人の骨密度が低く，O型の人に比べるとAB型の人は骨粗鬆症の頻度が高い（2.3倍）[21]．

自殺や他殺は血液型と関連があるかもしれず，アメリカの死者はO型の人に自殺が少なく，臓器提供者（脳死者）はO型とB型の人に他殺が多い[22-24]．

### ▶ 血液型と寿命

長寿者はB型の人に多く，日本の症例対照研究（N＝269 vs N＝7,153）では，長寿者（≧100歳，centenarian）の血液型の割合（A型/O型/B型/AB型）は34%/28%/29%/8%であるが，高齢者（70〜99歳）は39%/30%/22%/9%，一般人（17〜93歳）は39%/30%/22%/10%であり，結論は「**B型は長寿と関連があるかもしれない**」[25]．

イタリアの症例対照研究（N＝38 vs N＝59）では，長寿者と一般人の血液型の割合は差がなく[26]，アメリカの病院死亡者の症例研究（N＝871）では，B型の人の割合は年齢とともに減少し，生存曲線を描くとB型の人はO型・A型・AB型の人に比べて生存率が低く，結論は「**B型は短命の指標かもしれない**」[27]．

### 補足事項

テロメアは染色体末端の塩基配列「TTAGGG」の繰り返しであり，細胞分裂すると短くなる．テロメアの長さは細胞の寿命と関連があるが，男性は動脈硬化と関連があり[28]，女性は肥満と関連がある[29]．テロメアが短い高齢者は心臓病で死亡する頻度が高く（3.2倍），感染症で死亡する頻度も高い（8.5倍）[30]．

テロメアの長さはがんと関連があり，オーストリアの前向き研究（N＝787）では，地域住民をテロメアの長さで短・中・長の3つのグループに分けると，がんのリスク比は1.00/2.41/3.03，がん死亡のリスク比は1.00/5.09/8.14である[31,32]．

デンマークのコホート研究（N＝47,102）では，地域住民をテロメアの長さで短いほうから4つのグループに分けると，がんのリスク比は1.00/1.16/1.39/1.74，年齢を含む多変量解析では1.00/0.98/0.96/0.98であり，がん死亡のリスク比は1.00/1.05/1.13/1.31である[33]．

21の症例対照研究のメタ分析（N＝11,255 vs N＝13,101）では，テロメア短縮はがんと関連があり（1.4倍），とくに消化器がんと肺がんで関連があるが（1.7倍と2.4倍），乳がんでは関連がない[34]．27の症例対照研究のメタ分析では，テロメア短縮はがんと関連があり（2.0倍），とくに後向き研究で関連があるが（2.9倍），前向き研究では関連がない[35]．

### 筆者の意見

西洋には「nature or nurture（遺伝か環境か）」という言葉があり，先天的な影響と後天的な影響を区別するのはむずかしい．東洋には「氏より育ち」という言葉があるが，遺伝や血縁が環境や育ちを決めるのかもしれない．膵臓がんは喫煙・肥満・糖尿病と関連があり，血液型が関与する行動パターンや生活習慣が一部のがんや病気に関与しているのだろう．

ABO型を決める遺伝子は第9染色体にある．慢性骨髄性白血病で出現するフィラデルフィア染色体は第9染色体に転座して短くなった第22染色体であるが，第9染色体に有名ながん遺伝子やがん抑制遺伝子はない．膵臓がんはA型やB型と関連があるかもしれないが，原因は遺伝子そのものの異常や変化ではないだろう．血液型に関する興味は尽きない．

### A 疑問の解決

「AB型は膵臓がんが多いか」という問いには，「**膵臓がんは血液型と関連があり，O型以外の人に多い**」と答えられ，「**血栓塞栓症は血液型と関連があり，冠動脈疾患や肺塞栓症はO型以外の人に多い**」とも答えられるが，「**寿命も血液型と関連があるかもしれず，日本人はB型が長寿であるが，アメリカ人はB型が短命である**」と答えてもよい．

#### ○文献

1) Wolpin BM（USA）. ABO blood group and the risk of pancreatic cancer. J Natl Cancer Inst 2009；

101：424-31.
2) Wolpin BM (USA). Pancreatic cancer risk and ABO blood group alleles：results from the pancreatic cancer cohort consortium. Cancer Res 2010；70：1015-23.
3) Risch HA (USA). ABO blood group, Helicobacter pylori seropositivity, and risk of pancreatic cancer：a case-control study. J Natl Cancer Inst 2010；102：502-5.
4) **Iodice S (USA). ABO blood group and cancer. Eur J Cancer 2010；46：3345-50.**
5) Pandey M (India). ABO and Rh blood groups in patients with cholecystolithiasis and carcinoma of the gallbladder. BMJ 1995；310：1639.
6) Gates (USA). ABO blood group and incidence of epithelial ovarian cancer. Int J Cancer 2011；128：482-6.
7) Ronco AL (Uruguay). Rh factor, family history and risk of breast cancer：a case-control study in (Uruguay). Cancer Detect Prev 2009；32：277.
8) Klatte T (Austria). Impact of ABO blood type on outcomes in patients with primary nonmuscle invasive bladder cancer. J Urol 2014；191：1238-43.
9) Tollefson MK (USA). Blood type, lymphadenectomy and blood transfusion predict venous thromboembolic events following radical prostatectomy with pelvic lymphadenectomy. J Urol 2014；191：646-51.
10) Ionescu DA (Romania). Cerebral thrombosis, cerebral haemorrhage, and ABO blood-groups. Lancet 1976；1：278-80.
11) Ohira T (USA). ABO blood group, other risk factors and incidence of venous thromboembolism：the longitudinal investigation of thromboembolism etiology (LITE). J Thromb Haemost 2007；5：1455-61.
12) Larsen TB (Denmark). ABO blood groups and risk of venous thromboembolism during pregnancy and the puerperium：a population-based, nested case-control study. J Thromb Haemost 2005；3：300-4.
13) Streiff MB (USA). ABO blood group is a potent risk factor for venous thromboembolism in patients with malignant gliomas. Cancer 2004；100：1717-23.
14) Tollefson MK (USA). Blood type, lymphadenectomy and blood transfusion predict venous thromboembolic events following radical prostatectomy with pelvic lymphadenectomy. J Urol 2014；191：646-51.
15) He M (USA). ABO blood group and risk of coronary heart disease in two prospective cohort studies. Arterioscler Thromb Vasc Biol 2012；32：2314-20.
16) Wolpin BM (USA). Prospective study of ABO blood type and the risk of pulmonary embolism in two large cohort studies. Thromb Haemost 2010；104：962-71.
17) **Sode BF (Denmark). Risk of venous thromboembolism and myocardial infarction associated with factor V Leiden and prothrombin mutations and blood type. CMAJ 2013；185：E229-37.**
18) Alkout AM (Scotland). Increased inflammatory responses of persons of blood group O to Helicobacter pylori. J Infect Dis 2000；181：1364-9.
19) Shibata A (USA). ABO blood group, Lewis and Secretor genotypes, and chronic atrophic gastritis：a cross-sectional study in Japan. Gastric Cancer 2003；6：8-16.
20) Poujol-Robert A (France). Association between ABO blood group and fibrosis severity in chronic hepatitis C infection. Dig Dis Sci 2006；51：1633-6.
21) Choi JW (Korea). Associations between ABO blood groups and osteoporosis in postmenopausal women. Ann Clin Lab Sci 2004；34：150-3.
22) Lester D (USA). Blood types and national suicide rates. Crisis 2004；25：140.
23) Lester D (USA). Predicting suicide in nations. Arch Suicide Res 2005；9：219-23.
24) Lester D (USA). Blood type, homicide, and suicide. Psychol Rep 2010；106：405-6.
25) **Shimizu K (Japan). Blood type B might imply longevity. Exp Gerontol 2004；39：1563-5.**
26) Vasto S (Italy). Glood group does not appear to affect longevity：a pilot study in centenarians from Western Sicity. Biogerontology 2011；12：467-71.
27) **Brecher ME (USA). ABO blood type and longevity. Am J Clin Pathol 2011；135：96-8.**
28) Benetos A (France). Telomere length as an indicator of biological aging：the gender effect and relation with pulse pressure and pulse wave velocity. Hypertension 2001；37：381-5.
29) Valdes AM (UK). Obesity, cigarette smoking, and telomere length in women. Lancet 2005；366：662-4.
30) Cawthon RM (USA). Association between telomere length in blood and mortality in people aged 60 years or older. Lancet 2003；361：393-5.
31) Willeit P (Austria). Telomere length and risk of incident cancer and cancer mortality. JAMA 2010；304：69-75.
32) Willeit P (Austria). Fifteen-year follow-up of association between telomere length and incident cancer and cancer mortality. JAMA 2011；306：42-4.
33) Weischer M (Denmark). Short telomere length, cancer survival, and cancer risk in 47,102 individuals. J Natl Cancer Inst 2013；105：459-68.

34) Ma H (USA). Shortened telomere length is associated with increased risk of cancer : a meta-analysis. PLoS One 2011 ; 6 : e20466.

35) Wentzensen IM (USA). The association of telomere length and cancer : a meta-analysis. Cancer Epidemiol Biomarkers Prev 2011 ; 20 : 1238-50.

### ✌ 3つのポイント ― がん患者の簡便な予後因子

①Dukes 分類　②Glasgow 分類　③小野寺指数

Dukes 分類(A/B/C)は，深達度とリンパ節転移の有無で分けたステージ分類の元祖です．Glasgow 分類(A/B/C)は，CRP 値と Alb 値で分けるがん患者の重症度分類です．小野寺の予後的栄養指数は，Alb 値×10＋Ly 数÷200＜40 が予後不良です．先人の知恵を利用しましょう．

### 🏅 イグ・ノーベル賞

夜型の人は自己賛美・精神病質・他人を欺く傾向があるという証拠を収集(2014 年，心理学賞)
Jonason PK (Australia). Creatures of the night : chronotypes and the dark triad traits. Personality Individ Diff 2013 ; 55 : 538-41.

## 2 体格とがん
### 肥満者はがん死亡が多いか

　日本人は総コレステロールが低いほうが死亡率は高い．総コレステロール 220 mg/dL 前後は最も死亡率が低く，最適と言える値である．最も長生きする集団に高脂血症という病名をつけて，副作用の強い薬剤に誘導しているのだ．欧米は女性のコレステロール低下薬使用がきわめて少ないが，日本では女性に男性の 2 倍のコレステロール低下薬が投与されている．

大櫛陽一　『メタボの罠』　角川 SSC 新書

### Q 素朴な疑問

　2008 年度から職場にメタボ健診が導入され，腹囲が大きい人や肥満指数（body mass index：BMI）が高い人は保健指導の候補者になる．肥満は高血圧や糖尿病の危険因子であり，心臓病や脳卒中による死亡が多いが，がんによる死亡も多いのだろうか．肥満が影響するのはどのようながんであろうか．がんの手術で肥満の患者は術後合併症や死亡が多いのだろうか．

### 基本事項

　BMI〔＝体重（kg）÷身長（m）$^2$〕は，1835 年にベルギーの数学者ケトレーが国民の体格指数として考案し，20 世紀にドイツの衛生学者カウプが小児の発育指数として普及させたが，21 世紀には肥満指数として利用されている．世界保健機関（WHO）は，25〜30 を過体重，30〜35 を軽度肥満，35〜40 を中等度肥満，40 以上を高度肥満（病的肥満）と定義し，日本肥満学会は，25〜30 を I 度肥満，30〜35 を II 度肥満，35〜40 を III 度肥満，40 以上を IV 度肥満と分類している．

　肥満率（BMI≧30 の割合）はアメリカが 34% で最も高く，メキシコ 30%，ニュージーランド 27%，イギリス 24%，オーストラリア 22%，ポルトガル 15%，スペイン 15%，ドイツ 14%，オランダ 11%，フランス 11%，イタリア 10%，韓国 4%，日本 3% である．国民 1 人 1 日あたりのカロリー供給量もアメリカが 3,900 kcal で最も多く，イタリア 3,700 kcal，フランス 3,600 kcal，ドイツ 3,500 kcal，イギリス 3,400 kcal，日本 2,700 kcal である．

### 医学的証拠

#### ● 肥満とがん死亡

　アメリカのコホート研究（N＝900,053）では，成人を BMI で 18.5〜25/25〜30/30〜35/35〜40/40 以上に分けると，がん死亡のリスク比は，男性 1.0/1.08/1.23/1.32/1.62，女性 1.0/0.97/1.09/1.20/1.52 であり，肥満（BMI≧35）によるがん死亡のリスク比は，男性が食道がん 1.63，胃がん 1.94，大腸がん 1.84，肝がん 4.52，膵がん 1.49，肺がん 0.67，女性が大腸がん 1.36，膵がん 1.41，乳がん 1.70，子宮体がん 2.77 であり[1]，結論は「いろいろながんで肥満の人は死亡率が高い」．

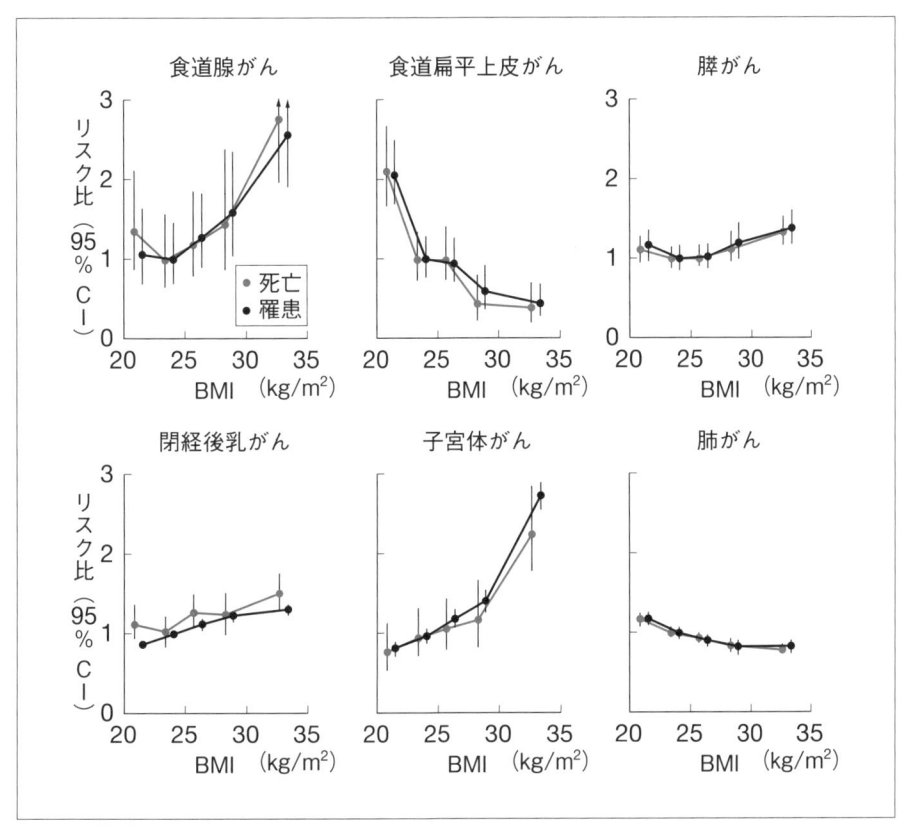

## 図Ⅵ-3 イギリスの女性における BMI とがんの関係

肥満は食道腺がん・膵がん・閉経後乳がん・子宮体がんが多いが，食道扁平上皮がんと肺がんは少ない．

(文献2をもとに作成)

　イギリスのコホート研究(N = 1,300,000)では，女性をBMIで22.5以下/22.5〜25/25〜27.5/27.5〜30/30以上に分けると，がん死亡のリスク比は1.08/1.0/1.01/0.97/1.14であり，肥満によるがん死亡のリスク比は，食道腺がん2.75，食道扁平上皮がん0.42，胃がん1.24，膵がん1.32，腎がん1.71，肺がん0.80，閉経前乳がん0.64，閉経後乳がん1.49，子宮体がん2.28である(図Ⅵ-3)[2]．

　アジア・オセアニアのコホート研究(N = 401,215)では，成人をBMIで18.5以下/18.5〜25/25〜30/30以上に分けると，がん死亡のリスク比は1.12/1.00/1.06/1.21であり，BMI 5 kg/m² 増加によるがん死亡のリスク比は1.09，大腸がん1.15，閉経後乳がん1.19，卵巣がん1.38，子宮頸がん1.45，前立腺がん1.18，肺が

ん0.86であり[3]，結論は「**過体重の人や肥満の人はがんで死ぬ確率が高い**」．

### ▶ 肥満と消化器がん

　アメリカの症例対照研究では，BMI 5 kg/m² 増加による膵がんのリスク比は，男性1.80，女性1.32，過体重による膵がんのリスク比は1.26，肥満による膵がんのリスク比は1.86であり[4]，別の症例対照研究では，成人をBMIで18.5〜25/25〜30/30〜35/35以上に分けると，膵がんのリスク比は1.0/1.18/1.20/1.55である[5]．

　15のコホート研究のメタ分析では，肥満による結腸/直腸がんのリスク比は，男性1.71/1.10，女性1.75/1.12であり，4等分した腹囲の最高ランクによる結腸/直腸がんのリスク比は，

男性1.68/1.26，女性1.48/1.23，4等分したウエスト/ヒップ比の最高ランクによる結腸/直腸がんのリスク比は，男性1.91/1.93，女性1.49/1.20である[6]．

30の前向き研究のメタ分析では，BMI 5 kg/$m^2$増加による結腸がんのリスク比は，男性1.30，女性1.12，腹囲10 cmの増加による結腸がんのリスク比は，男性1.33，女性1.16，ウエスト/ヒップ比0.1の増加による結腸がんのリスク比は，男性1.43，女性1.20である[7]．

141の疫学研究のメタ分析では，BMI 5 kg/$m^2$増加によるがんのリスク比は，男性が食道腺がん1.52，結腸がん1.24，腎がん1.24，肝がん1.24，直腸がん1.09，胆嚢がん1.09，肺がん0.76，食道扁平上皮がん0.71であり，女性が子宮体がん1.59，胆嚢がん1.59，食道腺がん1.51，腎がん1.34，閉経後乳がん1.12，膵がん1.12，結腸がん1.09，閉経前乳がん0.92，肺がん0.80，食道扁平上皮がん0.57であり[8]，結論は「がんの罹患率はBMIと関連があり，性別や人種によって異なる」．

### ▶ 肥満と消化器手術の合併症

日本の胃切除（N=689）では，過体重による術後合併症のリスク比は2.54[1.26-5.54]であり[9]，別の胃切除（N=523）では，過体重による術後合併症のリスク比は1.90[1.11-3.24]であるが[10]，全国入院登録データベースの胃腸切除（N=30,765）では，やせによる術後合併症のリスク比は1.10[1.03-1.18]，手術死亡のリスク比は2.04[1.64-2.55]である[11]．

アメリカの結腸切除（N=7,020）では，肥満による手術部位感染のリスク比は1.59[1.32-1.91]であり[12]，結腸がん切除（N=3,202）では，BMIで18.5～25/25～30/30～35/35以上に分けると，術後合併症のリスク比は1.0/1.28/1.15/1.75，手術部位感染が1.0/1.50/1.19/2.66，創離開が1.0/0.76/1.26/3.51，肺塞栓が1.0/5.10/5.07/6.98，腎不全が1.0/1.61/2.07/2.75である[13]．

アメリカの食道切除（N=282）では，肥満患者は手術時間が長いが，大きな合併症は差がなく[14]，肝切除（N=3,973）では，メタボ患者は輸血量が多く，メタボによる術後合併症のリスク比は1.4[1.0-1.8]，創感染が1.7[1.1-2.8]，再挿管が1.9[1.1-3.2]，心筋梗塞が5.5[1.4-20.8]，手術死亡が2.7[1.5-4.8]である[15]．

アメリカの膵切除（N=1,861）では，BMIで18.5～25/25～30/30～35/35～40/40以上に分けると，死亡のリスク比は1.0/1.24/1.13/1.29/1.67であり[16]，別の膵切除（N=262）では，肥満患者は手術時間が長く，出血量が多く，大きな合併症が多いが[17]，ドイツの膵切除（N=408）では，やせ・標準・肥満患者の在院死亡は7%・5%・0%で，肥満患者が少なく[18]，オランダの食道切除（N=922）では，術前体重減少（>10%/3か月）は術後合併症には影響せず，5年死亡率が高い（1.3倍）[19]．

### ▶ アメリカの肥満と術後合併症

アメリカの手術登録の解析では，がん手術（N=8,858）をBMIで18.5以下/18.5～25/25～30/30～35/35以上に分けると，術後合併症は26%/26%/24%/26%/28%，手術死亡は2.3%/2.5%/2.6%/2.9%/1.7%であり，結論は「がん手術でBMIは術後合併症や手術死亡にほとんど影響しない」[20]．

腹部手術（N=2,258）をBMIで18.5以下/18.5～25/25～30/30～35/35～40/40以上に分けると，術後合併症のリスク比は0.94/1.0/1.22/1.42/1.50/1.53であるが，手術死亡のリスク比は5.24/1.0/1.06/0.61/0.45/1.67であり，結論は「腹部手術でやせた人は手術死亡率が高い」[21]．

一般手術（N=118,707）をBMIで18.5以下/18.5～25/25～30/30～35/35～40/40以上に分けると，術後合併症のリスク比は1.07/1.0/1.12/1.25/1.40/1.55であるが，手術死亡のリスク比は1.35/1.0/0.85/0.87/0.73/1.04であり，結論は「肥満度と手術死亡率は逆J型の関係である（obesity paradox）」[22]．

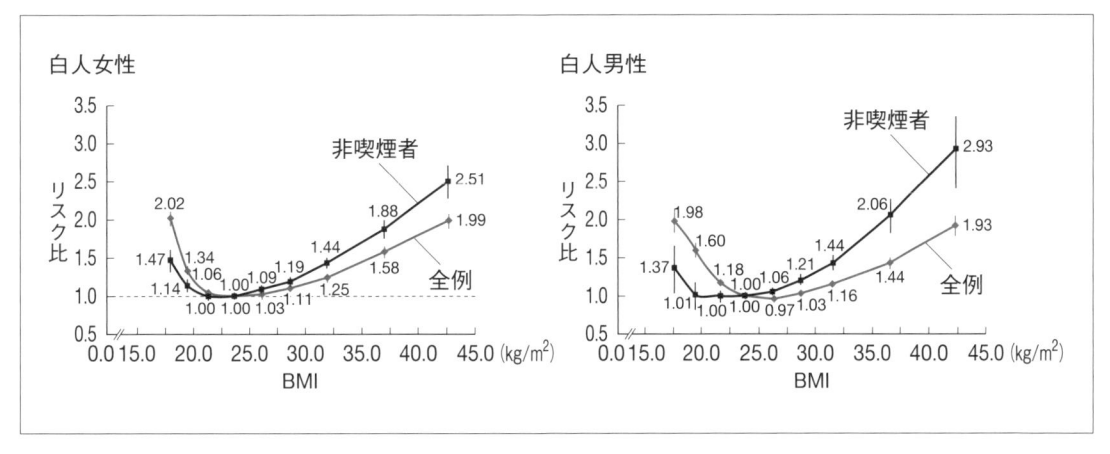

図Ⅵ-4 アメリカの白人男女におけるBMIと死亡の関係　　　　　　　　　　　　（文献23をもとに作成）

## 補足事項

　**アメリカは過体重や肥満で死亡率が高く（J型）**，前向き研究のメタ分析（N＝1,460,000）では，BMIで15～18.5/18.5～20/20～22.5/22.5～25/25～30/30～35/35～40/40以上に分けると，白人女性の死亡のリスク比は1.47/1.14/1.00/1.0/1.13/1.44/1.88/2.51であり（図Ⅵ-4），がん死亡のリスク比は1.09/0.96/0.95/1.0/1.08/1.34/1.47/1.70である[23]．

　**アジアはやせと肥満で死亡率が高く（U型）**，インド・中国・韓国・日本などのコホート研究（N＝1,124,897）では，BMIで15以下/15～17.5/17.5～20/20～22.5/22.5～25/25～27.5/27.5～30/30～32.5/32.5～35/35以上に分けると，心臓病や脳卒中による死亡のリスク比は，2.16/1.19/1.06/0.94/1.0/1.09/1.27/1.59/1.74/1.97である[24]．

　**中国はやせと肥満で死亡率が高く（U型）**，北京のコホート研究（N＝169,871）では，BMIで18.5以下/18.5～20/20～21/21～22/22～23/23～24/24～25/25～27/27～30/30以上に分けると，死亡のリスク比は男性1.64/1.32/1.17/1.10/1.10/1.09/1.0/1.01/1.22/1.34，女性1.65/1.27/1.21/1.14/1.12/1.10/1.0/0.98/1.07/1.24である[25]．

　**韓国は肥満で死亡率が高く（J型）**，ソウルのコホート研究（N＝1,213,829）では，BMIで18.5以下/18.5～20/20～21.5/21.5～23/23～25/25～26.5/26.5～28/28～30/30～32/32以上に分けると，死亡のリスク比は男性1.07/1.08/1.07/1.02/1.0/0.98/1.02/1.09/1.21/1.94，女性0.97/1.00/1.02/0.98/1.0/0.97/0.91/0.99/1.08/1.04である[26]．

　**日本は体重の増減で死亡率が高く**，仙台のコホート研究（N＝38,080）では，20歳で標準体重だったのが中高年（40～79歳）になって肥満になった人の死亡のリスク比は1.42[1.08-1.88]であり[27]，全国規模のコホート研究（N＝80,311）では，5年間の体重変化で－5kg以上/－5～－2.5kg/±2.5kg以内/＋2.5～5kg/＋5kg以上に分けると，死亡のリスク比は，男性1.52/1.26/1.0/1.08/1.40，女性1.76/1.30/1.0/1.11/1.25，がん死亡のリスク比は，男性1.78/1.17/1.0/1.03/1.22，女性1.61/1.13/1.0/0.89/0.83，心臓病や脳卒中による死亡のリスク比は，男性1.25/1.64/1.0/1.10/1.34，女性1.58/1.32/1.0/1.33/1.66である[28]．

　**高齢者はやせで死亡率が高く（逆J型）**，32のコホート研究のメタ分析（N＝197,940）では，死亡率はBMI 27～28が最も低く，BMIで21以下/21～25/25～30/30～35/35以上に分けると，死亡のリスク比は1.37/1.0/0.90/0.96/1.18である[29]．

## 筆者の意見

アメリカの「肥満率34％」は飽食と車社会による社会問題である．アメリカは肉消費量が世界一であり（1人あたり年間138 kg，日本は1人あたり年間49 kgで少ない），自動車保有台数も世界一である（100人あたり80台，日本も100人あたり58台と多い）．日本は食生活が米国化し，マクドナルド店舗数は畜肉王国アメリカ・カナダ・ニュージーランド・オーストラリアに次ぐ5位である．摂取カロリーに占める動物性脂肪の割合は27％である（理想は25％以下）．

日本人は肥満3％，やせ11％である．カロリー摂取と鉄摂取は1970年の2,287 kcal/日と13.4 mg/日から減り続け，2011年は1,840 kcal/日と7.5 mg/日である．20代の女性は24％がやせ（1980年は13％），10％が貧血，50％が鉄欠乏状態であり，産んだ子どもの体重は2,950 g（1980年は3,200 g），低出生体重児（<2,500 g）は10％（1980年は5％）である．日本は中年男性のメタボ健診よりも若年女性の栄養指導のほうが重要である．

## A 疑問の解決

「肥満者はがん死亡が多いか」という問いには，「肥満は食道腺がん・結腸がん・胆嚢がん・膵がん・閉経後乳がん・子宮体がん死亡が多く，食道扁平上皮がんや肺がん死亡が少ない」と答えられ，「腹部手術でやせた人は手術死亡率が高い」とも答えられるが，「日本人は肥満よりもやせのほうが問題であり，とくに体重減少ががん死亡に影響する」と答えてもよい．

### 文献

1) Calle EE (USA). Overweight, obesity, and mortality from cancer in a prospective studied cohort of U. S. adults. N Engl J Med 2003 ; 348 : 1625-38.
2) Reeves GK (UK). Cancer incidence and mortality in relation to body mass index in the Million Women Studt : cohort study. BMJ 2007 ; 335 : 1134-44.
3) Parr CL (Norway). Body-mass index and cancer mortality in the Asia-Pacific Cohort Studies Collaboration : pooled analyses of 424,519 participants. Lancet Oncol 2010 ; 11 : 741-52.
4) Li D (USA). Body mass index and risk, age of onset, and survival in patients with pancreatic cancer. JAMA 2009 ; 301 : 2553-62.
5) Arslan AA (USA). Anthropometric measures, body mass index, and pancreatic cancer : a pooled analysis from the Pancreatic Cancer Cohort Consortium (PanScan). Arch Intern Med 2010 ; 170 : 791-802.
6) Dai Z (China). Obesity and colorectal cancer risk : a meta-analysis of cohort studies. World J Gastroenterol 2007 ; 13 : 4199-206.
7) Larsson SC (Sweden). Obesity and colon and rectal cancer risk : a meta-analysis of prospective studies. Am J Clin Nutr 2007 ; 86 : 556-65.
8) Renehan AG (UK). Body-mass index and incidence of cancer : a systematic review and meta-analysis of prospective observational studies. Lancet 2008 ; 371 : 569-78.
9) Ojima T (Japan). Influence of overweight on patients with gastric cancer after undergoing curative gastrectomy : an analysis of 689 consecutive cases managed by a single center. Arch Surg 2009 ; 144 : 351-8.
10) Tsujinaka T (Japan). Influence of overweight on surgical complications for gastric cancer : results from a randomized controlled trial comparing D2 and extended para-aortic D3 lymphadenectomy (JCOG9501). Ann Surg Oncol 2007 ; 14 : 355-61.
11) Yasunaga H (Japan). Body mass index and outcomes following gastrointestinal cancer surgery in Japan. Br J Surg 2013 ; 100 : 1335-43.
12) Wick EC (USA). Surgical site infections and cost in obese patients undergoing colorectal surgery. Arch Surg 2011 ; 146 : 1068-72.
13) Merkow RP (USA). Effect of body mass index on short-term outcomes after colectomy for cancer. J Am Coll Surg 2009 ; 208 : 53-61.
14) Kilic A (USA). Impact of obesity on perioperative outcomes of minimally invasive esophagectomy. Ann Thorac Surg 2009 ; 87 : 412-5.
15) Bhayani NH (USA). Effect of metabolic syndrome on perioperative outcomes after liver surgery : a National Surgical Quality Improvement Program (NSQIP) analysis. Surgery 2012 ; 152 : 218-26.
16) McWilliams RR (USA). Obesity adversely affects survival in pancreatic cancer patients. Cancer 2010 ; 116 : 5054-82.
17) Williams TK (USA). Impact of obesity on perioperative morbidity and mortality after pancreaticodu-

odenectomy. J Am Coll Surg 2009 ; 208 : 210-7.
18) Pausch T (Germany). Cachexia but not obesity worsens the postoperative outcome after pancreatoduodenectomy in pancreatic cancer. Surgery 2012 ; 152 : S81-8.
19) van der Schaaf MK (Sweden). The influence of preoperative weight loss on the postoperative course after esophageal cancer resection. J Thorac Cardiovasc Surg 2014 ; 147 : 490-5.
20) Al-Refaie WB (USA). Body mass index and major cancer surgery outcomes : lack of association or nedd for alternative measurements of obesity? Ann Surg Oncol 2010 ; 17 : 2264-73.
21) Mullen JT (USA). Impact of body mass index on perioperative outcomes in patients undergoing major intra-abdominal cancer surgery. Ann Surg Oncol 2008 ; 15 : 2164-72.
22) Mullen JT (USA). The obesity paradox : body mass index and outcomes in patients undergoing nonbariatric general surgery. Ann Surg 2009 ; 250 : 166-72.
23) Berrington de Gonzalez A (USA). Body-mass index and mortality among 1.46 million white adults. N Engl J Med 2010 ; 363 : 2211-9.
24) Chen Y (USA). Association between body mass index and cardiovascular disease mortality in east Aisans and south Asians : pooled analysis of prospective data from the Asia Cohort Consortium. BMJ 2013 ; 347 : f5446.
25) Gu D (China). Body weight and mortality among men and women in China. JAMA 2006 ; 295 : 776-83.
26) Jee SH (Korea). Body-mass index and mortality in Korean men and women. N Engl J Med 2006 ; 355 : 779-87.
27) Shimazu T (Japan). Increase in body mass index category since age 20 years and all-cause mortality : a prospective cohort study (the Ohsaki Study). Int J Obes 2009 ; 33 : 490-6.
28) Nanri A (Japan). Weight change and all-cause, cancer and cardiovascular disease mortality in Japanese men and women : the Japan Public Health Center-Based Prospective Study. Int J Obes 2010 ; 34 : 348-56.
29) Winter JE (Australia). BMI and all-cause mortality in older adults : a meta-analysis. Am J Clin Nutr 2014 ; 99 : 875-90.

## 3つのポイント — 胃がん腹膜播種の腹部所見

①Schnitzler 転移　②Krukenberg 腫瘍　③Mary Joseph 結節

直腸指診でダグラス窩の硬化があれば Schnitzler 転移，腹部エコーで両側卵巣の充実性腫瘤があれば Kurukenberg 腫瘍であり，ともに胃がんの腹膜播種で有名ですが，もうひとつ，臍部皮膚に発赤や硬化があれば Mary Joseph 結節であり，胃がんや膵がんの腹膜播種です．

## イグ・ノーベル賞

「身長・ペニスの長さ・足のサイズの相関」という注意深い計測報告（1998 年，統計学賞）
Bain J (Canada). The relationships among height, penile length, and foot size. Ann Sex Res 1993 ; 6 : 231-5.

# 3 身体機能とがん
## 運動でがん死亡が減るか

ハーバード大学の研究によれば，「喫煙」はがん全体の原因の30%を占め，「食事と肥満」も30%を占めると推計されています．さらに，「運動不足」が5%，「アルコール」が3%であり，これらを加えると68%に達します．つまり，「喫煙・飲酒・食事・肥満・運動不足」という個人の生活習慣が，がんの原因の約7割を占めていることになります．

坪野吉孝　『「がん」は予防できる』　講談社＋α新書

## Q 素朴な疑問

糖尿病・心臓病・脳卒中などの成人病(生活習慣病)の管理や予防には食生活の改善と運動が必要であり，ウォーキング・スイミング・フィットネスなどの運動が勧められる．がんも生活習慣や肥満と関連があるが，運動している人はがんになりにくいのだろうか．運動しているがん患者は予後がよいのだろうか．身体能力が高い高齢者は長生きするのだろうか．

## 基本事項

運動を定量化するのはむずかしく，研究によって基準や評価がさまざまであるが，一般に運動の強度を示す指標として代謝当量(metabolic equivalents：METs)が使われる．例えば，歩行3 METs，早歩き4 METs，野球5 METs，バスケット6 METs，サッカー7 METs，登山8 METsであり，運動によって消費するカロリーは「強度(METs)×時間(h)×体重(kg)」で計算できる．

病気や障害があると運動ができず，病気や障害のせいで予後がわるいので，運動と予後の関連を調べるには，多変量解析で交絡因子を調整しなければならず，症例数が多いコホート研究や複数の研究のメタ分析でないと信頼性が低い．高齢者は運動ができないので，施設や在宅の高齢者を対象にした研究では，心肺機能や筋力テストで運動能力を評価している．

## 医学的証拠

### ▶ 運動とがんの罹患や死亡

スウェーデンの中高年男性のコホート研究(N=40,708)では，1日60～90分のウォーキングによるがんのリスク比は0.84，1日30分のウォーキングによるがん死亡のリスク比は0.66であり，結論は「男性の運動はがんの罹患や死亡の減少と関連がある」[1]．

アメリカの中高年女性のコホート研究(N=74,171)では，週75～150分の早歩きによる乳がんのリスク比は0.82，とくに肥満や過体重がない女性では0.70であり，結論は「女性の運動は乳がんの減少と関連がある」[2]．

12のコホート研究のメタ分析では，運動による結腸がんのリスク比は0.78であり[3]，28のコホート研究のメタ分析では，運動による結腸がんのリスク比は男性0.81，女性0.89であ

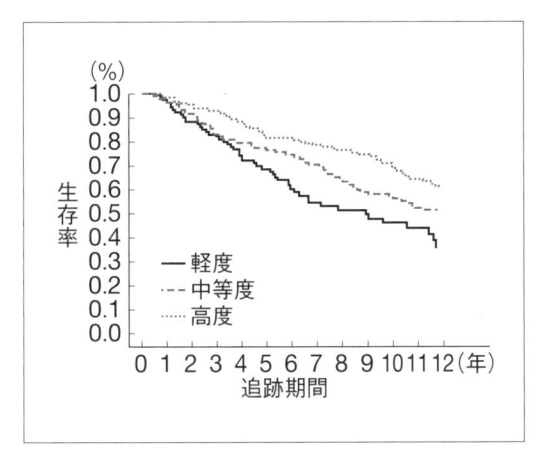

図Ⅵ-5 大腸がん男性の運動は予後と関連がある
（文献6をもとに作成）

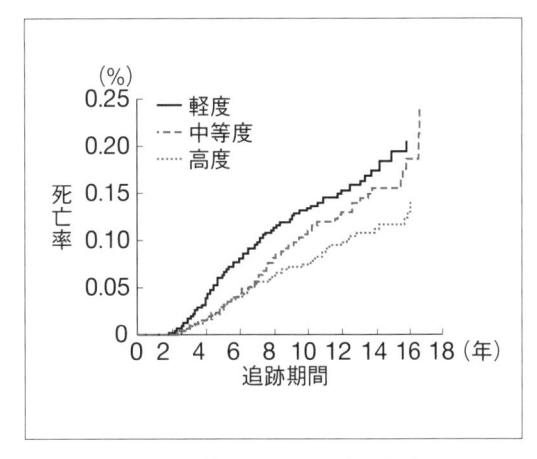

図Ⅵ-6 乳がん女性の運動は予後と関連がある
（文献12をもとに作成）

り，結論は「男女ともに運動と結腸がんの罹患は負の相関がある」[4]．

### ▶ 大腸がん患者の運動と予後

オーストラリアのコホート研究（N＝41,528）では，診断前の運動による大腸がん死亡のリスク比は0.73，とくにステージⅡ/Ⅲの人では0.49であり，結論は「大腸がんになる前の運動は予後によい影響を及ぼす」[5]．

アメリカのコホート研究では，診断後の運動による大腸がん死亡のリスク比は，男性（≧27 METs/週）が0.47（図Ⅵ-5）[6]，女性（≧18 METs/週）が0.39であり[7]，とくにステージⅢ患者の高度の運動（≧27 METs/週）は0.55であり，結論は「**大腸がんの治療後は運動すると再発や死亡が減るかもしれない**」[8]．

### ▶ 乳がん患者の運動と予後

アメリカのコホート研究（N＝1,264）では，診断前の運動による乳がん死亡のリスク比は，運動の4等分で最高ランクの女性が0.78，とくに過体重か肥満がある女性では0.70であり，結論は「乳がんになる前の運動は予後によい影響を及ぼす」[9]．

カナダのコホート研究（N＝1,231）では，診断前の運動による乳がん死亡のリスク比は，5～10 METs/週が0.68，10～19 METs/週が0.65，19 METs/週以上が0.54であるが，家事としての運動（≧19 METs/週）による死亡のリスク比は1.46である[10]．

アメリカのコホート研究（N＝933）では，乳がん死亡のリスク比は，診断前の運動（≧9 METs）が0.69，診断後の運動（≧9 METs）が0.33，診断後の運動増加が0.55であるが，運動減少は3.95であり，結論は「**乳がん診断後は運動で予後が改善するかもしれない**」[11]．

アメリカの別のコホート研究（N＝2,987）では，運動による乳がん死亡のリスク比は，9～15 METs/週が0.50，15～24 METs/週が0.56，24 METs/週以上が0.60であり（図Ⅵ-6），運動（≧9 METs/週）による乳がん死亡のリスク比は，ER/PgR陽性が0.50，ステージⅢが0.36である[12]．

### ▶ がん患者のメタ分析

がん患者は運動すると予後がよく，27の観察研究のメタ分析（N＝45,764）では，運動による乳がん死亡のリスクは，17のうち6つが「有意に減少」，7つが「有意でなく減少」，4つが「減少なし」である[13]．

がん患者は運動するとQOLがよく，34の臨床試験のメタ分析（N＝3,695）では，運動した患

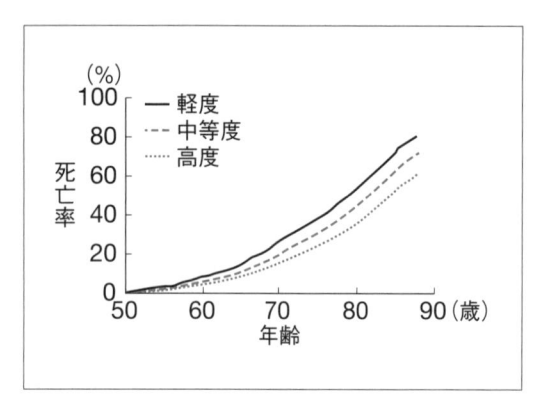

図Ⅵ-7 中高年男性の50歳時の運動は予後と関連がある （文献15をもとに作成）

者は体重・体脂肪・肥満指数(BMI)が小さく，最大酸素消費量・最大筋出力・6分間歩行距離・握力が大きく，QOLスコアが高い[14]．

### 高齢者の身体能力と予後

スウェーデンの中高年男性のコホート研究(N=2,205)では，50歳時の運動を軽度・中等度・高度に分けると，60歳以降の死亡の頻度は1.0/0.87/0.68であり(図Ⅵ-7)，60歳時の運動を不変・中等度に増加・高度に増加に分けると，死亡の頻度は1.0/0.58/0.51である[15]．

アメリカの中高年女性のコホート研究(N=13,535)では，70歳以降に健在であるオッズ比は，60歳時の運動で高度なほうから5等分すると1.0/0.98/1.37/1.34/1.99，歩行時間で短いほうから5等分すると1.0/0.99/1.19/1.50/1.47，歩行速度で速いほうから3等分すると1.0/1.90/2.68である[16]．

アメリカの高齢者のコホート研究(N=34,485)では，歩行速度で遅いほうから7段階に分けると，65～74歳の5年生存率は男性が68%/77%/79%/86%/90%/93%/95%，女性が80%/88%/91%/93%/96%/96%/97%である[17]．

アメリカの高齢者のコホート研究(N=2,603)では，心肺機能で高いほうから5段階に分けると，死亡のリスク比は1.0/0.54/0.44/0.44/0.31であり[18]，高齢者の別のコホート研究(N=302)では，1日消費エネルギーで少ないほうから3段階に分けると，死亡のリスク比は1.0/0.57/0.31である[19]．

### 中高年者のメタ分析

成人は心肺機能が低いと予後がわるく，33のコホート研究のメタ分析(N=102,980)では，心肺機能で低いほうから3段階に分けると，死亡のリスク比は1.70/1.13/1.0，心臓病や脳卒中のリスク比は1.56/1.07/1.0であり，結論は「成人の心肺機能は死亡と心臓病や脳卒中と関連がある」[20]．

高齢者は身体能力が低いと予後がわるく，33の観察研究のメタ分析では，死亡のリスク比は，握力で弱いほうから4等分すると1.67/1.28/1.15/1.0，歩行速度で遅いほうから4等分すると2.87/1.77/1.38/1.0，椅子から立つ速度で遅いほうから4等分すると1.96/1.40/1.24/1.0であり，結論は「高齢者の身体能力は死亡の予測因子である」[21]．

### 成人や若者の筋力と予後

ヨーロッパの糖尿病患者のコホート研究(N=5,859)では，中等度の運動による死亡のリスク比は0.62であるが[22]，スペインの高血圧男性のコホート研究(N=1,506)では，握力で弱いほうから3段階に分けると，死亡のリスク比は1.0/0.81/0.59である[23]．

スウェーデンの男性(20～80歳)のコホート研究(N=10,265)では，握力で弱いほうから3段階に分けると，死亡のリスク比は1.0/0.72/0.77，がん死亡のリスク比は1.0/0.72/0.68である[24]．

イギリスの中年男女(53歳)のコホート研究(N=2,766)では，3つの身体能力〔握力，椅子から立ち上がる速度(chair rise speed)，閉眼片足で立つ時間(standing balance time)〕で長いほうから5等分すると，死亡のリスク比は1.0/1.73/1.98/2.17/3.68である[25]．

スペインの青年のコホート研究(N=

1,142,599）では，握力や脚力が弱いと，心臓病・脳卒中・自殺の死亡が多い[26]．ちなみに北欧の女子サッカー選手の臨床試験では，練習前に系統的なウォーミングアップを行うと，下肢の外傷・疲労骨折・膝内障が少ない[27-29]．

## 補足事項

死亡の原因に運動不足が占める割合は9%であるが（以下，日本人は16%），疾患の原因に運動不足が占める割合は，大腸がんが10%（18%），乳がんが10%（16%），糖尿病が7%（12%），心臓病が6%（10%）である[30]．

筋減少症（sarcopenia）は，肝移植で死亡の危険因子であるが[31]，がん患者は筋減少症があると予後がわるく，大腸がん肝転移切除後の再発のリスク比は1.88，死亡のリスク比は2.53である[32]．過体重や肥満に筋減少症を伴うと予後がわるく，膵がん切除後の死亡のリスク比は2.07[33]，消化器がん・肺がん患者の死亡のリスク比は4.2である[34]．

## 筆者の意見

運動と病気の関連についてたくさんの大規模な研究が一流誌に掲載されているのに驚く．「予防は治療にまさる」「治療より予防」という言葉があるように，欧米の先進国は国民の健康増進や医療費の削減を目指し，国レベルで病気の一次予防に力を注いでいるのがわかる．

厚生労働省の試算によると，生活習慣病が克服されたときに延びる寿命は，脳卒中が1年，心臓病が1年半，がんが3年（女性は4年）であり，三大疾患が全て克服されても，寿命は7～8年しか延びない．もともと長生きしている日本人は運動による延命効果が小さい．

「1日2時間の運動を24年間続けたら寿命が2年延びる」と言われても，延びた寿命は運動していた時間に相当し（2時間×365×24＝17,520時間＝2年），何のための運動かわから ない．延命効果を期待して運動するとしても，自発的に楽しんで運動しないと虚しい．

マラソンのような激しい運動は寿命を縮め，ジョギングは提唱者がジョギング中に死んだこともあり，最近中高年者にはウォーキングが盛んである．健康目的のウォーキングで寿命が短くならないように，排気ガスと交通事故には気をつけないといけない．

## A 疑問の解決

「運動でがん死亡が減るか」という問いには，「**運動している人は大腸がんや乳がんの死亡が少なく，心臓病や脳卒中の死亡も少ない**」と答えられ，「**大腸がんや乳がんでは運動していた人や運動している人は死亡が少ない**」とも答えられるが，「**心肺機能が高い成人や身体能力が高い老人は死亡が少ない**」と答えてもよい．

### ○文献

1) Orsini N (Sweden). Association of physical activity with cancer incidence, mortality, and survival : a population-based study of men. Br J Cancer 2008; 98 : 1864-9.
2) McTieman A (USA). Recreational physical activity and the risk of breast cancer in postmenopausal women : the Women's Health Initiative Cohort Study. JAMA 2003; 290 : 1331-6.
3) Boyle T (Australia). Physical activity and risks of proximal and distal colon cancer : a systematic review and meta-analysis. J Natl Cancer Inst 2012; 104 : 1548-61.
4) Wolin KY (USA). Physical activity and colon cancer prevention : a meta-analysis. Br J Cancer 2009; 100 : 611-6.
5) Haydon AM (Australia). Effect of physical activity and body size on survival after diagnosis with colorectal cancer. Gut 2006; 55 : 62-7.
6) Meyerhardt JA (USA). Physical activity and male colorectal cancer survival. Arch Intern Med 2009; 169 : 2102-8.
7) Meyerhardt JA (USA). Physical activity and survival after colorectal cancer diagnosis. J Clin Oncol 2006; 24 : 3527-34.
8) Meyerhardt JA (USA). Impact of physical activity on cancer recurrence and survival in patients with stage III colon cancer : findings from CALGB

89803. J Clin Oncol 2006 ; 24 : 3535-41.
9) Abrahamson PE (USA). Recreational physical activity and survival among young women with breast cancer. Cancer 2006 ; 107 : 1777-85.
10) Friedenreich CM (Canada). Prospective cohort study of lifetime physical activity and breast cancer survival. Int J Cancer 2009 ; 124 : 1954-62.
11) Irwin ML (USA). Influence of pre-and postdiagnosis physical activity on mortality in breast cancer survivors : the health, eating, activity, and lifestyle study. J Clin Oncol 2008 ; 26 : 3958-64.
12) Holmes MD (USA). Physical activity and survival after breast cancer diagnosis. JAMA 2005 ; 293 : 2479-86.
13) Ballard-Barbash R (USA). Physical activity, biomarkers, and disease outcomes in cancer survivors : a systematic review. J Natl Cancer Inst 2012 ; 104 : 815-40.
14) Fong DY (Hong Kong). Physical activity for cancer survivors : meta-analysis of randomised controlled trials. BMJ 2012 ; 344 : e70.
15) Byberg L (Sweden). Total mortality after changes in leisure time physical activity in 50 year old men : 35 year follow-up of population based cohort. BMJ 2009 ; 338 : b688.
16) Sun Q (USA). Physical activity at midlife in relation to successful survival in women at age 70 years or older. Arch Intern Med 2010 ; 170 : 194-201.
17) Studenski S (USA). Gait speed and survival in older adults. JAMA 2011 ; 305 : 50-8.
18) Sui X (USA). Cardiorespiratory fitness and adiposity as mortality predictors in older adults. JAMA 2007 ; 298 : 2507-16.
19) Manini TM (USA). Daily activity energy expenditure and mortality among older adults. JAMA 2006 ; 296 : 171-9.
20) Kodama S (Japan). Cardiorespiratory fitness as a quantitative predictor of all-cause mortality and cardiovascular events in healthy men and women : a meta-analysis. JAMA 2009 ; 301 : 2024-35.
21) Cooper R (UK). Objectively measured physical capability levels and mortality : systematic review and meta-analysis. BMJ 2010 ; 341 : c4467.
22) Sluik D (Germany). Physical activity and mortality in individuals with diabetes mellitus : a prospective study and meta-analysis. Arch Intern Med 2012 ; 172 : 1285-95.
23) Artero EG (Spain). A prospective study of muscular strength and all-cause mortality in men with hypertention. J Am Coll Cardiol 2011 ; 57 : 1831-7.
24) Ruiz JR (Sweden). Association between muscular strength and mortality in men : prospective cohort study. BMJ 2008 ; 337 : a439.
25) Cooper R (UK). Physical capability in mid-life and survival over 13 years of follow-up : British birth cohort study. BMJ 2014 ; 348 : g2219.
26) Ortega FB (Spain). Muscular strength in male adolescents and premature death : cohort study of one million participants. BMJ 2012 ; 345 : e7279.
27) Pasanen K (Finland). Neuromuscular training and the risk of leg injuries in female football players : cluster randomised controlled study. BMJ 2008 ; 337 : a295.
28) Soligard T (Norway). Comprehensive warm-up programme to prevent injuries in young female footballers : cluster randomised controlled trial. BMJ 2008 ; 337 : a2469.
29) Waldén M (Sweden). Prevention of acute knee injuries in adolescent female football players : cluster randomised controlled trial. BMJ 2012 ; 344 : e3042.
30) Lee IM (USA). Effect of physical activity on major non-communicable diseases worldwide : an analysis of burden of disease and life expectancy. Lancet 2012 ; 380 : 219-29.
31) Englesbe MJ (USA). Sarcopenia and mortality after liver transplantation. J Am Coll Surg 2010 ; 211 : 271-8.
32) van Vledder MG (Netherlands). Body composition and outcome in patients undergoing resection of colorectal liver metastases. Br J Surg 2012 ; 99 : 550-7.
33) Tan BH (UK). Sarcopenia in an overweight or obese patients is an adverse prognostic factor in pancreatic cancer. Clin Cancer Res 2009 ; 15 : 6973-9.
34) Prado CM (Canada). Prevalence and clinical implications of sarcopenic obesity in patients with solid tumours of the respiratory and gastrointestinal tracts : a population-based study. Lancet Oncol 2008 ; 9 : 629-35.

## 3つのポイント ― 医師が患者にできること

①傾聴　②共感　③支持（援助）

OSCEや国家試験のために覚えた「共感的態度」が「教官的態度」になっていませんか．病気で凹んだ患者は，時間を作ってじっくり聞いてあげることが大切です．患者の気持ちに寄り添い，痛みや苦しさを理解してあげましょう．手を差し伸べて助けてあげましょう．

## イグ・ノーベル賞

キツツキはなぜ頭痛を起こさないかを解明（2006年，鳥類学賞）

May PR(USA). Woodpeckers and head injury. Lancet 1976；7957：454-5.

# ④ がんの化学予防
## アスピリンでがんが減るか

アスピリンの抗血小板作用がほぼ明らかになったのは1970年代だった．1980年にアメリカの「医師保健調査」が一次予防効果まで解明し，1990年代に腸溶錠が開発されて実用化され，低用量アスピリンが理想的な抗血小板薬であることが判明した．日本の厚生労働省は，2000年9月にようやくアスピリンが抗血小板薬であることを認めた．

平澤正夫 『超薬アスピリン』 平凡社新書

### Q 素朴な疑問

痛みは病気の警告症状とはいうものの，頭痛・歯痛・腰痛はつらく，鎮痛薬はありがたい．アスピリンは抗炎症薬(NSAIDs)の代表的な医薬品であり，ドラッグストアで買える大衆薬である．NSAIDsを常用している関節リウマチ患者にがんが少ないことから，がんを予防するアスピリンの「副作用」が注目されているが，アスピリンががんの予防に役立つのだろうか．

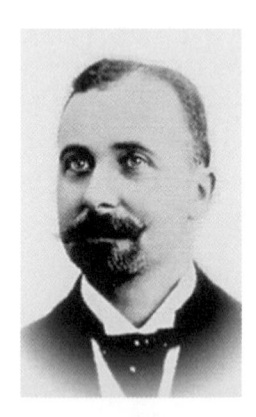

図Ⅵ-8 アスピリンを開発したFelix Hoffmann (1868～1946年)

### 基本事項

アスピリンはシクロオキシゲナーゼ(COX)を阻害し，炎症物質プロスタグランジン(PG)の産生を抑制するため，通常量(330 mg/回)で抗炎症作用(鎮痛や解熱)を示し，副作用は胃粘膜障害と出血傾向である．低用量(81～100 mg/日)でも血小板凝集を抑制する作用があり，冠動脈疾患や脳血管障害などの血栓塞栓症の予防に利用されている．

アスピリン(アセチルサリチル酸)は，1897年にドイツのバイエル社でホフマンが開発した世界初の合成医薬品である(図Ⅵ-8)．アメリカはアスピリンの大量消費国であり，アスピリンを常用している人が多い(年間64錠/人)．日本では安い薬は好まれず，アスピリンが発売されたのは1963年，抗血小板薬として認可されたのは2000年である．

### 医学的証拠

#### ▶ 大腸がんや胃がんのコホート研究

アメリカのがん予防研究(N＝635,031)では，アスピリン(≧16回/月)による結腸がんのリスク比は0.58，胃がんのリスク比は0.53であ

り[1]．第二次がん予防研究（N=100,139）では，アスピリン（毎日）による男性がん死亡のリスク比は 0.83，女性がん死亡のリスク比は 0.86 である[2]．

アメリカの医療従事者調査（N=47,900）では，男性歯科医のアスピリン（≧2回/週）による大腸がんのリスク比は 0.68 であり[3]，女性健康調査（N=129,013）では，女性の NSAIDs による大腸がんのリスク比は 0.78，アスピリンが 0.71，5年以上の NSAIDs が 0.74，5年以上のアスピリンが 0.69 である[4]．

アメリカの看護師健康調査（N=121,701）では，女性看護師のアスピリン（≧750 mg/週×20年）による大腸がんのリスク比は，12年の追跡で 0.56[5]，20年の追跡で 0.68 であり[6]，*BRAF* 変異がない大腸がんに限ると，アスピリン（≧14錠/週）による大腸がんのリスク比は 0.43 である[7]．

イギリスの臨床実践研究（N=943,903）では，中高年者のアスピリンによる大腸がんのリスク比は 0.6 であるが[8]，アメリカの食事健康研究（N=311,115）では，中高年者のアスピリンによる胃がんのリスク比は 0.64[9]，肝臓がんのリスク比は 0.59，肝疾患死亡のリスク比は 0.55 であり[10]，オランダのがん登録研究（N=109,276）では，アスピリン（≦100 mg/日×2～6年）による大腸がんのリスク比は 0.75[0.59-0.96]である[11]．

### ● 乳がんや肺がんのコホート研究

アメリカのがん予防研究（N=184,190）では，男性のアスピリン（≧325 mg/日×5年）による前立腺がんのリスク比は 0.81 であり[12]，女性健康調査（N=80,741）では，閉経女性の NSAIDs（≧10年）による乳がんのリスク比は 0.72 である[13]．

アメリカの健康栄養調査（N=12,668）では，アスピリンによる肺がんのリスク比は 0.83 であるが[14]，医療従事者調査（N=49,383）では，男性歯科医のアスピリン（≧2回/週）による肺がんのリスク比は，喫煙者が 1.27[0.79-2.06]，非喫煙者が 1.37[0.70-2.69]である[15]．

アメリカの看護師健康調査（N=79,439）では，アスピリン（≧750 mg/週）によるがん死亡のリスク比は，10～20年の服用で 0.86，20年以上の服用で 0.77 であるが[16]，別の看護師健康調査（N=109,348）では，アスピリンによる肺がん死亡のリスク比は，6～14錠/週で 1.06[0.88-1.28]，15錠/週以上で 1.55[1.17-2.06]である[17]．

### ● 観察研究のメタ分析

9つの観察研究のメタ分析では，アスピリンによる食道がんのリスク比は 0.50[0.38-0.66]であり[18]，9つの観察研究のメタ分析では，アスピリンによる胃がんのリスク比は 0.73[0.63-0.86][19]，14の観察研究のメタ分析では，アスピリンによる胃がんのリスク比は 0.80[0.54-1.19]である[20]．

30の観察研究のメタ分析では，アスピリンによる大腸がんのリスク比は高用量に限ると 0.59[0.52-0.67]，低用量も含めると 0.80[0.73-0.87]であり[21]，195の観察研究のメタ分析（N=141,577）では，アスピリンによる大腸がんのリスク比は 0.62[0.58-0.67]，5年以上の服用が 0.55[0.40-0.76]，大腸がん死亡のリスク比は 0.58[0.44-0.78]，毎日服用が 0.49[0.40-0.60]であり，結論は「**アスピリン服用者は大腸がんの頻度が低い**」[22]．

### ● 臨床試験の追跡調査

アメリカの医師健康研究（N=22,071）では，男性医師のアスピリン（隔日 325 mg）による大腸がんのリスク比は，平均5年の追跡で 1.15[0.80-1.65][23]，最低12年の追跡で 1.03[0.83-1.28]であるが[24]，イギリスの医師試験（N=5,139）と一過性脳虚血発作試験（N=2,449）では，男性医師のアスピリン（300 mg/500 mg/1,200 mg×1～7年）による大腸がんのリスク比は，10～20年の追跡で 0.60[0.42-0.87]である[21]．

アメリカの女性健康研究（N=39,876）では，

低用量アスピリン(隔日100 mg)によるがんのリスク比は，中央値10年の追跡で1.01[0.94-1.08][25]，中央値20年の追跡(N=33,682)で0.98[0.90-1.07]であるが，大腸がんのリスク比は0.80[0.67-0.97]，右側結腸がんのリスク比は0.73[0.55-0.95]であり，結論は「**健康な女性が低用量アスピリンを隔日服用すると大腸がんが減るかもしれない**」[26]．

### 臨床試験のメタ分析

5つの臨床試験のメタ分析(N=17,285)では，アスピリンによるリスク比は，同時性転移が0.69[0.50-0.95]，異時性転移が0.46[0.29-0.73][27]．7つの臨床試験のメタ分析(N=23,535)では，アスピリンによるリスク比は，がん死亡が0.66[0.50-0.87]，大腸がん死亡が0.42[0.17-1.00][28]．5つの臨床試験のメタ分析(N=14,033)では，アスピリンによるリスク比は，大腸がんが0.76[0.63-0.94]，大腸がん死亡が0.66[0.52-0.80]，右側結腸がんが0.45[0.28-0.74]，右側結腸がん死亡が0.34[0.18-0.66]であり，結論は「**アスピリンを長期服用すると大腸がんや大腸がん死亡が減る**」[29]．

51の臨床試験のメタ分析(N=77,549)では，アスピリンによるがんのリスク比は0.88[0.80-0.98]，3年以上の服用が0.76[0.66-0.88]，アスピリンによるがん死亡のリスク比は0.85[0.76-0.96]，5年以上の服用が0.63[0.49-0.82]であり，結論は「**アスピリンを毎日服用すると短期的にはがんが減り，長期的にはがん死亡が減る**」(図Ⅵ-9)[30]．

アスピリンの功罪については，アスピリン服用者が外傷を受けると頭蓋内出血(1.6倍)や臓器合併症(1.6倍)が多く[31,32]，27の臨床試験のメタ分析では，アスピリン服用で10万人/年あたり60～84人の心臓病や脳卒中による死亡と34～36人の大腸がん死亡が減るが，46～49人の大出血と68～117人の消化管出血が増える[33]．

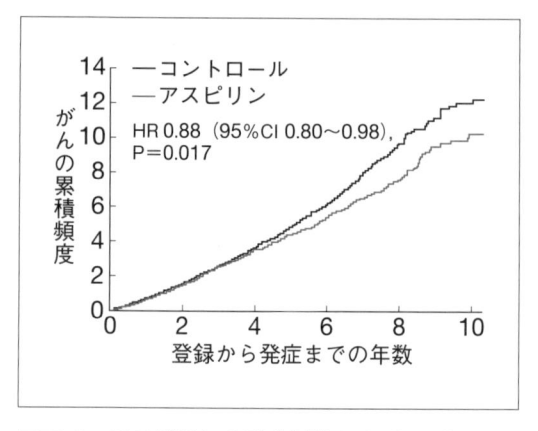

図Ⅵ-9 アスピリンの臨床試験におけるがんのリスク　(文献30をもとに作成)

### 大腸がん患者の予後

オランダのがん登録研究の分析(N=4,481)では，大腸がん患者のアスピリンによる死亡のリスク比は0.77，結腸がん死亡のリスク比は0.65であり[34]，イギリスの健康情報センターの分析(N=2,990)では，大腸がん患者のアスピリンによる死亡のリスク比は0.67，大腸がん死亡のリスク比は0.58である[35]．

スコットランド大腸がん研究の分析(N=5,186)では，大腸がん患者の低用量アスピリン(75 mg/日)による死亡のリスク比は1.11[0.94-1.33]，大腸がん死亡のリスク比は1.01[0.83-1.23]であり[36]，イギリス臨床実践研究の分析(N=4,794)では，大腸がん患者の低用量アスピリンによる死亡のリスク比は1.06[0.94-1.19]，大腸がん死亡のリスク比は1.06[0.92-1.24]である[37]．

イギリス臨床実践研究の分析(N=13,994)では，大腸がん患者のアスピリンによる死亡のリスク比は0.91であり，5年以内は0.83，低用量アスピリン(75 mg/日)は0.89であるが，NSAIDsは1.07，高用量NSAIDsは1.41であり，結論は「**大腸がん患者はアスピリンを服用すると5年間は死亡が減るかもしれず，ほかのNSAIDsは死亡が増えるかもしれない**」[38]．

## 補足事項

デンマークのコホート研究（N＝5,104,594）では、クラリスロマイシン1週間服用による心臓病死亡のリスク比が1.76［1.08-2.85］であるが[39]、日本の早期胃がんの内視鏡治療（N＝544）では、ピロリ除菌による異時性胃がんのリスク比は0.34［0.16-0.73］であり[40]、大腸腺腫（がんも含む）の内視鏡治療（N＝311）では、低用量アスピリン服用（100 mg/日×2年）による腺腫再発のリスク比は0.60［0.36-0.98］である[41]。

大腸腺腫の患者がアスピリンを服用すると腺腫が減り（0.55～0.73倍）[42,43]、家族性大腸腺腫症（FAP）の患者がNSAIDsを服用すると腺腫が減り（0.54～0.77倍）[44,45]、遺伝性大腸がん（Lynch症候群）の保因者がアスピリンを服用すると大腸がんが減り（0.63倍）[46]、また大腸がん患者がカルシウムを摂取すると大腸がん死亡が減る（0.59倍）[47]。

なお、日本の臨床試験（N＝14,464）では、高血圧か脂質異常症か糖尿病がある高齢者（≧60歳）を低用量アスピリン（100 mg/日）の有無で割りつけると、心筋梗塞や脳卒中による死亡は2.8％と3.0％、全死亡は4.3％と4.1％で差がないが、入院や輸血が必要な重篤な出血は0.9％と0.5％で差があり（1.9倍）、中央値5年の追跡で中止した[48]。

## 筆者の意見

最近の外科の診療で目立つのは、アスピリンを服用している人が多いことである。脳梗塞や心筋梗塞を経験した高齢者が多いのであろうが、動脈硬化や高血圧を理由にアスピリンを処方されている患者も多く、高齢を理由にアスピリンを飲まされている患者もいる。日本の医師は「血液サラサラ」という心地よい言葉でアスピリンを安易に処方している。

「打ったときはそれほど痛くなかったが、朝起きるとパンパンに腫れて痛い」と言って受診する外傷患者は「血液サラサラ」を飲んでいる。アスピリンの作用で打撲部に内出血を生じやすく、ひどい打撲でないのにじわじわと出血して一晩たつと内出血による痛みが出るのである。もちろん患者はアスピリンがどんな薬なのか副作用も知らない。

コホート研究や臨床試験の解析で、「アスピリンはがん予防に有効」という結果が出ると、がんの既往や家系、さらには「がん年齢」を理由に医師はアスピリンを処方するかもしれない。がんになる人やがんで死亡する人が多い日本人にはうれしい話かもしれないが、がん患者の手術や外傷患者の処置を担当する外科医には頭が痛い話であろう。

なお、アスピリンについてもっと知りたいときは、総説「Lancet 2009；373：1301-9」「Lancet Oncol 2009；10：503-8」とともに、『超薬アスピリン』（平澤正夫、平凡社）が役立つが、拙著『エビデンスで知るがんと死亡のリスク』（中外医学社）も参照してほしい。

## A 疑問の解決

「アスピリンでがんは減るか」という問いには、「欧米のコホート研究では、アスピリン服用者は大腸がんや乳がんが少ない」と答えられ、「臨床試験の長期追跡やメタ分析では、アスピリンを服用すると大腸がんや大腸がん死亡が減る」とも答えられるが、「コホート研究では、大腸がん患者はアスピリンを服用すると死亡が減るかもしれない」と答えてもよい。

### ◯文献

1) Thun MJ（USA）. Aspirin use and risk of fatal cancer. Cancer Res 1993；53：1322-7.
2) Jacobs EJ（USA）. Daily aspirin usu and cancer mortality in a large US cohort. J Natl Cancer Inst 2012；104：1208-17.
3) Giovannucci E（USA）. Aspirin use and the risk for colorectal cancer and adenoma in male health professionals. Ann Intern Med 1994；121：241-6.

4) Brasky TM(USA). Non-steroidal anti-inflammatory drugs and cancer risk in women : results from the Women's Health Initiative. Int J Cancer 2014 ; 135 : 1869-83.
5) Giovannucci E(USA). Aspirin and the risk of colorectal cancer in women. N Engl J Med 1995 ; 333 : 609.
6) Chan AT(USA). Long-term use of aspirin and nonsteroidal anti-inflammatory drugs and risk of colorectal cancer. JAMA 2005 ; 294-914-23.
7) Nishihara R(USA). Aspirin use and risk of colorectal cancer according to BRAF mutation. JAMA 2013 ; 309 : 2563-71.
8) Garcia Rodriguez LA(Spain). Reduced risk of colorectal cancer among long-term users of aspirin and nonaspirin nonsteroidal anti-inflammatory drugs. Epidemiology 2001 ; 12 : 88-93.
9) Abnet CC(USA). Non-steroidal anti-inflammatory drugs and risk of gastric and oesophageal adenocarcinomas : results from a cohort study and a meta-analysis. Br J Cancer 2009 ; 100 : 551-7.
10) Sahasrabuddhe VV(USA). Nonsteroidal anti-inflammatory drug use, chronic liver disease, and hepatocellular carcinoma. J Natl Cancer Inst 2012 ; 104 : 1808-14.
11) Hollenstein LM(Netherlands). Incident cancer risk after the start of aspirin use : results from a Dutch population-based cohort study of low dose aspirin users. Int J Cancer 2014 ; 135 : 157-65.
12) Jacobs EJ(USA). A large cohort study of long-term daily use of adult-strength aspirin and cancer incidence. J Natl Cancer Inst 2007 ; 99 : 608-15.
13) Harris RE(USA). Breast cancer and nonsteroidal anti-inflammatory drugs : prospective results from the Women's Health Initiative. Cancer Res 2003 ; 63 : 6096-101.
14) Schreinemachers DM(USA). Aspirin use and lung, colon, and breast cancer incidence in a prospective study. Epidemiology 1994 ; 5 : 138-46.
15) Holick CN(USA). Aspirin use and lung cancer in men. Br J Cancer 2003 ; 89 : 1705-8.
16) Chan AT(USA). Long-term aspirin use and mortality in women. Arch Intern Med 2007 ; 167 : 562-72.
17) Feskanich D(USA). Aspirin and lung cancer in a cohort study of women : dosage, duration and latency. Br J Cancer 2007 ; 97 : 1295-9.
18) Corley DA(USA). Protective association of aspirin/NSAIDs and esophageal cancer : a systematic review and meta-analysis. Gastroenterology 2003 ; 124 : 47-56.
19) Wang WH(Hong Kong). Non-steroidal anti-inflammatory drug use and the risk of gastric cancer : a systematic review and meta-analysis. J Natl Cancer Inst 2003 ; 95 : 1784-91.
20) Yang P(China). Aspirin use and the risk of gastric cancer : a meta-analysis. Dig Dis Sci 2010 ; 55 : 1533-9.
21) Flossmann E(UK). Effect of aspirin on long-term risk of colorectal cancer : consistent evidence from randomised and observational studies. Lancet 2007 ; 369 : 1603-13.
22) **Algra AM(UK). Effects of regular aspirin on long-term cancer incidence and metastasis : a systematic comparison of evidence from observational studies versus randomised trials. Lancet Oncol 2012 ; 13 : 518-27.**
23) Gann PH(USA). Low-dose aspirin and incidence of colorectal tumors in a randomized trial. J Natl Cancer Inst 1993 ; 85 : 1220-4.
24) Sturmer T(USA). Aspirin use and colorectal cancer : post-trial follow-up data from the Physicians' Health Study. Ann Intern Med 1998 ; 128 : 713-20.
25) Cook NR(USA). Low-dose aspirin in the primary prevention of cancer. The Women's Health Study : a randomized controlled trial. JAMA 2005 ; 294 : 47-55.
26) **Cook NR(USA). Alternative-day, low-dose aspirin and cancer risk : long-term observational follow-up of a randomized trial. Ann Intern Med 2013 ; 159 : 77-85.**
27) Rothwell PM(UK). Effect of daily aspirin on risk of cancer metastasis : a study of incident cancers during randomised controlled trials. Lancet 2012 ; 379 : 1591-601.
28) Rothwell PM(UK). Effect of aspirin on long-term risk of death due to cancer : analysis of individual patient data from randomised trials. Lancet 2011 ; 377 : 31-41.
29) **Rothwell PM(UK). Long-term effect of aspirin on colorectal cancer incidence and mortality : 20-year follow-up of five randomised trials. Lancet 2010 ; 376 : 1741-50.**
30) **Rothwell PM(UK). Short-term effects of daily aspirin on cancer incidence, mortality, and non-vascular death : analysis of the time course of risks and benefits in 51 randomised controlled trials. Lancet 2012 ; 379 : 1602-12.**
31) Bonville DJ(USA). Impact of preinjury warfarin and antiplatelet agents on outcomes of trauma patients. Surgery 2011 ; 150 : 861-8.
32) Ferraris VA(USA). The impact of antiplatelet drugs on trauma outcomes. J Trauma Acute Care Surg 2012 ; 73 : 492-7.
33) Sutcliffe P(UK). Aspirin in primary prevention of cardiovascular disease and cancer : a systematic review of the balance of evidence from reviewers of randomized trilas. PLoS One 2013 ; 8 : e81970.

34) Bastiaannet E(Netherlands). Use of aspirin postdiagnosis improves survival for colon cancer. Br J Cancer 2012 ; 106 : 1564-70.
35) McCowan C(UK). Use of aspirin post-diagnosis in a cohort of patients with colorectal cancer and its association with all-cause and colorectal cancer specific mortality. Eur J Cancer 2013 ; 49 : 1049-57.
36) Din FV(UK). Effect of aspirin and NSAIDs on risk and survival from colorectal cancer. Gut 2010 ; 59 : 1670-9.
37) Cardwell CR(UK). Low-dose aspirin use after diagnosis of colorectal cancer does not increase survival : a case-control analysis of a population-based cohort. Gastroenterology 2014 ; 146 : 700-8.
38) **Walker AJ(UK). Aspirin and other non-steroidal anti-inflammatory drug use and colorectal cancer survival : a cohort study. Br J Cancer 2012 ; 107 : 1602-7.**
39) Svanstrom H(Denmark). Use of clarithromycin and roxithromycin and risk of cardiac death : cohort study. BMJ 2014 ; 349 : g4930.
40) Fukase K(Japan). Effect of eradication of Helicobacter pylori on incidence of metachronous gastric carcinoma after endoscopic resection of early gastric cancer : an open-label, randomised controlled trial. Lancet 2008 ; 372 : 392-7.
41) Ishikawa H(Japan). The preventive effects of low-dose enteric-coated aspirin tablets on the development of colorectal tumours in Asian patients : a randomized trial. Gut 2014 ; 63 : 1755-9.
42) Benamouzig R(France). Prevention by daily soluble aspirin of colorectal adenoma recurrence : 4-year results of the APACC randomised trial. Gut 2012 ; 61 : 255-61.
43) Bertagnolli MM(USA). Celecoxib for the prevention of sporadic colorectal adenomas. N Engl J Med 2006 ; 355 : 873-84.
44) Giardiello FM(USA). Primary chemoprevention of familial adenomatous polyposis with sulindac. N Engl J Med 2002 ; 346 : 1054-9.
45) Burn J(UK). A randomized placebo-controlled prevention trial of aspirin and/or resistant starch in young people with familial adenomatous polyposis. Cancer Prev Res 2011 ; 4 : 655-65.
46) Burn J(UK). Long-term effect of aspirin on cancer risk in carriers of hereditary colorectal cancer : an analysis from the CAPP2 randomised controlled trial. Lancet 2011 ; 378 : 2081-7.
47) Yang B(USA). Calcium, vitamin D, dairy products, and mortality among colorectal cancer survivors : the Cancer Prevention Study-II Nutrition Cohort. J Clin Oncol 2014 ; 32 : 2335-43.
48) Ikeda Y(Japan). Low-dose aspirin for primary prevention of cardiovascular events in Japanese patients 60 years or older with atherosclerotic risk factors : a randomized clinical trial. JAMA 2014 ; 312 : 2510-20.

### 3つのポイント ― 出すと喜ばれるもの

**①口より手　②金銭より労力　③不平より知恵**

横から口を出すより，手を貸して力になってあげましょう．お金を出すと喜ばれますが，足を運んで手伝うともっと喜ばれます．不平や不満を口に出すより，知恵やアイデアを出して改善に努めましょう．医療はチームワークです．腕力や脳力の出し惜しみは残念です．

### イグ・ノーベル賞

ミューザック(環境音楽)がIgA産生を促進し感冒の予防に役立つかもしれないという発見(1997年，医学賞)

Charnetski CJ(USA). Effect of music and auditory stimuli on secretory immunoglobulin A (Ig A). Percept Mot Skills 1998 ; 87 : 1163-70.

# 5 がんの告知

## どんな患者が自殺しやすいか

> 50代後半から60くらいの年齢が，一部の人を自殺に呼び込むための危険区域であるように思えてならない．子どもが育ってしまう．仕事の成果の可否にそれほど熱中できなくなる．長生きして周囲に嫌がられたり迷惑をかけたりしたくない．こうした気分に陥っている人に何かのきっかけが作用すれば，ふいとそのほうに押されるということはありうる．
>
> 小浜逸郎 『死にたくないが、生きたくもない。』 幻冬舎新書

### Q 素朴な疑問

がんは今ではよくある病気(common disease)であるが，今でも深刻な病気である．インフォームド・コンセント(説明を受けたうえでの同意)が普及し，本人にがんと告知するのが当然のようになったが，医師にがんと言われた患者は動揺・不安・心配・恐怖で死期が早まることはないのだろうか．がん患者を担当する医師は患者の希死念慮や自殺企図に注意したほうがよいのだろうか(図Ⅵ-10)．

### 基本事項

患者の権利で重要なのは知る権利と自己決定権であり，それを保証するために欠かせないのがインフォームド・コンセントである．最近の医師は「大腸がんで手術が必要」「リンパ節転移があり再発しやすい」「腹膜播種で手術不能」「余命は3か月」などと簡単に言うが，患者にがんを説明する医師には根拠と覚悟と責任が必要である．

患者は医師の態度をよく見ており，深刻な病気の患者は医師の言葉や表情に敏感である．医師が何気なく発した言葉が気になって落ち込むこともあれば，医師がちらりと見せた表情が目に焼きついて眠れないこともある．がん患者は医師に運命を握られた弱い立場にあり，医師が患者に深刻な話をするときは共感や慈悲やいたわりの気持ちがないといけない．

### 医学的証拠

#### ▶ スウェーデンの自殺

1991〜2006年に30歳以上だった人(N=6,073,240)を解析すると，がんと診断された人(N=534,154)は自殺する頻度が高く，がんの診断による自殺のリスク比は，最初の1週間が12.6[8.6-17.8]，3か月間が4.8[4.0-5.8]，1年間が3.1[2.7-3.5]であり，とくに食道がん・肝臓がん・膵臓がん・肺がんと診断された人が高く[1]，結論は「**最近がんと診断された人は自殺と心臓病や脳卒中で死亡する危険性が高い**」．

がんと診断された人は心臓病や脳卒中で死亡する頻度も高く，心臓病や脳卒中による死亡のリスク比は，最初の1週間が5.6[5.2-5.9]，1か月間が3.3[3.1-3.4]であり，とくに脳腫瘍・食道がん・肝臓がん・膵臓がん・肺がんと診断された人が高く，若い人のほうが高い[1]．

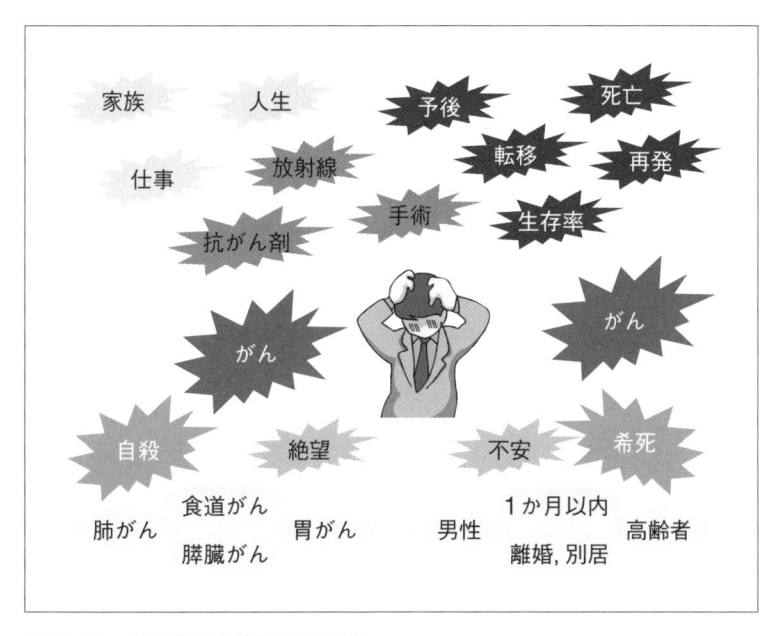

図Ⅵ-10 がん告知と自殺のリスク
告知による自殺のリスクはがんや患者によって異なる.

### ● ノルウェーの自殺

1960〜1997年にがんと診断された人（N＝490,245）は2年以上の追跡で自殺する頻度が高く，がんの診断による自殺のリスク比は，男性が1.55［1.41-1.71］，女性が1.35［1.17-1.56］であり，とくに最初の1か月間は，男性が3.09［2.46-3.83］，女性が2.18［1.33-3.37］と高い.

臓器別には，男性の肺がんが4.08［2.96-5.47］，脳腫瘍が2.40［1.42-3.79］，食道胃がんが2.15［1.39-3.18］，女性の食道胃がんが2.50［0.92-5.44］であるが，結婚や同居の状態でみると，がんの診断による自殺のリスク比は，離婚や別居の男性が4.11［3.08-5.36］，離婚や別居の女性が3.09［2.10-4.38］であり[2]，結論は「**がんは自殺の危険因子であり，とくに診断の少しあとに自殺の頻度が高い**」.

### ● アメリカの自殺

1973〜2002年にがんと診断された人（N＝3,594,750）は自殺する頻度が高く，がんの診断による自殺のリスク比は1.88［1.83-1.93］であり，男性が2.09［2.03-2.15］，女性が1.48［1.40-1.57］である.

年齢別には，60代前半が2.05［1.90-2.20］，60代後半が2.42［2.27-2.58］，70代前半が2.48［2.33-2.64］，進行度別には，限局がん（localized）が1.56［1.50-1.62］，領域がん（regional）が2.21［2.08-2.33］，転移がん（distant）が4.08［3.81-4.35］，臓器別には，胃がんが4.68［3.81-5.70］，肺がんが5.74［5.30-6.22］と高く[3]，結論は「**アメリカではがん患者はふつうの人に比べて自殺の頻度が2倍である**」.

1995〜2005年に膵臓がんと診断された人（N＝36,221）は自殺する頻度が高く，膵臓がんの診断による自殺のリスク比は10.8［9.2-12.7］であり，男性が13.5［3.2-56.9］，女性が4.5［3.0-6.8］であるが，男性の膵臓がん患者が自殺する頻度は，手術を受けた人のほうが高く（2.5倍），結婚している人のほうが低い（0.3倍）[4].

1979〜2004年に前立腺がんと診断された男性（N＝342,497）は自殺する頻度が高く，前立腺がんの診断による自殺のリスク比は，最初の3か月間が1.9［1.4-2.6］であり，とくに離婚者や

配偶者と死別している人が 3.0[1.9-4.6]と高い[5]。

1994～2002年に自殺した高齢者(N＝128)と年齢・性別をマッチングさせた高齢者(N＝1,280)を比較すると，高齢者の自殺はがんや気分障害と関連があり，自殺のリスク比は，がんが 2.3[1.1-4.8]，気分障害が 2.3[1.3-4.2]，神経障害が 2.2[1.3-3.6]，抗うつ薬が 2.0[1.2-3.2]である[6]。

### ▶ エストニアと日本の自殺

1983～1998年にがんと診断された人(N＝65,419)を2年以上追跡すると，がんの診断による自殺のリスク比は，男性 1.73[1.45-2.01]，女性 0.50[0.37-0.66]であり，男性は最初の1年間が 3.06[2.41-3.83]，臓器別では食道がんが 7.22[2.34-16.84]，膵臓がんが 6.59[2.65-13.57]と高く，女性は乳がんが 0.34[0.16-0.63]，子宮卵巣がんが 0.28[0.12-0.56]と低い[7]。

1991年と1993年に登録された中高年者(40～69歳)(N＝102,843)を17年以上追跡すると，がんと診断された人(N＝11,187)は自殺や外因死の頻度が高く，がんの診断による自殺と外因死のリスク比は，1年以内が 23.9[13.8-41.6]と 18.8[11.4-31.0]，1年以降が 1.1[0.7-1.8]と 1.2[0.8-1.7]であり，結論は「**がんの診断から1年間は自殺と外因死の危険性が高い**」[8]。

### ▶ 乳がん女性の自殺

1953～2001年に乳がんと診断され1年間生存した女性(N＝723,810)は，中央値7.7年の追跡で自殺する頻度が高く，乳がんによる自殺のリスク比は 1.37[1.28-1.47]であり，国別には，スウェーデン 1.27[1.12-1.43]，デンマーク 1.25[1.07-1.46]，フィンランド 1.53[1.28-1.83]，ノルウェー 1.40[1.07-1.81]，アメリカ 1.49[1.32-1.70]，進行度別には，限局がん 1.38[1.24-1.53]，領域がん 1.55[1.34-1.79]，転移がん 2.11[1.16-3.55]であり[9]，結論は「**乳がんと診断された女性は長い期間にわたって自殺の頻度が高**

**い**」[9]。

### ▶ がん患者の希死念慮

イギリスのがんセンターの外来通院患者(N＝2,924)を調査すると，希死念慮の頻度は 8%であり，頻度が高いのは，精神的苦痛がある患者(11.2倍)・身体的疼痛がある患者(2.3倍)・65歳以上の患者(1.4倍)であり[10]，アメリカの緩和ケア病院の末期がん患者(N＝92)を調査すると，希死念慮の頻度が高いのは，うつ状態がある患者である(3.9倍)[11]。

日本の緩和ケア病棟の末期がん患者(N＝140)を調査すると，希死念慮の頻度は 9%であり，頻度が高いのは，不安や抑うつがある患者(1.2倍)，他人の負担になっていると思う患者(1.6倍，P＝0.06)であり[12]，緩和ケア病棟の進行肺がん患者(N＝89)を調査すると，希死念慮の頻度が高いのは，疼痛がある患者(3.7倍)，performance status(PS)が低い患者(2.7倍，P＝0.08)，抑うつ気分がある患者(28.0倍)である[13]。

### ▶ 配偶者の自殺

高齢者の世話をして精神的負担を感じている家族は死亡する頻度が高いが[14]，配偶者ががんと診断された夫妻は心臓病や脳卒中を起こす頻度が高く，スウェーデンの調査では，がんと診断された女性の夫が虚血性心臓病・梗塞性脳卒中・出血性脳卒中を起こすリスク比は，1.13[1.10-1.16]・1.24[1.21-1.27]・1.25[1.18-1.32]，がんと診断された男性の妻が心臓病や脳卒中を起こすリスク比は，1.13[1.10-1.16]・1.29[1.26-1.32]・1.27[1.19-1.34]であり，とくに胃がん・膵臓がん・肺がんと診断された人の配偶者は心臓病や脳卒中を起こす頻度が高い[15]。

## 補足事項

喫煙する男性は自殺の頻度が高く，アメリカの男性の喫煙による自殺のリスク比は，過去喫

煙者が1.4[0.9-2.4]，1日14本以下の喫煙者が2.5[0.9-7.3]，1日15本以上の喫煙者が4.3[2.2-8.5]であり[16]，日本の中年男性の喫煙による自殺のリスク比は，過去喫煙者が0.7[0.4-1.2]，現在喫煙者が1.3[0.9-2.0]，1日40本以上の喫煙者が1.9[1.04-3.4]，60箱・年以上の喫煙者が2.3[1.2-4.5]である[17]．

肥満の男性は自殺の頻度が低いが[18]，病的肥満で減量手術を受けた男性は自殺の頻度が高く[19]，アメリカの肥満患者の症例対照研究では，減量手術を受けた人は受けなかった人に比べて病気による死亡（1万人あたり）が少なく（26.5 vs 50.7），とくに冠動脈死亡（2.6 vs 5.9）やがん死亡（5.5 vs 13.3）は少ないが，病気以外の死亡が多く（11.1 vs 6.4），とくに自殺が多い（2.6 vs 0.9）[20]．

自殺を図った人はコレステロール値が低く[21]，コレステロール値が低い中年男性は自殺する頻度が高いが[22]，19の臨床試験（N=70,704）のメタ分析では，コレステロール値降下療法による事故や自殺の死亡のリスク比は1.18[0.91-1.52]であり，スタチン以外の薬剤や食事療法の臨床試験に限ると1.32[0.98-1.77, P=0.06]である[23]．

炎症性腸疾患の患者は自殺の頻度が高く，デンマークの症例対照研究では，自殺のリスク比はクローン病が1.6[1.1-2.3]，潰瘍性大腸炎が1.9[1.4-2.3]であり[24]，デンマークのコホート研究では，潰瘍性大腸炎の女性が死亡するリスク比は，肺炎が3.37[1.68-6.04]，肺塞栓症が4.82[1.32-12.34]，自殺が3.55[1.30-7.74]である[25]．

## 筆者の意見

がん患者の言葉は貴重であり，外科医は闘病記を読んで反省しないといけない．

- 「がん患者の心のケアは告知されたときから必要である」（井上平三『私のがん患者術』）
- 「がんの宣告を受けた患者は本音を語らない」（柳原和子『百万回の永訣—がん再発日記』）
- 「患者の立場は弱く主治医に従わざるを得ない」（西川喜作『輝やけ我が命の日々よ』）
- 「病気だけを見るのではなく人間としての患者をみる」（原　啓一『生きて，還りぬ．』）
- 「癌告知　仮にの話ばかりする」「今のうち切れば助けてやるという」「再発はゼロではないと医師の釘」（今川乱魚『癌と闘う　ユーモア川柳』）

がん専門家の言葉も重要であり，外科医は一般書を読んで勉強しないといけない．

- 「対話はお互いの誠実・理解・満足で成り立つ」（箕輪良行ほか『医療現場のコミュニケーション』）
- 「患者さんの選択を温かく見守ってあげてほしい」（森津純子『家族ががんになったとき真っ先に読む本』）
- 「患者の選択や決定を支持するのが医師の第一の責任である」（ロバート・バックマン『真実を伝える』）
- 「患者さんには病名告知ではなく，病状説明を行う」（星野一正『インフォームド・コンセント』）
- 「患者は尊厳を持って死を迎える権利がある」（池永　満『患者の権利』）

## A　疑問の解決

「どんな患者が自殺しやすいか」という問いには，「肺がん・食道がん・膵臓がんの男性は自殺の頻度が高い」と答えられ，「診断から1か月以内・高齢者・離婚・別居・遠隔転移の患者は自殺の頻度が高い」とも答えられるが，「末期がんの患者は，精神的苦痛・不安・抑うつ・絶望感・疼痛があると希死念慮の頻度が高い」と答えてもよい．

### 文献

1) Fang F (Sweden). Suicide and cardiovascular death after a cancer diagnosis. N Engl J Med 2012 ; 366 : 1310-8.

2) Hem E (Norway). Suicide risk in cancer patients from 1960 to 1999. J Clin Oncol 2004 ; 22 : 4209-16.
3) Misono S (USA). Incidence of suicide in persons with cancer. J Clin Oncol 2008 ; 26 : 4731-8.
4) Turaga KK (USA). Suicide in patients with pancreatic cancer. Cancer 2011 ; 117 : 642-7.
5) Fang F (USA). Immediate risk of suicide and cardiovascular death after a prostate cancer diagnosis : cohort study in the United States. J Natl Cancer Inst 2010 ; 102 : 307-14.
6) Miller M (USA). Cancer and the risk of suicide in older Americans. J Clin Oncol 2008 ; 26 : 4720-4.
7) Innos K (Estonia). Suicides among cancer patients in Estonia : a population-based study. Eur J Cancer 2003 ; 39 : 2223-8.
8) Yamauchi T (Japan). Death by suicide and other externally caused injuries following a cancer diagnosis : the Japan Public Health Center-based prospective study. Psychooncology 2014 ; 23 : 1034-41.
9) Schairer C (USA). Suicide after breast cancer : an international population-based study of 723,180 women. J Natl Cancer Inst 2006 ; 98 : 1416-9.
10) Walker J (UK). Better off dead : suicidal thoughts in cancer patients. J Clin Oncol 2008 ; 26 : 4725-30.
11) Breitbart W (USA). Depression, hopelessness, and desire for hastened death in terminally ill patients with cancer. JAMA 2000 ; 284 : 2907-11.
12) Akechi T (Japan). Suicidality in terminally ill Japanese patients with cancer : prevalence, patient perceptions, contributing factors, and longitudinal changes. Cancer 2004 ; 100 : 183-91.
13) Akechi T (Japan). Predictive factors for suicidal ideation in patients with unresectable lung carcinoma : a 6-month follow-up study. Cancer 2002 ; 95 : 1085-93.
14) Schulz R (USA). Caregiving as a risk factor for mortality : the Caregiver Health Effects Study. JAMA 1999 ; 282 : 2215-9.
15) Ji J (Sweden). Increased risks of coronary heart disease and stroke among spousal caregivers of cancer patients. Circulation 2012 ; 125 : 1742-47.
16) Miller M (USA). Cigarettes and suicide : a prospective study of 50000 men. Am J Public Health 2000 ; 90 : 768-73.
17) Iwasaki M (Japan). Cigarette smoking and completed suicide among middle-aged men : a population-based cohort study in Japan. Ann Epidemiol 2005 ; 15 : 286-92.
18) Mukamal KJ (USA). Body mass index and risk of suicide among men. Arch Intern Med 2007 ; 167 : 468-75.
19) Tindle HA (USA). Risk of suicide after long-term follow-up from bariatric surgery. Am J Med 2010 ; 123 : 1136-42.
20) Adams TD (USA). Long-term mortality after gastric bypass surgery. N Engl J Med 2007 ; 357 : 753-61.
21) Gallerani M (Italy). Serum cholesterol concentrations in parasuicide. BMJ 1995 ; 310 : 1632-6.
22) Zureik M (France). Serum cholesterol concentration and death from suicide in men : Paris prospective study I. BMJ 1996 ; 313 : 649-51.
23) Muldoon MF (USA). Cholesterol reduction and non-illness mortality : meta-analysis of randomised clinical trials. BMJ 2001 ; 322 : 11-5.
24) Gradus JL (Denmark). Inflammatory bowel disease and completed suicide in Danish adults. Inflamm Bowel Dis 2010 ; 16 : 2158-61.
25) Winther KV (Denmark). Survival and cause-specific mortality in ulcerative colitis : follow-up of a population-based cohort in Copenhagen County. Gastroenterology 2003 ; 125 : 1576-82.

## 3つのポイント ― 医療行為に影響するもの

①経験や習慣　②性格や好み　③エビデンス

同じ知識があっても，処方内容は内科医によってちがいます．同じ技能があっても，手術手技は外科医によってちがいます．若いころの経験や長い間の習慣は変えられず，診療には性格や好みも影響します．日進月歩の医療ではエビデンスの影響を忘れてはいけません．

## イグ・ノーベル賞

「自殺に対するカントリー・ミュージックの影響」という報告（2004 年，医学賞）
Stack S (USA). The effect of country music on suicide. Soc Forces 1992 ; 71 : 211-8.

## 番外編

# ストレスと病気
## 医師はがんになりやすいか

　私は，医者の話の七，八割は聞き流している．知りたいのは，「大丈夫か，大丈夫じゃないのか」ということだけで，それが分かれば，後はどうでもいい．余分なことをアレコレ考えたって，体にいいわけはない．専門職というのは信頼によって成り立っているのだから，それでいいのだと思う．困るのは，その専門職の信頼性が揺らいだ時だけだ．（橋本　治）

養老孟司ほか　『復興の精神』　新潮新書

### Q 素朴な疑問

　人類は身体的なストレスを克服して生き抜いてきたが，現代人は精神的なストレスが多く，医師の仕事はストレスを感じることが多い．消化性潰瘍や過敏性腸症候群などの消化器疾患は精神的なストレスが原因になるが，心臓病やがんなどの生命にかかわる病気もストレスが原因になるのだろうか．ストレスが大きい仕事をしている人はがんになりやすいのだろうか．

### 基本事項

　ストレス学説を提唱したのはオーストリアの生理学者ハンス・セリエ（Hans Selye）であり，ストレスは外部環境から受ける物理的・化学的・生物的・心理的な刺激や侵襲（ダメージ）である．身体や精神が侵襲を受けると，①交感神経（自律神経），②ホルモン（内分泌臓器），③サイトカイン（炎症細胞）の共同作業で，ストレスに耐え忍び，ストレスから立ち直る．

　仕事のストレス（job strain, work stress）は，従事している仕事の「要求度（demand）」と「裁量度（control）」で決まり，要求度が高く裁量度が低い仕事，例えば，たくさんの仕事を早く行うように要求されるのに，持っている能力を発揮できず自分に決定権がない仕事は，ストレスが大きく，身体的・心理的な負担になる（Karasek's demand-control model）．

### 医学的証拠

#### ▶ 仕事のストレスと心臓病

　仕事のストレスは冠動脈疾患と関連があり，7つのコホート研究のメタ分析（N＝102,128）では，仕事のストレスが大きい人は冠動脈疾患を起こす頻度が高く（1.3倍）[1]，13のコホート研究のメタ分析（N＝197,473）でも，**仕事のストレスが大きい人は冠動脈疾患を起こす頻度が高い（1.2倍）**[2]．

　カナダのコホート研究（N＝972）では，心筋梗塞を起こした人は仕事のストレスがあると，再発する頻度が高いが（2.0倍）[3]，フィンランドのコホート研究（N＝812）では，工場労働者は仕事のストレスが大きいと心臓病や脳卒中で死亡する頻度が高い（2.2倍）[4]．名古屋のコホート研究（N＝1,615）では，高血圧で降圧薬を服用している女性は仕事のストレスが大きいと，心臓病や脳卒中を起こす頻度が非常に高い

(9.1倍)[5].

15のコホート研究のメタ分析（N＝166,130）では，喫煙者は仕事のストレスを感じる人が多く（1.1倍）[6]，14のコホート研究のメタ分析（N＝56,735）では，仕事のストレスが大きい人は運動不足になる頻度が高く（1.3倍）[7]，22の横断研究のメタ分析では，仕事のストレスで血圧が上がり[8]，福岡のコホート研究（N＝6,553）では，**仕事のストレスが大きい男性は脳卒中を起こす頻度が高い（2.5倍）**[9].

### ● 仕事のストレスとがん

仕事のストレスはがんと関連があり，スウェーデンの症例対照研究（N＝1,438）では，仕事のストレスが大きい人は食道扁平上皮がんの頻度が高く（4.0倍），食道腺がんの頻度も高く（3.2倍）[10]，スウェーデンのコホート研究（N＝36,332）では，閉経前の女性は仕事のストレスが大きいと，乳がんになる頻度が高いが（1.4倍）[11]，アメリカのコホート研究（N＝37,562）では，看護師は仕事のストレスが大きくても，乳がんになる頻度は高くない[12].

12のコホート研究のメタ分析（N＝116,056）では，仕事のストレスによるがんのリスク比は0.97［0.90-1.04］であり，臓器別には大腸がん1.16［0.90-1.48］，肺がん1.17［0.88-1.54］，乳がん0.97［0.82-1.14］，前立腺がん0.86［0.68-1.09］であり，結論は「**大腸がん・肺がん・乳がん・前立腺がんでは仕事のストレスはがんの危険因子でない**」[13].

なお，デンマークのコホート研究では（N＝6,689），仕事にストレスを感じている女性は，エストロゲン分泌が阻害されやすく，乳がんになる頻度が低い（0.6倍）[14].

### ● 看護師の深夜勤務とがん

深夜勤務は乳がんと関連があり，アメリカのコホート研究（N＝115,022）では，**深夜勤務20年以上の閉経前の看護師は乳がんになる頻度が高い（1.8倍）**[15]．アメリカの別のコホート研究（N＝78,562）では，看護師の深夜勤務による乳がんのリスク比は，深夜勤務15年以下が1.08［0.99-1.18］，15〜30年が1.08［0.90-1.30］，30年以上が1.36［1.04-1.78］である[16].

深夜勤務は大腸がんや卵巣がんとも関連があり，アメリカのコホート研究（N＝78,586）では，深夜勤務15年以上の看護師は大腸がんになる頻度が高く（1.4倍）[17]，アメリカの別のコホート研究（N＝121,701）では，深夜勤務20年以上の女性は卵巣がんになる頻度が高く（1.5倍）[18]，フィンランドのコホート研究（N＝1,669,272）では，深夜勤務が多い男性は悪性リンパ腫になる頻度が高い（1.1倍）[19].

### ● 睡眠不足と心臓病やがん

睡眠不足は心臓病による死亡と関連があり，アメリカのコホート研究（N＝23,447）では，中高年男性（40〜75歳）は睡眠不足があると死亡する頻度が高く，入眠困難と熟眠障害は死亡する頻度が高く（1.3倍と1.2倍），とくに心臓病で死亡する頻度が高い（1.6倍と1.3倍）[20].

睡眠不足は乳がんや前立腺がんと関連があり，仙台のコホート研究では，**睡眠時間が短い女性（≦6時間）は乳がんになる頻度が高く（1.6倍）**[21]，睡眠時間が長い男性（≧9時間）は前立腺がんになる頻度が低い（0.5倍）[22].

睡眠不足は食道がんの予後と関連があり，スウェーデンの臨床研究（N＝402）では，食道がん手術患者は6か月後に睡眠不足/倦怠感/疼痛・逆流/咳嗽/嚥下障害/食欲不振があると，死亡の頻度が高い（1.2倍・1.4倍・1.4倍）[23].

### ● 医療従事者のがん

看護師は乳がんや卵巣がんで死亡する頻度が高く，カナダの症例対照研究では，看護師は乳がんと卵巣がんによる死亡の頻度が高いが（1.5倍と1.3倍），教師も乳がんと卵巣がんによる死亡の頻度が高い（1.7倍と1.8倍）[24].

北欧5か国の大規模コホート研究（N＝15,000,000）では，料理・給仕・接客・飲食・漁

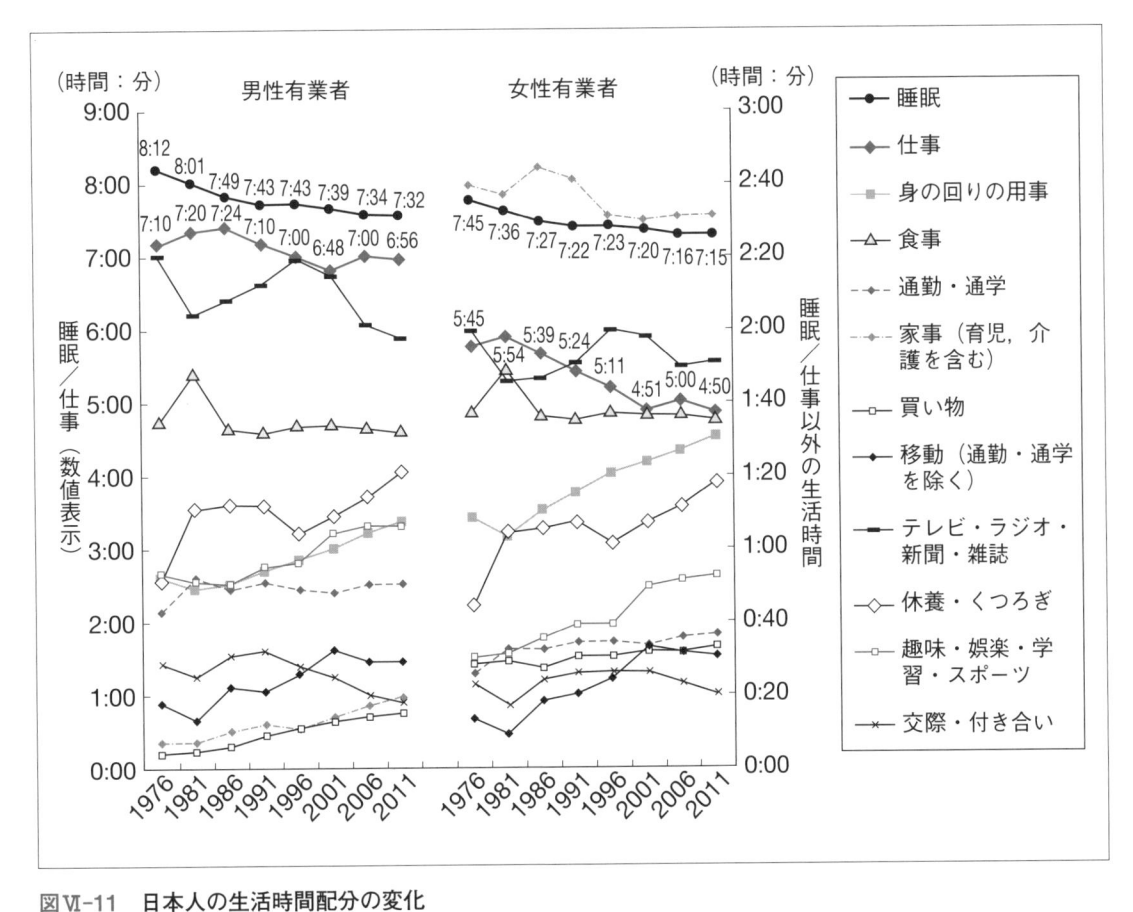

図Ⅵ-11　日本人の生活時間配分の変化
男女ともに睡眠時間は短くなっているが，休養や趣味の時間は長くなっている．
（社会実情データ図録 http://www2.ttcn.ne.jp/honkawa より作成）

業・煙突掃除に従事する男性はがんになる頻度が高いが，園芸・農業・林業・医療・教育に従事する人はがんになる頻度が低く，医療従事者のがんのリスク比は，看護師が1.01[0.99-1.02]，女性医師が1.06[1.01-1.12]，男性医師が0.94[0.92-0.97]である[25]．

医療従事者のがんのリスクを臓器別にみると，看護師は乳がん1.2倍，卵巣がん1.1倍，膵臓がん0.9倍，直腸がん0.9倍，胃がん0.9倍，食道がん0.7倍，女性医師は乳がん1.4倍，卵巣がん1.2倍，肺がん0.7倍，胃がん0.4倍，男性医師は結腸がん1.1倍，肺がん0.5倍，胃がん0.5倍，食道がん0.5倍である[26]．

## 補足事項

心理的なストレスはがんの発症や経過に影響するかもしれず，165の臨床研究の分析では，心理的なストレスを受けた人はがんの頻度が高く，330の臨床研究の分析では，心理的なストレスを受けた人はがんによる生存期間が短く，53の臨床研究の分析では，心理的なストレスを受けた人は死亡の頻度が高い[27]．

過酷な環境で大きなストレスを受けた人は心臓病や脳卒中で死亡する頻度が高く，第二次世界大戦でレニングラード封鎖（2年4か月間，約100万人が死亡）を体験した人は，心臓病と脳卒中による死亡の頻度が高く（1.4倍と1.7倍），乳がんによる死亡の頻度が非常に高い（9.9

倍)[28,29]．

過酷な環境を体験した子どもはのちにがんになる頻度が高い．第二次世界大戦で小児期にホロコーストを体験したユダヤ人はがんになる頻度が高く（男性3.5倍，女性2.3倍），臓器別では男性は大腸がんと肺がんになる頻度が高く（1.8倍と1.7倍），女性は大腸がんと乳がんになる頻度が高い（1.9倍と2.4倍）[30]．

## 筆者の意見

がんの原因は，喫煙（30%）・食生活（30%）・ウイルス（5%）の三大因子で2/3を占め，そのほかに，運動不足（5%）・職業（5%）・家系（5%）・出産（3%）・飲酒（3%）・貧困（3%）・紫外線（1%）・放射線（2%）・医薬品（1%）があるが（附録①図3，213頁参照），ストレスは測定や評価がむずかしく，大気汚染も測定がむずかしく，がんの原因としてどれくらい関与しているかはわからない．

ストレスの回復には，休息・睡眠・気分転換が大切であり，仕事から離れてゆっくり休み，趣味や娯楽でリフレッシュしないといけない．日本人はほかの国に比べて睡眠時間が短く，35年間で男性の睡眠時間は40分，女性は30分も短くなった．21世紀に入って休養やくつろぎ，趣味や娯楽に使う時間が増えているのは，ストレスの回復によいことである（図Ⅵ-11）．

## A 疑問の解決

「医師はがんになりやすいか」という問いには，「仕事のストレスは大腸がん・肺がん・乳がん・前立腺がんの危険因子でない」と答えられ，「医療従事者のがんのリスクは看護師が1.01倍，女性医師が1.06倍，男性医師が0.94倍である」とも答えられるが，「深夜勤務20年以上の閉経前の看護師は乳がんになる頻度が1.8倍である」と答えてもよい．

## ●文献

1) Kivimaki M (UK). Associations of job strain and lifestyle risk factors with risk of coronary artery disease : a meta-analysis of individual participant data. CMAJ 2013 ; 185 : 763-9.
2) Kivimäki M (UK). **Job strain as a risk factor for coronary heart disease : a collaborative meta-analysis of individual participant data. Lancet 2012 ; 380 : 1491-7.**
3) Aboa-Eboule C (Canada). Job strain and risk of acute recurrent coronary heart disease events. JAMA 2007 ; 298 : 1652-60.
4) Kivimäki M (Finland). Work stress and risk of cardiovascular mortality : prospective cohort study of industrial employees. BMJ 2002 ; 325 : 857.
5) Uchiyama S (Japan). Job strain and risk of cardiovascular events in treated hypertensive Japanese workers : hypertention follow-up group study. J Occup Health 2005 ; 47 : 102-11.
6) Heikkilä K (Finland). Job strain and tobacco smoking : an individual-participant data meta-analysis of 166, 130 adults in 15 European studies. PLoS One 2012 ; 7 : e35463.
7) Fransson EI (Sweden). Job strain as a risk factor for leisure-time physical inactivity : an individual-participant meta-analysis of up to 170,000 men and women, the IPD-Work Consortium. Am J Epidemiol 2012 ; 176 : 1078-89.
8) Landsbergis PA (USA). Job strain and ambulatory blood pressure : a meta-analysis and systematic review. Am J Public Health 2013 ; 103 : e61-71.
9) Tsutsumi A (Japan). **Prospective study on occupational stress and risk of stroke. Arch Intern Med 2009 ; 169 : 56-61.**
10) Jansson C (Sweden). Job strain and risk of esophageal and cardia cancers. Cancer Epidemiol 2009 ; 33 : 473-5.
11) Kuper H (UK). Job strain and risk of breast cancer. Epidemiology 2007 ; 18 : 764-8.
12) Schernhammer ES (USA). Job stress and breast cancer risk : the Nurses' Health Study. Am J Epidemiol 2004 ; 160 : 1079-86.
13) Heikkilä K (Finland). **Work stress and risk of cancer : meta-analysis of 5700 incident cancer events in 116,000 European men and women. BMJ 2013 ; 346 : f165.**
14) Nielsen NR (Denmark). Self reported stress and risk of braest cancer : prospective cohort study. BMJ 2005 ; 331 : 548.
15) Schernhammer ES (USA). **Night work and risk of breast cancer. Epidemiology 2006 ; 17 : 108-11.**
16) Schernhammer ES (USA). Rotating night shifts and risk of breast cancer in women participating in the Nurses' Health Study. J Natl Cancer Inst

2001 ; 93 : 1563-8.
17) Schernhammer ES(USA). Night-shift work and risk of colorectal cancer in the Nurses' Health Study. J Natl Cancer Inst 2003 ; 95 : 825-8.
18) Viswanathan AN(USA). Night shift work and the risk of endometrial cancer. Cancer Res 2007 ; 67 : 10618-22.
19) Lahti TA(Finland). Night-time work predisposes to non-Hodgkin lymphoma. Int J Cancer 2008 ; 123 : 2148-51.
20) Li Y(USA). Association between insomnia symptoms and mortality : a prospective study of U. S. men. Circulation 2014 ; 129 : 737-46.
21) **Kakizaki M(Japan). Sleep duration and the risk of breast cancer : the Ohsaki Cohort Study. Br J Cancer 2008 ; 99 : 1502-5.**
22) Kakizaki M(Japan). Sleep duration and the risk of prostate cancer : the Ohsaki Cohort Study. Br J Cancer 2008 ; 99 : 176-8.
23) Wikman A(Sweden). Presence of symptom clusters in surgically treated patients with esophageal cancer : implications for survival. Cancer 2014 ; 120 : 286-93.
24) MacArthur AC(Canada). Occupational female breast and reproductive cancer mortality in British Columbia, Canada, 1950-94. Occup Med 2007 ; 57 : 246-53.
25) Pukkala E(Finland). Occupation and cancer : follow-up of 15 million people in five Nordic countries. Acta Oncol 2009 ; 48 : 646-790.
26) Kjaerheim K(Norway). Effects of occupation on risks of avoidable cancers in the Nordic countries. Eur J Cancer 2010 ; 46 : 2545-54.
27) Chida Y(UK). Do stress-related psychosocial factors contribute to cancer incidence and survival? Nat Clin Pract Oncol 2008 ; 5 : 466-75.
28) Sparén P(Sweden). Long term mortality after severe starvation during the siege of Leningrad : prospective cohort study. BMJ 2004 ; 328 : 11.
29) Koupil I(Sweden). Cancer mortality in women and men who survived the siege of Leningrad (1941-1944). Int J Cancer 2009 ; 124 : 1416-21.
30) Keinan-Boker L(Israel). Cancer incidence in Israeli Jewish survivors of World War II. J Natl Cancer Inst 2009 ; 101 : 1489-500.

## 3つのポイント — 臨床現場で配慮すべきこと

①患者の考え　②医師の考え　③エビデンス

医学は未熟で不確実な科学，医療は個人的かつ経験的な行為です．医療現場では迷ったり悩んだりするのが当然です．迷ったときの意思決定は，患者の考え（意向）を最優先にして，自分の考え（知識や経験）を確認し，エビデンス（教科書や論文）を最大限に利用しましょう．

## イグ・ノーベル賞

人がため息をつく理由を研究（2011年，心理学賞）

Teigen KH(Norway). Is a sigh "just a sigh"? Sighs as emotional signals and responses to a difficult task. Scand J Psychol 2008 ; 49 : 49-57.

附録①

# 日本人の生老病死

○出生は年間 102 万人．女性 1 人あたりの生涯出産数は 1.43 人（2005 年は 1.26 人）．
夫婦 1 組あたりの子どもは 2.1 人．子どもがいない夫婦は 11%．授かり婚は 25%．
体外受精児は年間 4 万人．結婚は 66 万組，離婚は 23 万組．2011 年から人口減少．

○初婚年齢は男 31 歳と女 29 歳で上昇傾向．未婚率は 25〜29 歳で 71% と 60%，
30〜34 歳で 47% と 33%，35〜39 歳で 35% と 22%，40〜44 歳で 28% と 17%，
45〜49 歳で 22% と 12%．生涯未婚率は 17% と 7%．初産年齢 30.4 歳．帝王切開 19%．

○人口構成は 65 歳以上が 24%，75 歳以上が 12%，80 歳以上が 6%，15 歳未満が 13%．
生産年齢人口（15〜64 歳）は減少傾向で 63%．ピラミッド型→つぼ型→花瓶型（図 1）．
高齢者 ≧7% 以上→高齢化社会，14-21%→高齢社会，21% 以上→超高齢社会．

○死亡は年間 127 万人．がん 36 万人(30%)，心疾患 20 万人(15%)，脳卒中 12 万人(10%)，
肺炎 12 万人(10%)，老衰 6 万人，事故 4 万人，自殺 2.6 万人（1998〜2011 年は 3 万人超），
腎不全 2.5 万人，肺疾患 1.6 万人，肝不全 1.6 万人．堕胎は年間 40 万件（推定）．

○がん死亡は，肺 7.2 万人，胃 4.9 万人，大腸 4.7 万人，肝臓 3.1 万人，膵臓 3.0 万人，
胆道 1.8 万人，乳腺 1.3 万人，食道 1.2 万人，前立腺 1.1 万人，リンパ腫 1.1 万人，
白血病 0.8 万人，膀胱 0.7 万人，口腔咽頭 0.7 万人，子宮 0.6 万人，卵巣 0.5 万人．

○心疾患は，冠虚血 7.8 万人(39%)，心不全 7.2 万人(36%)，不整脈 2.8 万人(14%)．
脳卒中は，脳梗塞 7.2 万人(59%)，脳出血 3.4 万人(28%)，くも膜下出血 1.3 万人(11%)．
肺炎は，誤嚥性肺炎と市中肺炎（肺炎球菌とインフルエンザ菌），95% が高齢者．

○事故は，窒息 1.0 万人，溺水 0.8 万人，転倒/転落 0.7 万人，交通事故 0.6 万人．
自殺の理由は，健康/病気(47%)，経済/生活(22%)，家庭(13%)，仕事(8%)．
腎不全の原因は，糖尿病性腎症，慢性糸球体腎炎，高血圧性腎硬化症．

○死亡率は 50 歳を過ぎると指数関数的に急上昇．哺乳類は生殖能力を失うと死ぬ．
年齢別死因のトップは，小児（<15 歳）は奇形・がん・事故（とくに男児），
壮年は自殺（男 15〜45 歳，女 15〜35 歳），中高年はがん（男 ≧45 歳，女 ≧35 歳）．

○平均寿命は 83 歳（男 80 歳，女 87 歳）．健康寿命は 76 歳（男 73 歳，女 78 歳）．
世界の平均寿命は 70 歳（男 68 歳，女 72 歳）．平均年齢は日本 45 歳．世界 29 歳．
日本は長寿高齢の国．世界の死因は，感染症・がん・心疾患・脳卒中・事故．

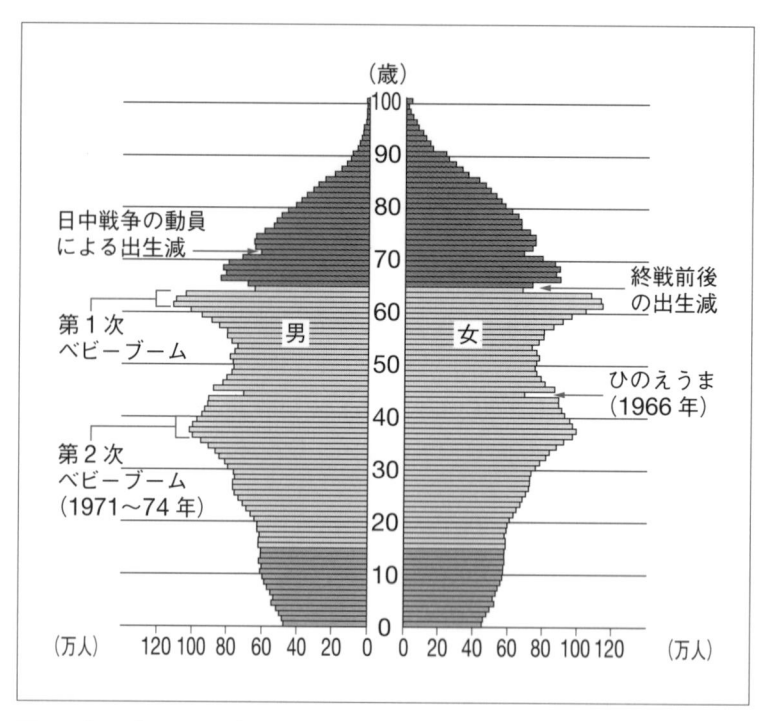

図1 人口ピラミッド（2010年）
（総務省統計局ホームページ http://www.stat.go.jp/data/kokusei/2010/kouhou/useful/u01_z19.htm をもとに作成）

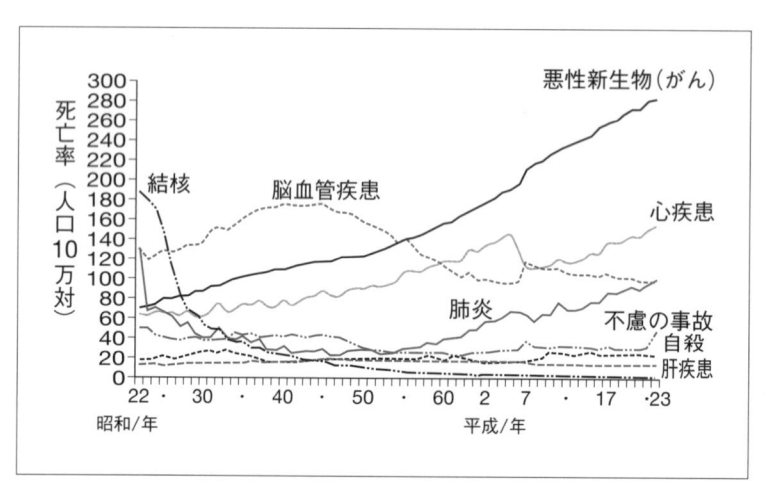

図2 主な死因別にみた死亡率の年次推移
〔平成23年人口動態統計月報年計（概数）の概況（厚生労働省）http://www.mhlw.go.jp/toukei/saikin/hw/jinkou/geppo/nengai11/kekka03.html#k3_2 より〕

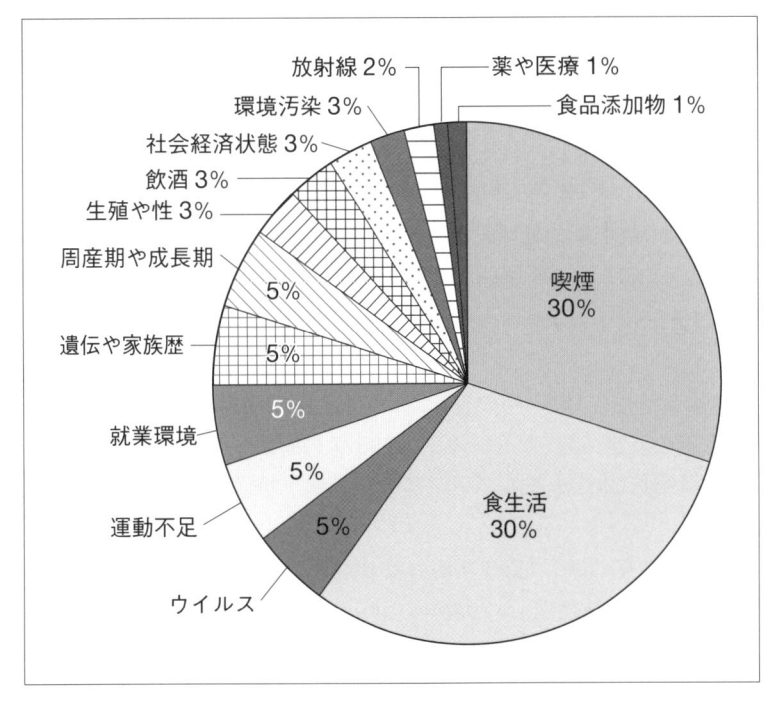

図3　がんの原因〔Harvard Report on Cancer Prevention (1996) をもとに作成〕

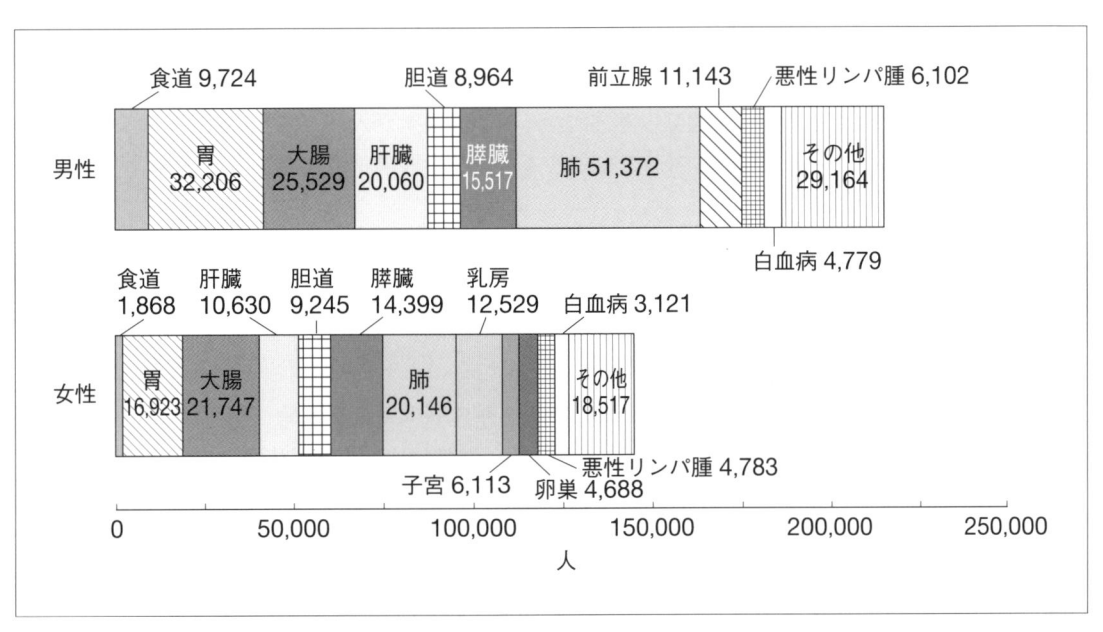

喫煙 30%
食生活 30%
ウイルス 5%
運動不足 5%
就業環境 5%
遺伝や家族歴 5%
周産期や成長期 5%
生殖や性 3%
飲酒 3%
社会経済状態 3%
環境汚染 3%
放射線 2%
薬や医療 1%
食品添加物 1%

男性
食道 9,724
胃 32,206
大腸 25,529
肝臓 20,060
膵臓 15,517
胆道 8,964
肺 51,372
前立腺 11,143
悪性リンパ腫 6,102
白血病 4,779
その他 29,164

女性
食道 1,868
胃 16,923
大腸 21,747
肝臓 10,630
胆道 9,245
膵臓 14,399
肺 20,146
乳房 12,529
子宮 6,113
卵巣 4,688
白血病 3,121
悪性リンパ腫 4,783
その他 18,517

図4　部位別がん死亡数（2012年）　　　（がん情報サービス http://ganjoho.jp/public/ をもとに作成）

附録②

# 医学と医療の歴史

○近代外科学の始まりは1881年の胃がんの胃切除である（ビルロート）（図1）．1846年のエーテル麻酔（モートン）（図2），1847年の手洗い（ゼンメルワイス），1867年の石炭酸による消毒（リスター）（図3），1875年の鉗子（ペアン/コッヘル）のおかげで成功した世界初の内臓手術（がん手術）である．

○主な消化器手術の始まりは，1881年の胃切除，1882年の胆嚢摘出，1884年の虫垂切除，1897年の胃全摘，1908年の直腸切断（マイルズ），1935年の膵頭十二指腸切除，1939年の低位前方切除，1949年の肝右葉切除（本庄一夫），1987年の腹腔鏡下胆嚢摘出である．

○外科学を支える偉大な発見には，1543年のベサリウスの人体解剖図，1552年のパレの血管結紮法，1628年のハーベイの血液循環，1796年のジェンナーの種痘，1858年のウィルヒョウの細胞病理学，1865年のメンデルの法則，1882年のコッホの結核菌がある．

○近代外科学の発展に貢献した発明には，1885年のハルステッドの手術用手袋，1895年のレントゲンのX線，1900年のラントシュタイナーの血液型，1928年のフレミングのペニシリン，1932年のデュークスの直腸がんステージ分類，1950年の宇治達郎の胃カメラがある．

○日本の医学は外国の影響を強く受け，古くは中国医学（漢方）であったが，江戸時代は長崎からオランダ医学（蘭学）が伝えられ，江戸後期は実践的なイギリス医学が入り，明治初期は実験を重視するドイツ医学が導入され，戦後は科学技術を駆使するアメリカ医学が流入した．

○日本の外科医の元祖は華岡青洲であり，1804年に全身麻酔による乳がん切除に成功した．和歌山の名手村で20年間の動物実験を続け，6種類の薬草を調合した「通仙散」を開発し，小型のメスを作って手術した．日本初の医学校「春林軒」に全国から外科医が集まった．

○日本人にも世界的な発見があり，北里柴三郎は1889年に破傷風菌を培養して抗毒素血清を開発し（図4），高峰譲吉は1900年にアドレナリンを抽出し，鈴木梅太郎は1910年にオリザニン（ビタミン$B_1$）を抽出し（図5），山極勝三郎は1915年にタールでウサギ人工発がんに成功した（図6）．

○内視鏡装置の元祖は1950年に宇治達郎・杉浦睦夫・深海正治が発明した胃カメラである（図7）．アメリカで1957年にファイバースコープが発明され，1983年に電子スコープが開発され，現在の内視鏡手術に応用されたが，2000年にはイスラエルでカプセル内視鏡が発明された．

○セレンディピティ（serendipity）は，セレンディップ（スリランカ）の3王子という寓話にちなんだ造語であり，何かを追究していて，叡智のおかげで，偶然に別の重要なことを発見することである．ペニシリンやピロリ菌は「才能と幸運に恵まれた偶然の発見」と言える．

附録② 医学と医療の歴史　215

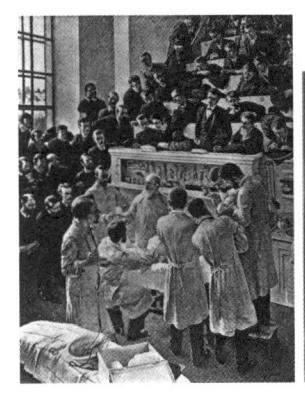

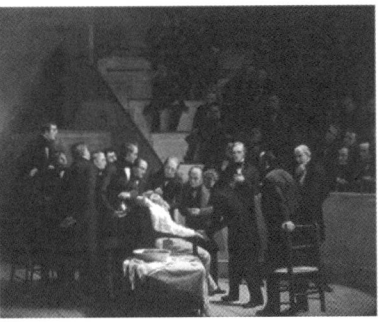

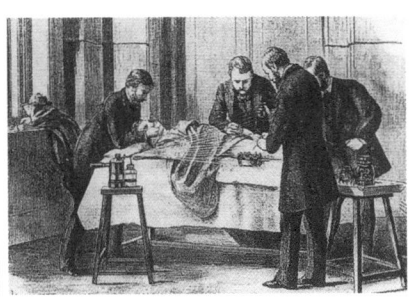

図1　ビルロート教授の手術*　図2　エーテル麻酔の公開手術　図3　石炭酸を噴霧して手術

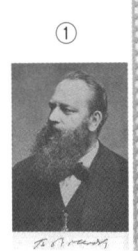

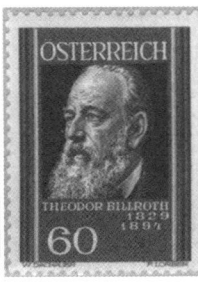

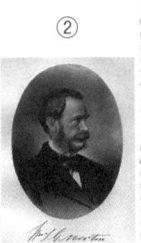

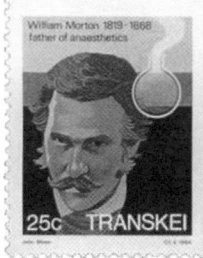

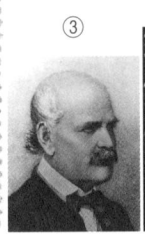

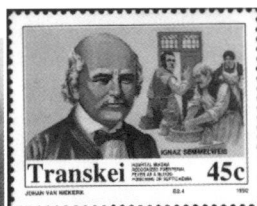

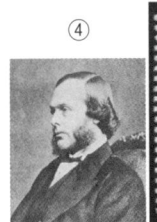

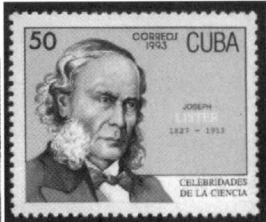

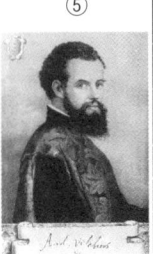

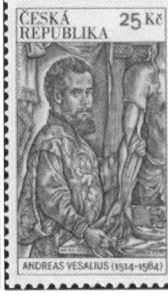

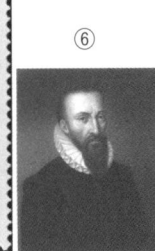

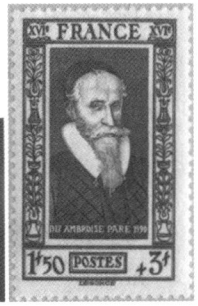

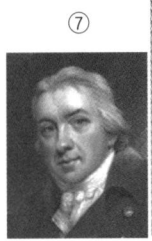

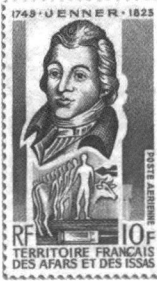

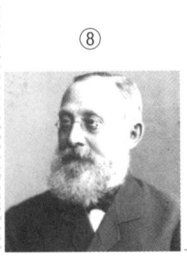

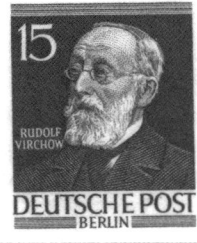

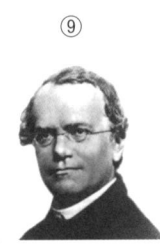

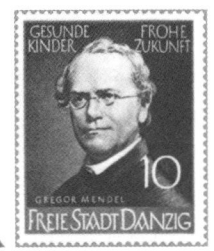

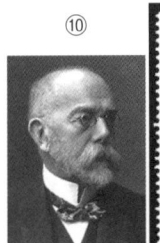

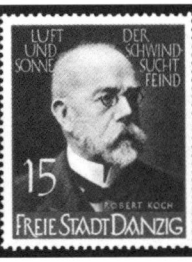

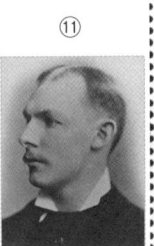

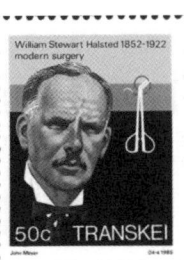

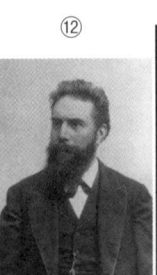

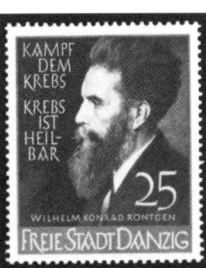

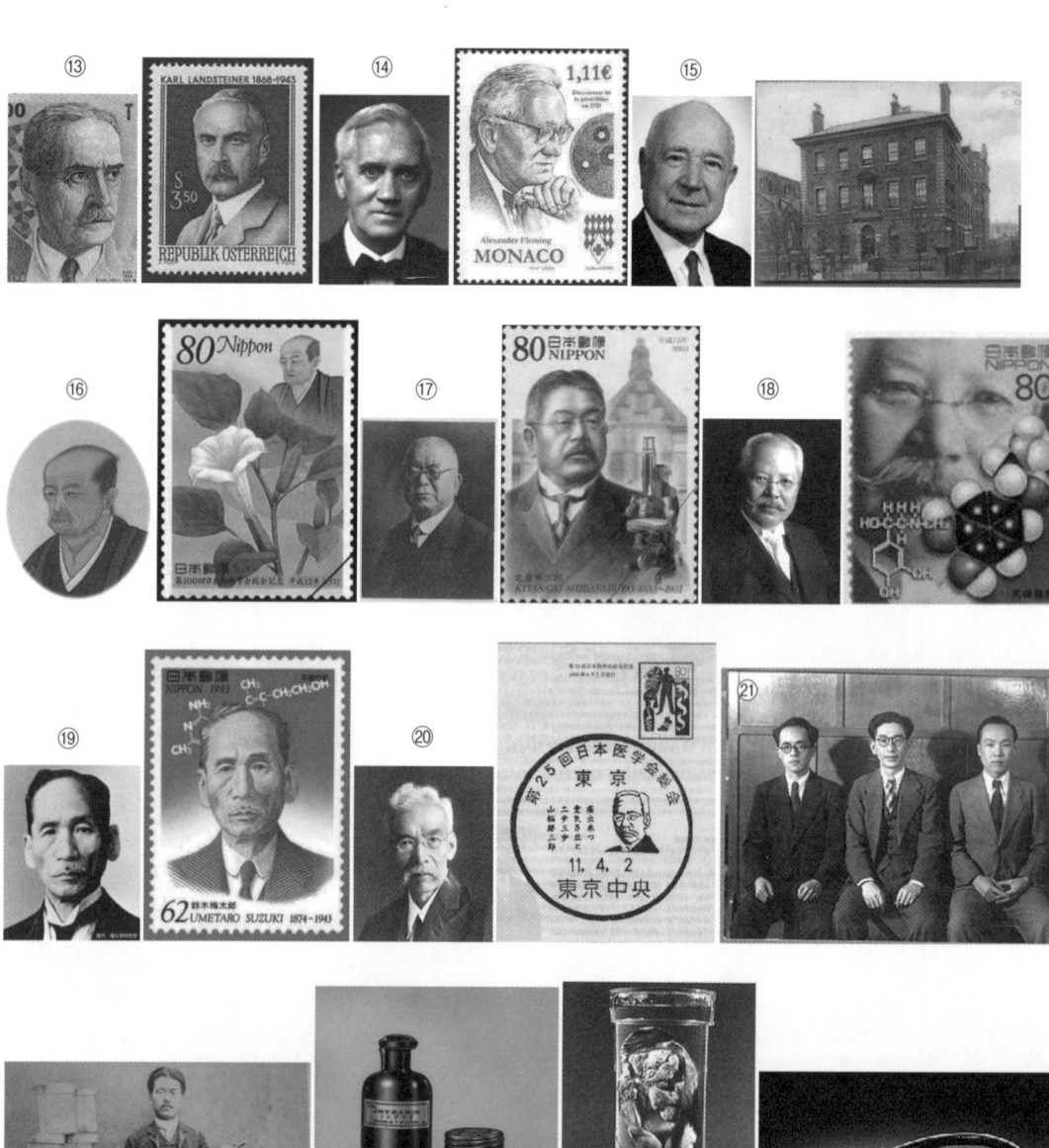

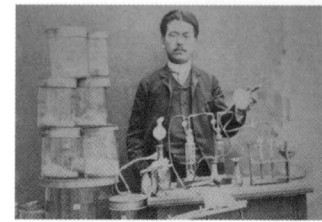

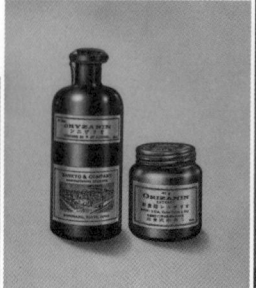

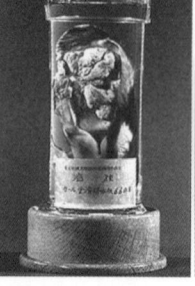

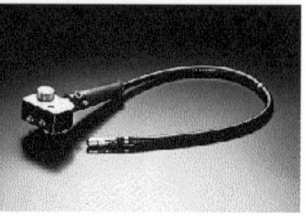

図4　嫌気培養装置　　図5　幻のビタミン*2　　図6　人工発がん　　図7　胃カメラ

①ビルロート（Theodor Billroth, 1829-1894）　②モートン（William Morton, 1819-1868）
③ゼンメルワイス（Iguas Semmelweis, 1818-1865）　④リスター（Joseph Lister, 1827-1912）
⑤ベサリウス（Andreas Vesalius, 1514-1564）　⑥パレ（Ambroise Pare, 1510-1590）
⑦ジェンナー（Edward Jenner, 1749-1823）　⑧ウィルヒョウ（Rudolf Virchow, 1821-1902）
⑨メンデル（Gregor Mendel, 1822-1884）　⑩コッホ（Robert Koch, 1843-1910）
⑪ハルステッド（William Halsted, 1852-1922）　⑫レントゲン（Wilhelm Röentgen, 1845-1923）
⑬ラントスタイナー（Karl Landsteiner, 1868-1943）　⑭フレミング（Alexander Fleming, 1881-1955）
⑮デュークス（Cuthbert Dukes, 1890-1977）　＊右は St. Mark 病院．⑯華岡青洲（1760-1835）
⑰北里柴三郎（1853-1931）　⑱高峰譲吉（1854-1922）　⑲鈴木梅太郎（1874-1943）　⑳山極勝三郎（1863-1930）
㉑宇治達郎（1919-1980）　＊宇治は中央．左は杉浦睦夫，右は深海正治．
＊写真提供 WPS．　*2 写真提供第一三共．

## 附録③ 敬称の正しい使い方

○「様」と「殿」
　「様」は個人名の宛名につける一般的な敬称であり，地位や年齢に関係なく使える．「殿」も個人名の宛名につける敬称であり，業務文書や通信文で使われる．

○「御中」と「各位」
　「御中」は宛先が個人ではなく団体（企業・役所・学校・学会など）のときに使う．団体に所属する人に宛てるときの敬称でもあり，「□□会社御中」のように使う．
　「各位」は宛先が複数のときに使う敬称であり，「〜の皆様」という意味である．宛名には使わず，「関係各位」「同好会各位」「会員各位」など，文書の冒頭で使う．敬意を強調して「□□会員様各位」と書くこともあるが，「各位殿」はまちがい．

○「社長」や「教授」
　「社長」や「教授」のような肩書や職名は敬称ではなく，対外的には「社長がお詫びに伺います」「教授は席を外しております」のように使うが，内部においては「社長が来られました」「教授がご覧になります」のように敬称として使う習慣がある．
　例えば，医局の忘年会で司会をする場合，医局員でない人が多い会では，その人たちを立てる意味で「教授からごあいさつを申し上げます」と言うが，医局員だけの会では，教授を敬う意味で「教授からごあいさつをいただきます」と言う．

○「先生」と脇付け
　「先生」は，教師や医師の敬称であり，とくに目上の医師に対して敬意をこめて使う．教師や医師が互いに「先生」と呼ぶのは，学校や病院の内部に限られた使われ方であり，患者さんに「□□先生に伝えておきます」と言うのはおかしい．企業では「部長の□□に相談してご返事します」のように，身内の名前は呼び捨てにするのが常識である．
　医師は紹介状の宛名に「□□□□先生」と書くが，通信文は「□□□□殿」が正しい．「担当医先生」や「主治医先生」はまちがいであり，「担当医殿」「主治医殿」が正しい．「様」に脇付けの「侍史」「机下」を添えることはあるが，敬意が強い「先生」に脇付けをつけることはなく，「御侍史」「御机下」は医療関係者だけが使う誤用である．

□新明解国語辞典（第7版，2012年）
　様：人の名前や人を表す語のあとにつけて敬意を表す（手紙の宛名にも用いられる）．殿：公式の場面や手紙で相手の名前に添える敬称（私信には用いられない）．各位：複数の関係者を対象とする通信文で地位や職階などの区別なく敬意をこめて「皆様方」と呼びかける語（読者各位，会員各位）．「各位」自体に敬意が含まれているので「殿」は不要．

□新選国語辞典（第9版，2011年）
　様：人名などに添えて高めて言う語．殿：氏名や職名につける尊敬語．各位：複数の人々を尊敬していう語．手紙の宛名では一般に「様」を使う．公用や事務用では「殿」を使うことが多い．

　団体や組織の場合は「御中」，多人数のときは「各位」を使う．恩師やものを教える人には「先生」，学問上の先輩や同輩には「学兄」を用いることがある．

# 索引

## 数字・欧文

### 数字

5年生存率
　——，胃がん　62
　——，甲状腺がん　62
　——，黒色腫　62
　——，骨髄腫　62
　——，食道がん　62
　——，大腸がん　62
　——，頭頸部がん　62
　——，肺がん　62
　——，リンパ腫　62
7月現象　22

### A

absolute risk reduction：ARR　10
alarm symptoms　43, 69
Alexander Fleming　216
Ambroise Pare　216
Andreas Vesalius　216
appendix mass　5
Archibald Cochrane　56
ARDS　80

### B

bacterial translocation　134
Billroth I 法　12-14
Billroth II 法　12-14, 133
Blumberg 徴候　2
body mass index：BMI　182
BRCA1/2 遺伝子変異　159

### C

cachexia　148
Cesar Roux　12
chronic pain　9
circulating tumor cells　140
colloid　74
COPD　38, 81
coronary artery bypass grafting：CABG　63
crystalloid　74
CT 冠動脈画像　158
CT 検査　157
　——，膵臓　158
　——，大腸　158
　——，虫垂炎　158
　——，肺がん　159
Cuthbert Dukes　216

### D

D1 郭清　119, 120, 153
D2 郭清　119, 120, 127, 153
D3 郭清　153
D4 郭清　153
Devine 手術　116
Devine 変法　117
disseminated tumor cells　140
Dixon 手術　109
drain　56, 57
Dukes 分類　181

### E

Edward Jenner　216
endoscopic retrograde biliary drainage：ERBD　46
endovascular aneurysm repair：EVAR　63

### F

FAP　197

### G

gastric outlet obstruction　114
Glasgow Coma Scale：GCS　8, 145
Glasgow Inflammation Outcome Study：GIOS　146
Glasgow Prognostic Score：GPS　8, 145, 181
Gregor Mendel　216
guarding　2

### H

hANP　134
Hartmann 手術　51
hernia repair　7
hernioplasty　7
herniorrhaphy　7
Hinchey 分類　17, 18
hypovolemic shock　158

### I

Iguas Semmelweis　216
interval appendectomy　5

### J

Joseph Lister　216

### K

Karl Landsteiner　176, 216
Krukenberg 腫瘍　187
Kugel patch　7

### L

Lichtenstein 法　7-9
Lynch 症候群　197

### M

Mary Joseph 結節　187
mechanical bowel preparation　41
mesh plug　7
metabolic equivalents：METs　188
Miles 手術　109
minimally invasive esophagectomy：MIE　104

### N

NSAIDs　194-197
number needed to treat：NNT　10, 19

### O

occult tumor cells　140
off-pump　107
OPCAB　107

### P

palliative operation　114, 137
percutaneous coronary intervention：PCI　63
percutaneous transhepatic biliary drainage：PTBD　46
PHS　7
PLCO 検診　164
prognostic nutritional index：PNI　147
PSA　164
pyloric stenosis　114

### R

rebound pain　2

# 索引

RFA 134
rigidity 2
Robert Koch 216
Roux-en-Y 法 12-14, 133
RT-PCR 140
Rudolf Virchow 216

## S

S 状ファイバー 165
sarcopenia 191
Schnitzler 転移 187
self-expanding metallic stent：SEMS 51
surgical site infection：SSI 17

## T

TACE 134
TAPP 7
TEP 7
Theodor Billroth 12, 216
TIA 154
TNM 分類 140

## V

visual analog scale：VAS 9
VTE 87

## W

Wilhelm Röentgen 216
Will Rogers 現象 151-154
William Halsted 216
William Morton 216

## X

X 線検査 157

---

## 和 文

### あ

アスピリン 194-197
アッペ 2
アドレナリン 214
アルブミン製剤 73
アルブミン投与 73-76
悪液質 148

### い

イレウス 137
インスリン 68
インスリン投与 69
　——, 外傷 69
　——, 冠動脈バイパス手術 69
インフォームド・コンセント 137, 200
胃カメラ 214, 216
胃がん 29, 187, 194, 195, 197, 211
　——, 5 年生存率 62
　——, 胃十二指腸閉塞 114, 115
　——, グラスゴー分類 147
　——, 減量手術 116
　——, 腹腔鏡手術 127
　——, 腹腔洗浄 19
　——, リンパ節郭清 119, 120, 153
胃がん手術
　——, 吻合不全 86
　——, 臨床試験（日本） 132
胃空腸吻合 116
胃十二指腸閉塞 114-116
胃切除 214
　——, ドレーン留置 58
　——, 肥満患者 184
胃切除後
　—— の骨粗鬆症 15
　—— の再建 12-15
　—— の膵臓がん 14
　—— の胆石 14
胃切除後症候群 12
胃全摘, 臨床試験（日本） 133, 134
胃排泄遅延 14
萎縮性胃炎 14
意識障害 55
遺伝性大腸がん 197
一過性脳虚血発作 154

### う

ウィルヒョウ 214, 216
ウィルムス腫瘍 160
宇治達郎 214, 216
運動 188-191
運動不足 191

### え

エーテル麻酔 214, 215
エストロゲン 61
腋窩郭清 122
腋窩ドレーン 58
炎症性腸疾患, 患者の自殺 203
炎症反応 79

### お

オリザニン 214
小野寺の予後的栄養指数 181
黄疸 46-48

### か

カフェイン 168
がん検診 163-166
がん死亡 28
がんの告知 200
下腸間膜動脈根部のリンパ節郭清 120
化学療法, 食道がん 134
科学的根拠に基づく医療 132
家族性大腸腺腫症 197
介入研究 134
外傷 23, 69
　——, 合併症 62
　——, 死亡率 62
踵落し 45
拡大リンパ節郭清 119
肝硬変 75
　—— 患者の大量腹水穿刺 75
肝細胞がん, 臨床試験（日本） 134
肝切除
　——, ステロイド投与 79
　——, ドレーン排液 56
　——, ドレーン留置 57-59
　——, 肥満患者 184
　——, 腹腔鏡手術 128
　——, 臨床試験（日本） 133
肝線維化 178
肝臓がん 195, 211
　——, 患者の自殺 200
　——, グラスゴー分類 147
肝動脈化学塞栓 134
肝門部胆管がん, 減黄処置 47
冠動脈疾患 99
　——, 死亡率 64
冠動脈バイパス手術 38, 107
　——, 死亡率 63
緩和手術 114, 137
鑑別診断 78

### き

希死念慮 202
起立性低血圧 60
起立性頻脈 60
機械的腸管前処置 41
北里柴三郎 168, 214, 216
喫煙 36, 202
逆転写ポリメラーゼ連鎖反応 140
急性冠症候群, 死亡率 64
急性呼吸促迫症候群, ステロイド投与 80
急性膵炎 158
　——, 腹腔洗浄 20
急性虫垂炎 2-5
急性腹症 2, 45
狭心症, 死亡率 64
胸腔ドレーン 58
胸部 X 線 160
強化インスリン療法 69-71
鏡視下食道手術 104-106
筋減少症 191
筋硬直 2
筋性防御 2
禁煙 36-39

### く

クリンダマイシン 19
グラスゴー炎症転帰研究 146
グラスゴー昏睡尺度 145

グラスゴー大学　8
グラスゴー分類　8, 145, 181
　——, 胃がん　147
　——, 肝臓がん　147
　——, 食道がん　147
　——, 膵臓がん　147
　——, 大腸がん　146, 147
　——, 肺がん　147
くも膜下出血　24
空置的胃空腸吻合　116

## け

ゲンタマイシン　19
経皮経肝的胆管ドレナージ　46
経皮的冠動脈形成術, 死亡率　63
警告症状　43, 69
血液型　93, 176-179, 214
血液検査　140, 145
血栓塞栓症, 血液型　178
血中がん細胞　140-143
　——, 大腸がん　140-142
　——, 乳がん　143
血糖管理　68-71
結腸がん　28, 188, 194, 196
　——, 肥満によるリスク　183, 184
　——, 腹腔鏡手術　125
結腸手術　41-44
結腸切除
　——, ドレーン留置　56
　——, 肥満患者　184
　——, 腹腔鏡手術　128
　——, 吻合不全　87
　——, 輸血　91
　——, 臨床試験(日本), 133
検査被曝　159
減黄処置　46-49
減量手術　116

## こ

コーヒー　168-171
コクラン　56
コッホ　214, 216
コルチゾール　82
コレステロール　82, 182, 203
姑息手術　137
甲状腺がん, 5年生存率　62
叩打痛　45
交感神経刺激徴候　69
抗炎症薬　194
抗菌薬, 虫垂炎の治療　2-5
抗生物質による腹腔洗浄　19
高血糖　68
高齢者手術の輸血　93
硬膜外麻酔　87
鉱質コルチコイド　79
膠質液　74
黒色腫, 5年生存率　62
骨髄腫, 5年生存率　62

骨粗鬆症　170, 178
　——, 胃切除後　15
骨盤リンパ節郭清　120
昏睡スケール　8

## さ

サッカー　97
再建法, 胃切除後　12-15
残胃炎　12-14
残胃がん　14

## し

シスプラチン　19
ショック　60
ジェンナー　214, 216
ジニ係数　30
自己血, 輸血　92
自殺　29, 31, 178, 200-203, 211
社会経済状態　27-29
手術死亡率　22, 27
手術部位感染　17, 41-44
周術期管理, 臨床試験(日本)　133
周術期輸血　91, 92
十二指腸閉塞　114
重症急性膵炎　20
縦隔リンパ節郭清　120
出血　72, 91
術後合併症　39, 42, 43, 72
　——, 禁煙　37, 38
　——, 食道がん手術　87
　——, 腎臓がん手術　87
　——, 大腸がん肝転移の手術　87
　——, 肺がん手術　87
　——, 肥満　184
　——, 腹腔鏡手術の開腹移行　87
　——, 閉塞性黄疸　46
術後せん妄　148
術前化学照射療法, 直腸がん
　　　　110, 111
術前禁煙　36, 37
術中腸管洗浄法　52
循環血液量減少性ショック
　　　　74, 158
循環血液量減少の徴候　60
晶質液　74
静脈血栓症, 血液型　178
静脈血栓塞栓　87
食道炎　12-14
食道円柱上皮　14
食道がん　104, 195, 203, 206
　——, 5年生存率　62
　——, 化学療法　134
　——, 患者の自殺　200, 202
　——, グラスゴー分類　147
　——, リンパ節郭清　120
　——, 臨床試験(日本)　134
食道がん手術　104-106
　——, 臨床試験(日本)　134

食道切除
　——, ステロイド投与　79, 80
　——, 肥満患者　184
　——, 腹腔鏡手術　128
　——, 吻合不全　87
心筋梗塞　24, 29, 97-101
　——, 死亡率　64
心肺機能　190
心房細動, ステロイド投与　80
心房性ナトリウム利尿ペプチド
　　　　134
人口構成　211
人工肛門　109
腎盂腎炎　66
腎臓がん手術　87

## す

ステージ移動　153, 154
ステロイド　79-82
ステロイドカバー　81
ステント, 胃十二指腸閉塞
　　　　114-116
ステント療法, 腸閉塞　51-54
ストーマ　51-54, 109-112
ストレス　205-208
スライディング・スケール法　68
睡眠不足　206
膵液漏　14, 57, 71, 158
膵切除
　——, ドレーン留置　57
　——, 肥満患者　184
　——, 腹腔鏡手術　128
　——, 患者の膵液管理　71
膵臓がん　46, 203, 211
　——, 胃十二指腸閉塞　114, 115
　——, 胃切除後　14
　——, 患者の自殺　200-202
　——, グラスゴー分類　147
　——, 血液型　176, 177
　——, 肥満によるリスク　183
　——, リンパ節郭清　120
膵頭十二指腸切除　14, 158
　——, 減黄処置　47, 48
　——, ドレーン排液　57
　——, ドレーン留置　57, 59
　——, 臨床試験(日本)　133
膵頭部がん, 減黄処置　47
随意的収縮　2
鈴木梅太郎　214, 216

## せ

ゼンメルワイス　214, 216
咳試験　45
穿孔性虫垂炎　3, 4
　——, 腹腔洗浄　20
前方切除　110, 111
前立腺がん　28, 154, 195, 206
　——, 患者の自殺　201

前立腺がん，血液型　178
前立腺がん検診　164

## そ

鼠径ヘルニア　7-10
　——，臨床試験（日本）　133
創合併症　37-39, 57
創感染　41-43, 72
創傷治癒　17
僧帽弁手術，死亡率　64
側方郭清　120

## た

たばこの販売本数　36
大量腹水穿刺　75
代謝当量　188
大腸がん　28, 189, 195-197, 206-208, 211
　——，5年生存率　62
　——，グラスゴー分類　146, 147
　——，死亡率　61
　——，腹腔鏡手術　125
　——，リンパ節郭清　120, 154
大腸がん肝転移　147
　——の手術　87
大腸がん検診　164
大腸がん手術
　——，吻合不全　85, 86
　——，臨床試験（日本）　132
　——，輸血　91, 92
大腸憩室炎　17, 18
　——，腹腔洗浄　20
大腸手術　41-43
　——，ステロイド投与　79
　——，ドレーン留置　58
大腸腺腫　197
大腸内視鏡　158
高峰譲吉　145, 214, 216
胆管がん　46
胆管ドレナージ　46
胆汁逆流　12-14
胆汁培養　47, 48
胆石，胃切除後　14
胆石，肥満手術後　14
胆嚢がん，血液型　178
胆嚢摘出，ドレーン留置　57

## ち

チョコレート　168-171
中皮細胞　19
虫垂炎　2-5, 17, 19
　——，CT検査　158
虫垂腫瘤　5
虫垂切除　2-5
　——，ドレーン留置　57
腸管洗浄　41-44, 51
　——，腹腔鏡手術　43
腸管吻合　51

腸管麻痺　137
腸内細菌　41
腸閉塞　51-54
直腸がん　109-111
　——，術前化学放射線療法　110, 111
　——，肥満によるリスク　183, 184
　——，腹腔鏡手術　126
直腸がん手術
　——，吻合不全　85, 86
　——，輸血　91
直腸間膜切除　120
直腸手術，腸管洗浄　42-44
直腸切除，ドレーン留置　57, 59
直腸切断　109-111

## つ・て

通仙散　214
テロメア　179
デキサメタゾン　79, 80
デュークス　214, 216
低アルブミン血症　73, 74
低位前方切除　109
低血圧　55, 60
低血糖　55, 69-71
低酸素　55
低侵襲手術　125
低侵襲食道切除　104-106
低線量CT　159
低ナトリウム血症　74
低用量アスピリン　196
転移性大腸がんの肝切除，輸血　93

## と

ドレーン　56-58
疼痛の評価スケール　9
頭頸部がん，5年生存率　62
頭部外傷　63
糖質コルチコイド　79
糖尿病　69, 100, 190

## な

内視鏡的胆管ドレナージ　46, 47, 49
内臓脂肪の減少　14

## に

乳がん　28, 154, 188, 189, 195, 197, 206-208
　——，患者の自殺　202
　——，血液型　178
　——，リンパ節郭清　122
乳がん検診　163-166
乳房温存　122
乳房切除　122
尿路感染　66

## の

ノーベル賞　168, 170
脳梗塞　211
　——患者のアルブミン投与　75
脳挫傷患者のアルブミン投与　75
脳腫瘍　160
　——，患者の自殺　201
脳卒中　29, 97-99, 169, 170
　——患者の血糖管理　71

## は

ハーベイ　214
ハルステッド　214, 216
バイパス手術，胃十二指腸閉塞　114-116
バンティング　68
パレ　214, 216
肺炎　66
肺がん　28, 29, 154, 195, 203, 206, 208, 211
　——，5年生存率　62
　——，CT検査　159
　——，患者の自殺　200, 201
　——，グラスゴー分類　147
　——，死亡率　62
肺がん検診　159, 164, 165
肺がん手術　38, 87
　——，死亡率　64
　——，輸血　93
肺合併症　36-38
肺塞栓症，血液型　178
敗血症　74, 75
　——，死亡率　63
　——，ステロイド投与　80
　——患者の血糖管理　70
排便障害　109, 110
白血球除去血　92
白血病　160
発熱　66
華岡青洲　214, 216
反射的収縮　2
反跳痛　2

## ひ

ヒドロコルチゾン　79, 80
ビタミン剤　170
ビルロート　214-216
ピロリ菌　12, 177, 178
皮下ドレーン　58
肥満　182-186, 203
肥満指数　182
肥満手術後の胆石　14
微量がん細胞
　——，肝転移　142
　——，膵臓がん　142
　——，大腸がん　142
　——，乳がん　143

貧血 91
貧困 27
頻脈 60
便潜血検査 164

## ふ

フィブリン 18, 19
フレミング 214, 216
フレンチ・パラドックス 98
腹腔鏡下胃切除, 吻合不全 86
腹腔鏡下子宮卵巣手術, ステロイド投与 80
腹腔鏡下洗浄療法 20
腹腔鏡下大腸切除 87, 125
腹腔鏡下胆嚢摘出 125
 ──, ステロイド投与 80
 ──, ドレーン留置 58
腹腔鏡下直腸切除 87
腹腔鏡下バイパス 115
腹腔鏡手術 125-128
 ──, 胃がん 127
 ──, 肝切除 128
 ──, 結腸がん 125, 128
 ──, 食道切除 128
 ──, 膵切除 128
 ──, 直腸がん 126
腹腔洗浄 17-20
 ──, 進行胃がん 134
腹腔内膿瘍 41, 42, 57
腹水穿刺, 肝硬変 75
腹部大動脈瘤, 死亡率 63
腹膜炎 2, 3, 17-19
腹膜刺激徴候 2
腹膜播種 187
吻合不全 41-43, 72, 85-88
 ── の危険因子 86

## へ

ヘルニア 7

ペサリウス 214, 216
ペスト 68
ペニシリン 2, 214
平均寿命 211
平均値 162
閉塞性黄疸 46
閉塞性食道がん 53
閉塞性大腸がん 51-54

## ほ

ポリフェノール 168
傍大動脈リンパ節郭清(D4) 120
膀胱がん 154
 ──, 血液型 178

## ま

マクロファージ 17, 18
マンモグラフィ 163-166
麻酔による有害事象 24
慢性痛, ヘルニア手術後 9
慢性閉塞性肺疾患 38
 ──, 吸入ステロイド 81

## め

メタボ 182
メチルプレドニゾロン 79, 80
メッシュ・プラグ手術 133
メンデル 216
免疫グロブリン 75

## も

モートン 214, 216
問診 40

## や

やせ 185, 186
山極勝三郎 214, 216

## ゆ

輸血 91-93
輸入脚症候群 12
癒着性腸閉塞 134
有意差 162
幽門狭窄(胃) 114-116
遊離がん細胞 140

## よ

予後的栄養指数 147, 181
予防的胃空腸吻合 116
予防的抗菌薬, 癒着性腸閉塞 134

## ら

ラジオ波焼灼 134
ランゲルハンス 68
ラントシュタイナー 93, 176, 214, 216
卵巣がん 206, 207
 ──, 血液型 178

## り・れ

リードタイムバイアス 153
リスター 214, 216
リンパ腫, 5年生存率 62
リンパ節郭清 119-122
 ──, 胃がん 119, 120, 153
 ──, 下腸間膜動脈根部 120
 ──, 食道がん 120
 ──, 膵臓がん 120
 ──, 大腸がん 120, 154
 ──, 乳がん 122
緑茶 170
臨床試験 132-135

レントゲン 157, 214, 216